T0133277

V&Runipress

Medizin und Menschenrechte

Geschichte – Theorie – Ethik

Medicine and Human Rights

History – Theory – Ethics

Band 1

Herausgegeben von / edited by
Andreas Frewer, Stephan Kolb,
Markus Rothhaar und Renate Wittern-Sterzel

Andreas Frewer / Stephan Kolb /
Kerstin Krása (Hg.)

Medizin, Ethik
und Menschenrechte

Geschichte – Grundlagen – Praxis

V&R unipress

Gedruckt mit freundlicher Unterstützung von
Professur für Ethik in der Medizin
Institut für Geschichte und Ethik in der Medizin
Friedrich-Alexander-Universität Erlangen-Nürnberg

Bibliografische Information der Deutschen Nationalbibliothek

Die Deutsche Nationalbibliothek verzeichnet diese Publikation in der
Deutschen Nationalbibliografie; detaillierte bibliografische Daten sind
im Internet über http://dnb.d-nb.de abrufbar.

ISBN 978-3-89971-698-6

INHALT

IV. ANHANG
SCHLÜSSELDOKUMENTE

Vorwort

Die *Allgemeine Erklärung der Menschenrechte* und das *Genfer Gelöbnis* für die Ärzteschaft der Welt jähren sich im Dezember 2008 zum 60. Mal: Am 10. Dezember1948 wurde von der Generalversammlung der Vereinten Nationen im Palais de Chaillot in Paris die *Universal Declaration of Human Rights* verabschiedet. Wenige Wochen zuvor war durch die Zweite Generalversammlung der *World Medical Association* (Weltärztebund) in Genf eine Deklaration als »Neuformulierung des hippokratischen Eids« angenommen worden. Beide Entwicklungen haben grundlegende Werte für die internationale Staatengemeinschaft wie auch moralische Rahmenbedingungen für ärztliches Handeln betont; beide sind in besonderer Weise auch Reaktion auf die ungeheuerlichen Verbrechen im »Dritten Reich« und den von Deutschland entfachten Weltkrieg.

Die Medizin hat durch die Unterstützung und Umsetzung der NS-Ideologie von der »Eugenik« bis zur »Euthanasie« eine besondere Verantwortung an dem unermesslichen Leid, das Menschen und ihren Angehörigen durch Zwangssterilisationen, Krankenmorde und Humanexperimente zugefügt wurde. Eine eigentlich auf Humanität und Hilfe konzentrierte Disziplin entwickelte sich zur Heilkunde ohne Menschlichkeit. Die Medizinethik des »Volkskörpers« lieferte überdies biologistische Konzepte zur Begründung und vordergründigen Legitimation ungeahnter Gräueltaten.

Die Region Erlangen-Nürnberg hat als Ort der Reichsparteitage, der »Nürnberger Rassegesetze« (1935), aber auch des Ärzteprozesses (1946/47) mit der Entwicklung des *Nuremberg Code of Medical Ethics* eine besondere Verantwortung für die Fragen von Menschenrechten und Medizinethik. Das Nürnberger Menschenrechtszentrum engagiert sich auf vielen Ebenen praktischer Umsetzung von Idealen und Werten der Staatengemeinschaft. Am Institut für Geschichte und Ethik der Medizin der Universität Erlangen-Nürnberg wird seit langen Jahren durch öffentliche Veranstaltungen, Ausstellungen und Publikationen das Thema »Medizin im Nationalsozialismus« in Forschung und Lehre bearbeitet. Die Kongresse »Medizin und Gewissen« in Nürnberg und Erlangen zum 50., 55. und 60. Jahrestag des Ärzteprozesses haben gleichermaßen die Erinnerung wachgehalten und das kritische Bewusstsein für ethische Probleme von Medizin und Gesundheitswesen geschärft wie auch die Wanderausstellung „gewissenlos – gewissenhaft" zu den Medizinexperimenten in Konzentrationslagern.

Dies sind einige der Hintergründe und Beweggründe zur Einrichtung des *Forum Medizin und Menschenrechte* an der Professur für Ethik in der Medizin im Jahr 2006. Dankenswerterweise wurde die Anschubphase durch die Friedrich-Alexander-Universität Erlangen-Nürnberg und die Medizinische Fakultät sowohl ideell als auch personell unterstützt. Seit mehreren

Jahren werden in der Ausbildung für Medizinstudierende nicht nur Themen der Medizin im NS-Staat, sondern auch die Probleme der Menschenrechte – sei es im Spannungsfeld von Krieg und Traumatisierung oder durch Gefahren einer »Verratenen Medizin« – thematisiert. Die Ringvorlesungen »Medizin, Ethik und Menschenrechte« seit dem Sommersemester 2007 erörtern Fragen humanitärer Hilfe und ärztlicher Verantwortung. Begleitend wurden Podiumsdiskussionen veranstaltet und einschlägige Filme zum Thema Menschenrechte gezeigt.

Die Herausgabe der neuen Schriftenreihe »Medizin und Menschenrechte« soll die Ergebnisse dokumentieren und die Auseinandersetzung vertiefen. Allen Referent(inn)en der Vortragsveranstaltungen und den Autorinnen und Autoren des vorliegenden Bandes möchten wir für die wissenschaftliche Expertise wie auch für ihre Geduld bei der umfangreichen und zum Teil langwierigen Redaktion der Texte danken.

Herzlich danken möchten wir in diesem Kontext auch den weiteren Mitarbeiter(inne)n der Professur für Ethik in der Medizin und den Kolleg(inn)en am *Forum Medizin und Menschenrechte* – insbesondere Holger Furtmayr, Gisela Heinrici, Sonja Huber, Klaus Melf, Maren Mylius, Markus Rothhaar und Renate Wittern-Sterzel – für die gute Zusammenarbeit bei der Organisation der Veranstaltungen wie auch die Unterstützung der redaktionellen Erarbeitung dieser Buchreihe.

Der Hochschulleitung der Friedrich-Alexander-Universität Erlangen-Nürnberg, insbesondere Rektor Karl-Dieter Grüske und Kanzler Thomas Schöck, wie auch dem Dekanat der Medizinischen Fakultät unter Bernhard Fleckenstein und Jürgen Schüttler sowie der Geschäftsführerin Esther Schnetz sei für die Förderung des *Forum Medizin und Menschenrechte* an der Professur für Ethik in der Medizin herzlich gedankt.

Für wissenschaftlichen Austausch und fachliche Hinweise danken wir auch den Kolleginnen und Kollegen vom Berliner Zentrum für Folteropfer, dem International Rehabilitation Council for Torture Victims in Kopenhagen, dem Menschenrechtszentrum der Universität Potsdam sowie dem Deutschen Institut für Menschenrechte in Berlin.

Susanne Franzkeit, Ruth Vachek und Silvie Mittmann aus dem Team des Verlags V & R unipress in Göttingen sei für die gute Zusammenarbeit bei der Buchherstellung gedankt, Philipp Bornschlegl für die engagierte und kreative Unterstützung in Bezug auf die Bildgestaltung. Das Titelfoto zeigt bereits ein Grundproblem: Der UN-Blauhelmsoldat braucht ggf. auch die Waffe, um in Kriegs- und Konfliktsituationen oder bei humanitären Hilfseinsätzen dem Schutz der Menschenrechte Nachdruck zu verleihen.

Gewidmet sei dieser Band den Opfern medizinischer Menschenrechtsverletzungen und unseren Studierenden, die als Ärztinnen und Ärzte Verantwortung für eine humane Zukunft übernehmen.

Erlangen-
Nürnberg,
im Herbst 2008

Andreas Frewer
Stephan Kolb
Kerstin Krása

Andreas Frewer

Menschenrechte, Medizin und Moral
Zur Einführung

>»Das Recht der Menschen
muß heilig gehalten werden,
der herrschenden Gewalt mag es
auch noch so große Aufopferung
kosten.« *Immanuel Kant* (1795)[1]

Artikel 25 (1) der *Allgemeinen Erklärung der Menschenrechte* (1948) betont:

>»Jeder hat das Recht auf einen Lebensstandard, der seine und seiner Familie
Gesundheit und Wohl gewährleistet, einschließlich Nahrung, Kleidung, Wohnung, ärztliche Versorgung und notwendige soziale Leistungen sowie das Recht
auf Sicherheit im Falle von Arbeitslosigkeit, Krankheit, Invalidität oder Verwitwung, im Alter sowie bei anderweitigem Verlust seiner Unterhaltsmittel
durch unverschuldete Umstände.«

Wie weit reicht das Recht auf Gesundheit? Die ethische Verpflichtung der
Staatengemeinschaft, für das Wohl des Einzelnen zu sorgen, ist Gegenstand
zahlreicher Debatten in der Öffentlichkeit wie auch in den Fachdisziplinen.[2]
Was sind aktuell die drängendsten Probleme der Menschheit? 2008 machte
der »30-Punkte-Plan zur Rettung der Welt« internationale Schlagzeilen. Eine
Gruppe von Experten mit dem Schwerpunkt Wirtschaftswissenschaften hatte
über zwei Jahre die globale Lage erörtert.[3] Acht führende Ökonomen, unter
ihnen mehrere Träger des Nobelpreises, formulierten in der Folge eine Agenda mit Vorschlägen zur Verbesserung der Lage der Menschheit. Unter dem

---

1   Das Zitat stammt aus dem Anhang von Kants Schrift »Zum ewigen Frieden. Ein
     philosophischer Entwurf« (1795). Vgl. Anhang I, Über die Mißhelligkeit zwi-
     schen der Moral und der Politik, in Absicht auf den ewigen Frieden. Siehe Kant
     (1900–1955) sowie Höffe (2004).
2   Vgl. aus nationaler Sicht Jung (1982), Seelmann (2008) und Ramm (2008), mit
     internationaler Perspektive Novartis Foundation (2005) und UNHCR (2008).
3   Ursprünglich wurde das Projekt 2004 durch den Professor für Statistik Bjørn
     Lomborg und andere Mitglieder des »Institute for Environmental Assessment«,
     einer Stiftung der dänischen Regierung, initiiert sowie mitfinanziert durch das
     Journal »The Economist«. Ein Kreis internationaler Experten, die globale Pro-
     bleme aus interdisziplinärer Perspektive diskutierten, wurde konsultiert.

Titel »Kopenhagen Konsens« sind ihre Konzepte im Sommer 2008 – noch vor der globalen Finanzkrise und ihren dramatischen Auswirkungen – publiziert worden.[4] Die Aufgabe für die Wissenschaftler in Kopenhagen lautete: Was könnte die internationale Staatengemeinschaft tun, wenn sie die Summe von 50 Milliarden Dollar zur Verfügung hätte, um die Welt zu verbessern?[5] Was sollte man mit hoher Priorität angehen? Die ausgewählten Fachleute formulierten 30 konkrete Vorschläge zur Bekämpfung globaler Probleme. Interessanterweise steht auch bei den Ökonomen die Medizin im Mittelpunkt der Thesen, während die üblichen politischen Themen mit weltweiter Aufmerksamkeit in den Hintergrund rücken. Die zweijährige Beratung durch eine erweiterte Gruppe von 50 international führenden Wirtschafts- und Finanzexperten stellte sicher, dass der *Club of Kopenhagen* – wie man diesen Kreis in Anlehnung an das bekannte Vorbild des Zirkels von Rom[6] nennen könnte – auf Basis der gegenwärtig wichtigsten und aktuell verfügbaren Informationen entscheiden konnte. Das Ergebnis ist in Bezug auf die zentrale Rolle der Heilkunde und die grundlegende Bedeutung des Gesundheitswesens eindrucksvoll: Unter den 30 wichtigsten Vorschlägen bezieht sich die Mehrheit auf Probleme der Medizin, allein 17 Punkte der Agenda fordern den Einsatz von Ressourcen zur Bekämpfung von Krankheiten bzw. zur Prävention.

Priorität sollte laut den Kopenhagener Kosten-Nutzen-Rechnungen[7] die Eindämmung der HIV-Epidemie erhalten.[8] Ganz vorne rangieren auch Ernäh-

---

4   Pressemeldungen vom 22. Juli 2008. Siehe auch Lomborg (2007).

5   Die genannte Summe erschien zunächst sehr hoch, aber im Zuge der außerordentlich umfangreichen Finanzpakete zur Rettung des Bankensektors bzw. zur Belebung der Konjunktur wurden sie in der jüngsten Vergangenheit erheblich relativiert – aber andererseits auch wieder möglicher gemacht, stellt sich doch die Frage: Warum ist für diese wirklich wichtigen Probleme nicht genügend Kapital vorhanden? Der Verweis auf das eingangs zitierte Diktum Kants »mag es auch noch so große Aufopferung *kosten*« sei nochmals hervorgehoben.

6   Der »Club of Rome« wurde 1968 im Anschluss an eine Konferenz zu den Zukunftsfragen der Menschheit in der *Accademia dei Lincei* (Rom) gegründet. Der italienische Industrielle Aurelio Peccei und der schottische Direktor für Wissenschaft, Technologie und Erziehung bei der Pariser Organisation für wirtschaftliche Zusammenarbeit und Entwicklung (OECD) Alexander King waren in einer Sechsergruppe die Initiatoren. Seither versucht diese nichtkommerzielle Organisation einen internationalen Gedankenaustausch zu globalen politischen und ökonomischen Fragen voranzubringen. Vgl. Meadows (1972). 1973 erhielt der »Club of Rome« den Friedenspreis des Deutschen Buchhandels. Die Ideen wurden seitdem immer wieder aufgegriffen durch »neue Berichte an den Club of Rome«, siehe etwa bei von Weizsäcker et al. (1997).

7   Auf Kritik an einer ggf. allzu rational kalkulierten Menschlichkeit der Berechnungen der Kopenhagener Konzepte kann an dieser Stelle nicht eingegangen werden.

rungsprobleme der Gesundheit, außerdem Programme zur Impfung und Entwurmung. Darüber hinaus wenden sich vier Nennungen Fragen der Luftverschmutzung und damit in sekundärer Hinsicht auch der gefährdeten Gesundheit der Menschen zu. Das Ziel der Umsetzung des »Doha«-Entwicklungsprogramms[9] wird ebenfalls vorne genannt, drei Vorschläge betreffen eine Verbesserung von Bildungschancen,[10] je zwei die Verringerung der Geschlechterungleichheit[11] sowie eine verbesserte Wasserversorgung. Des Weiteren wird natürlich auch eine Reduzierung des CO_2-Ausstoßes zur Bekämpfung der Erderwärmung gefordert, jeweils ein Vorschlag thematisiert die Verbesserung der Technologien in der Landwirtschaft und ein effektives Konfliktmanagement zur Friedenssicherung in ehemaligen Krisengebieten wie auch zur Verringerung des Risikos von Bürgerkriegen. Der norwegische Nobelpreisträger Finn E. Kydland erläuterte die Hintergründe der Prioritätensetzung: Es hat für die Welt wenig Sinn, sich mit einer schlechten Lösung für ein Problem arm zu machen, wenn es dringendere Herausforderungen gibt, die bei geringeren Kosten gelöst werden können. Das moralische Primat einer gerechten und effizienten Ressourcenverteilung ist evident. Welche konkreten Schritte sollten aktuell angegangen werden?

Der Kopenhagen-Konsens nennt für den Bereich Gesundheit und Medizin im Einzelnen folgende Vorschläge: HIV-»Kombinations-Präventionspakete«, Mikronährstoffzusätze für Kinder (Vitamin A und Zink) sowie Nahrungsanreicherung, z. B. mit Eisengaben und Jodierung von Speisesalz, eine Ausweitung der Impfprogramme für Kinder, Entwurmung sowie andere Ernährungsprogramme an Schulen und Ernährungsberatung auf kommunaler Ebene. Weitere wichtige Desiderate sind Malariaprävention und -therapie, Tuberkuloseerkennung und -behandlung, preisgünstige Herzinfarktmedikamente für Entwicklungsländer, Bio-Sandfilter für die Reinigung von Wasser in Haushalten, umfassende Sanitärprogramme zur Verringerung der Zahl »offener Defäkationsstellen«, eine Verbesserung der chirurgischen Kapazi-

---

8   Nach Ansicht der Ökonomen könnte eine Investition von 27 Milliarden Dollar bis 2010 etwa 30 Millionen Fälle von AIDS verhindern.
9   Dabei handelt es sich um ein von der »World Trade Organisation« (WTO) initiiertes Programm zum internationalen Abbau von Handelsbeschränkungen. In Bezug auf die Medizin sind dabei auch insbesondere der leichtere Zugang zu Medikamenten und die billigere Produktion etwa von Präparaten zur Bekämpfung der HIV-Pandemie zu nennen.
10   Dies sind eine Verringerung der Kosten des Schulbesuchs, die Ausweitung und Verbesserung der Bildung von Mädchen, indem Mütter dafür bezahlt werden, dass sie ihre Töchter in die Schule schicken, sowie Geldzuwendungen zur Erhöhung der Zahl der Kinder mit Schulbildung.
11   Unterstützung von Frauen in der Mutterrolle, zur Verringerung der Geschlechterungleichheit und die Vergabe von Mikrokrediten für Frauen mit dem gleichen Ziel.

täten an Bezirkskrankenhäusern sowie Tabaksteuern zur Verringerung von Herzerkrankungen und Krebs.[12]

Bereits im Herbst 2000 hatten sich 189 Mitgliedsstaaten der Vereinten Nationen (UN) auf grundlegende Werte für die internationale Zusammenarbeit und spezielle Ziele für die Menschheit geeinigt. Eine Erklärung bezüglich der *Millennium Development Goals* (MDG) unterstrich den Willen der Völkergemeinschaft, eine Situation globalen Friedens zu erreichen, Armut zu bekämpfen und eine nachhaltige Förderung der Entwicklung zu schaffen, die Umwelt zu schützen sowie die Menschenrechte zusammen mit den Grundsätzen der Demokratie und guter Regierungsführung zu achten.

Auch bei diesen seit der Jahrtausendwende anvisierten Absichten rangiert die Gesundheit an zentraler Stelle. Unter den acht genannten Zielen beziehen sich mehrere auf Ernährung, Kinder- und Müttersterblichkeit sowie die Vermeidung der Übertragung ansteckender Krankheiten.

Die »Milleniumsentwicklungsziele« sehen im Einzelnen Folgendes vor:

1. In Bezug auf extreme Armut und Hunger: Bis 2015 soll der Anteil der Menschen halbiert[13] werden, die mit weniger als einem US-Dollar pro Tag (in reicheren Ländern zwei Dollar) überleben müssen. Der Anteil der hungernden Menschen soll ebenfalls mindestens halbiert werden.

2. Schulische Bildung: Allen Kindern soll der Besuch einer Primarschule ermöglicht werden.

3. Gleichstellung: Eine Gleichstellung der Geschlechter (Gender) soll gefördert werden, insbesondere bei der Primar- und Sekundarschulbildung.

4. Kindersterblichkeit: Die Sterblichkeitsrate von Kindern unter fünf Jahren soll bis 2015 um zwei Drittel[14] gesenkt werden.

5. Gesundheit der Mütter: Die Sterblichkeitsrate von Müttern soll bis 2015 um drei Viertel[15] gesenkt werden.

6. Krankheitsübertragung: Mit Armut verbundene Krankheiten sollen konsequent bekämpft werden. Dabei wird ein besonderer Schwerpunkt auf Kinder- und Müttersterblichkeit sowie auf Immunkrank-

---

12 Vgl. z. B. http://de.wikipedia.org/wiki/Copenhagen_Consensus (10.12.2008) sowie Lomborg (2006).
13 Hier ist eine Halbierung gegenüber dem Stand aus dem Jahr 1990 gemeint.
14 Ebenfalls im Vergleich zum Jahr 1990.
15 Ebf.

heiten gelegt. Die Ausbreitung von HIV/AIDS soll bis 2015 gestoppt werden.

7. Umwelt: Die ökologische Nachhaltigkeit soll gesichert werden, indem der Zugang Benachteiligter zu Ressourcen wie Trinkwasser, Land und Wald verbessert, die Entwicklung von Slums in Städten zurückgeführt und erneuerbare Energien verstärkt und zum Nutzen der Armen eingesetzt werden.

8. Partnerschaft: Eine globale Entwicklungspartnerschaft soll aufgebaut werden. Hierzu sollen vor allem bessere Welthandelsbedingungen geschaffen, die Entschuldung der Entwicklungsländer vorangetrieben, mehr und effektivere Entwicklungsfinanzierung bereitgestellt und eine bessere Partnerschaft mit besonders benachteiligten Ländern entwickelt werden.

Im Rahmen des Projektes zu den Milleniumsentwicklungszielen wurde Anfang des Jahres 2005 ein weiterer Aktionsplan publiziert (*Sachs Report*); ein spezieller Bericht des UN-Generalsekretärs mit dem Titel »*In Larger Freedom: Towards Development, Security and Human Rights for All*« bezog sich dabei explizit auf die Weiterentwicklung der Menschenrechte.

Das internationale *UN Millennium Project* (2000) wie auch der *Kopenhagen-Konsens* (2008) unterstreichen und differenzieren zusammen mit einer Reihe weiterer Organisationen[16] und Initiativen[17] gleichermaßen die Zielsetzung, die zwei Generationen zuvor in der *Universal Declaration of Human Rights* formuliert wurde: Gesundheit ist wesentliche Voraussetzung für die UNO-Ziele Frieden, Sicherheit und Wohlstand. Mit den Prinzipien Freiheit, Gleichheit, Gerechtigkeit und Menschenwürde sind in der Deklaration auch für die Medizinethik zentrale Werte hervorgehoben worden.

Artikel 25 der *Allgemeinen Erklärung der Menschenrechte* der Vereinten Nationen postuliert zudem: »Jeder Mensch hat Anspruch auf Unterstützung, wenn er in Not geraten ist«. Medizin hilft Menschen, die in Not geraten sind und Unterstützung brauchen, Gesundheit ist das zentrale Gut mit weltweiter Relevanz und Notwendigkeit. Der Paragraph geht aber noch weiter: »Wenn Menschen nicht arbeiten können, weil es keine Arbeit gibt, sie krank sind oder zu alt, muss ihnen geholfen werden. Mütter und Kinder haben Anspruch auf Schutz«.

---

16 Siehe etwa auch internationale Organisationen wie die WHO, United Nations Development Program (UNDP), UNAIDS, Oxfam, die »Health, Nutrition and Population Unit« der Weltbank etc.

17 Siehe etwa die Programme der »International AIDS Vaccine Initiative« oder der Kinderförderung »Save the children« u. a.

Menschenrechte sind hierbei universal und nicht partikular: »Menschen sind Bürger eines allgemeinen Menschenstaats«, sie besitzen das »Weltbürgerrecht« als globales Menschenrecht, wie Immanuel Kant dies in seinem *Ius cosmopoliticum* ausgedrückt hat. Verletzungen der Menschenrechte stehen hingegen leider weltweit an der Tagesordnung, auch über 60 Jahre nach dem Zweiten Weltkrieg sind Konflikte und Kriege weiterhin global verbreitet. »Die Würde des Menschen ist antastbar« – so titelte die Wochenzeitung DIE ZEIT im Hinblick auf das Jubiläum der Deklaration und beleuchtete ethische Spannungsfelder internationaler Politik.[18] Eine »Kultur des Friedens« bleibt ein zentrales Desiderat und vielfach Voraussetzung zur differenzierten Umsetzung der Menschenrechte in die Praxis.[19]

Ärztinnen und Ärzte, Pflegende und Mitarbeiter im Gesundheitswesen versuchen international, die strukturell vorhandene oder sich akut immer wieder verschärfende Not zu lindern. Eine Fülle von Ärzte- und Hilfsorganisationen wie etwa *Medécins sans frontières* (Ärzte ohne Grenzen), das *Internationale Rote Kreuz* oder der *Rote Halbmond, medica mondiale, Ärzte in sozialer Verantwortung* oder Mediziner und Psychologen bei *Amnesty International* arbeiten darauf hin, das Menschenrecht auf gesundheitliche Versorgung für Betroffene und Opfer umzusetzen.[20] Die Medizin ist dabei keineswegs nur auf die ökonomische Seite der Menschenrechte und der globalen Gerechtigkeit konzentriert, es ergibt sich eine Fülle weiterer Aspekte und Problemfelder.

Ausgewählte Brennpunkte medizinischer Menschenrechtsarbeit werden in dem vorliegenden Buch erörtert: Wie können Medizin und Ethik die Umsetzung der Menschenrechte fördern? Welche ärztlichen Behandlungsmöglichkeiten gibt es für Opfer von Gewaltanwendung oder gar Folter? Wie kann man Menschen helfen, die durch Kriege und sexualisierte Gewalt traumatisiert wurden? Auf welche Weise kann humanitäre Hilfe angesichts einer medialen Welt sinnvoll strukturiert und moralisch gerecht organisiert werden? Die Aufsätze geben hierzu internationale Beispiele für die ärztliche Arbeit in Kriegen und bei Konflikten. Der Schwerpunkt auf praktischen medizinischen Hilfsmöglichkeiten ist bewusst gewählt – an Theorien und wissenschaftlichen Konzepten mangelt es meist nicht, die erfolgreiche Umsetzung ist springender Punkt gerade auch der angewandten Ethik.

Medizinische Versorgung ist die zentrale Säule der humanitären Hilfe: »Politik ist Medizin im Großen«, so formulierte es auch der Arzt, Forscher

---

18 Vgl. ZEIT (2008), S. 1 sowie auch S. 8–11.
19 Siehe auch Beck et al. (1986), Bialas et al. (1999), Richter (2001), Arya (2004a) und (2004b) sowie den Beitrag von Melf im vorliegenden Band.
20 Siehe insbesondere Amnesty International (2008) sowie International Labour Office et al. (2007).

und Sozialpolitiker Rudolf Virchow bereits im 19. Jahrhundert.[21] Signum einer globalisierten Welt sollte die Tatsache sein, dass niemand mehr »wegschauen« kann bei Hungersnot, Flutkatastrophen oder Krankheitsausbreitung. Dies hatten eigentlich auch bereits die Epoche der Aufklärung und Protagonisten des 18. Jahrhunderts klar erkannt, aber die Globalisierung hat hier erst sukzessive den Gesichtskreis erweitert:

> »Da es nun mit der unter den Völkern der Erde einmal durchgängig überhand genommenen (engeren oder weiteren) Gemeinschaft so weit gekommen ist, dass die Rechtsverletzung an einem Platz der Erde an allen [Plätzen] gefühlt wird, so ist die Idee eines Weltbürgerrechts keine phantastische und überspannte Vorstellungsart des Rechts, sondern eine notwendige Ergänzung des ungeschriebenen Kodex sowohl des Staats- als auch des Völkerrechts zum öffentlichen Menschrecht überhaupt und so zum ewigen Frieden«

so formulierte es Kant in seiner wichtigen Schrift »Zum ewigen Frieden«. Gesundheit und Frieden sind dabei oft zwei Seiten der gleichen Medaille. Das Gebiet der Medizin ist historisch und aktuell jedoch auch immer wieder in die Gefahr geraten, sich an Menschenrechtsverletzungen zu beteiligen. Ärztliches Handeln birgt ganz besondere Probleme oder kann in grundlegende Interessenkonflikte geraten: Wie kann es passieren, dass sich Mediziner an Gewalt gegen und an der Folter von Menschen beteiligen? Welche »doppelten Loyalitäten« gibt es für das ärztliche Ethos gegenüber staatlichen Aufträgen zur Beteiligung bei Todesstrafe, Abschiebung oder Zwangseinweisung in die Psychiatrie aus politischen Gründen? Gerade das 20. Jahrhundert hat eine Reihe von Beispielen gezeigt, in denen Mediziner ihren Heilauftrag gegenüber dem Patienten oder dem hilfsbedürftigen Menschen grundlegend verletzt haben.

Vor 60 Jahren wurde mit dem Urteil im Nürnberger Ärzteprozess das Ausmaß der »Medizin ohne Menschlichkeit« im »Dritten Reich« offensichtlich. Wissenschaftler und eigentlich angesehene Ärzte beteiligten sich im NS-Staat nicht nur an grausamen Menschenrechtsverletzungen, sondern initiierten mit sogenannter »reiner Forschung« rassische Diskriminierung, Zwangssterilisation und Humanexperimente in verbrecherischer Form, bis hin zur Durchführung der so genannten »Euthanasie«-Morde, die das Vorbild für den europäischen Völkermord und den Holocaust wurden. Gegen Artikel 5 – »Niemand darf einen anderen Menschen quälen, erniedrigen oder grausam bestrafen« – wurde millionenfach und in besonders schlimmer Form sogar durch Mediziner verstoßen. Das Verbot von Sklaverei und Sklavenhandel (Artikel 4) wurde auch im Gesundheitswesen und in der Medizin mit der flächendeckenden Beschäftigung von Zwangsarbeitenden gebrochen[22] – eine Reihe von Beispielen wäre noch anzuführen. Nahezu alle Paragraphen der

---

21 Vgl. u. a. Wittern-Sterzel (2003).
22 Vgl. etwa die Beiträge in Frewer/Siedbürger (2004).

Allgemeinen Erklärung der Menschenrechte wurden im NS-Staat verletzt, die Medizin hat sich bei vielen Aspekten beteiligt. Die Erinnerung an diese Verbrechen ist ein wichtiges Element für die zukünftige Vermeidung von moralischer Verfehlung in der Heilkunde und im Gesundheitswesen.

Der vorliegende Band erörtert das Thema Medizin, Ethik und Menschenrechte in drei Abschnitten: Zunächst werden historische Entwicklungen zum Schutz der Menschenrechte wie auch geschichtliche Probleme der Menschenrechtsverletzungen dargestellt. Wolfgang Eckart zeigt dabei am Thema des Humanexperiments, auf welche Weise die Menschenrechte in der Medizin durch Forscherdrang und Priorität »reiner Wissenschaft« systematisch verletzt wurden. Der Beitrag hat dabei einen Schwerpunkt auf den Menschenversuchen in der Zeit des Nationalsozialismus, zeigt aber auch aktuelle internationale Fehlentwicklungen auf. Der Artikel von Andreas Frewer stellt die Konsequenzen nach dem Zweiten Weltkrieg anhand der Situation des Jahres 1948 vor: Im Jahr der Deklaration der Allgemeinen Menschenrechte wurde durch die neu gegründete *World Medical Association* auch das *Genfer Gelöbnis* verabschiedet. Der Aufsatz erläutert die Inhalte und Hintergründe dieser Schlüsseldokumente für Menschenrechte und Medizinethik. Der Beitrag von Klaus Melf betrachtet das Gesundheitspersonal in seiner Bedeutung für die Sicherung des Friedens und die Einhaltung der Menschenrechte. Neben einer kurzen Übersicht zur Genese relevanter internationaler Organisationen steht die Entwicklungsgeschichte hin zur Gegenwart im Mittelpunkt seines Beitrags.

Im zweiten Abschnitt des Bandes werden theoretische Grundlagen der Menschenrechte in Bezug auf die Medizinethik vertiefend erörtert. In welcher Weise die philosophische Entwicklung und Begründung für die Menschenwürde möglich ist, stellt Otfried Höffe dar. Der Aufsatz zeigt Meilensteine und Argumentationslinien für die Grundlagen der zentralen moraltheoretischen Debatten um die Würde des Menschen. Im Anschluss daran zeigt der Aufsatz von Markus Rothhaar die Bedeutung des Prinzips der Menschenwürde in Bezug auf die bioethischen Debatten und die Grundlegung der Menschenrechte. Anhand der zentralen Diskussionen um moralische und rechtliche Aspekte erörtert der Beitrag die Probleme einer Ausgangsbasis der Moraltheorie und Anwendungsfelder in der Medizinethik. Der Artikel von Thorsten Lucas problematisiert Interessenkonflikte und »doppelte Loyalitäten« in Bezug auf ärztliches Handeln. Sowohl Rollenprobleme als auch ein Spektrum möglicher Gefahren werden in dem Beitrag mit Beispielen und internationaler Perspektive vorgestellt. Heiner Bielefeldt erörtert in seinem Aufsatz »Würde, Recht und Folter« die aktuelle Diskussion um eine Aufweichung des absoluten Verbots von Folter als Menschenrechtsprinzips. Schwerpunkt sind dabei die deutschen Debatten im Gefolge des Frankfurter Falls. Dieter Janssen nimmt internationale Diskussionen zum ethischen Stellenwert des Interventionsverbots in den Blick: Welche moralischen Konflikte ergeben sich für die Zukunft humanitärer Einsätze im Spannungsfeld zwischen Schutzverpflichtung und Grenzen des Eingreifens aufgrund nationaler Souveränität? Der Beitrag erörtert Szenarien mit ihren internationalen Implikationen und möglichen Auswirkungen.

Der dritte Abschnitt des Buches ist Fragen der Umsetzung von Menschenrechten in der Praxis gewidmet. Anhand aktueller Fallbeispiele werden Probleme medizinisch-humanitärer Hilfe und die Menschenrechtsarbeit in einzelnen Konflikten vorgestellt. Richard Munz beleuchtet zunächst »Mythen und Realität in der internationalen Katastrophenhilfe« und zeigt Unterschiede bei der globalen Wahrnehmung von Notsituationen sowie resultierende Probleme der Gerechtigkeit. Waltraut Wirtgen widmet sich dem Thema »Traumatisierte Flüchtlinge in Deutschland« und untersucht die Beteiligung von Ärzten bei Abschiebemaßnahmen. Auch hier kann das ärztliche Ethos in erhebliche Loyalitätskonflikte zwischen staatlichem Auftrag und individuellem Gewissen geraten. Monika Hauser problematisiert das Spannungsfeld »Folter und Humanität«: Am Beispiel des »verdrängten Verbrechens« sexualisierte Gewalt problematisiert sie Hintergründe und Folgen für die betroffenen Opfer in Folge des Krieges im ehemaligen Jugoslawien. Dennis Dijkzeul und Rebekka Bernholt zeigen in ihrem Aufsatz »Sexualisierte Gewalt und humanitäre Hilfe in der Demokratischen Republik Kongo« die Auseinandersetzung von Hilfsorganisationen mit diesen Formen der Menschenrechtsverletzungen. Strategien zur Stärkung der betroffenen Frauen und Kinder durch lokale Nichtregierungsorganisationen sind ein Schwerpunkt des Aufsatzes. Im letzten Beitrag des Buches erörtert Kerstin Krása ethische und rechtliche Probleme im Umgang mit weiblicher Genitalverstümmlung. Diese weltweit verbreitete Praxis betrifft ca. 130 Millionen Opfer, überwiegend in afrikanischen Ländern, besitzt aber auch eine Reihe medizinischer und moralischer Implikationen für die Handhabung in Europa.

Im Anhang finden sich ergänzend Schlüsseldokumente wie die Allgemeine Erklärung der Menschenrechte und weitere Deklarationen zur Unterstützung des Handbuch-Charakters dieses ersten Bandes der neuen Reihe »Medizin und Menschenrechte«

»Moralia et medicina haec sunt que unice aestimari debent«: Moral und Medizin sind es, die einzigartig zu schätzen sind – so hat es Gottfried Wilhelm Leibniz bereits im 17. Jahrhundert formuliert.[23] Kants Konzept vom »ewigen Frieden« oder Aufklärungsvisionen »vollkommener Gesundheit« in physischer wie psychischer und sozialer Hinsicht mögen eine Utopie sein oder auch langfristig bleiben, aber die Medizin ist das Gebiet, mit dem weltweit entscheidende Hilfe geleistet werden kann. Gerade die Verflechtung der Humanmedizin mit Problemen von Politik, Gesellschaft und Moraltheorie

---

23   Vgl. Leibniz (1976), S. 67.

macht die interdisziplinäre Verknüpfung der behandelten Themen in diesem Band besonders wichtig und notwendig.

Artikel 1 der *Allgemeinen Erklärung der Menschenrechte* unterstreicht: »Alle Menschen sind frei und gleich geboren. Alle haben die gleiche Würde und dieselben Rechte. Und alle sollen einander brüderlich begegnen, mit Achtung und Verständnis.« Der Medizinethik ist die Einhaltung der Menschenwürde in allen Bereichen von Gesundheitswesen und Gesellschaft ein zentrales Anliegen; durch den Einsatz angemessener »Medizin ohne Grenzen« im Sinne reflektierter wie auch nachhaltiger humanitärer Hilfe können hoffentlich weitere Impulse für eine Umsetzung des Menschenrechts auf Gesundheit gegeben werden.

Literatur

Amnesty International (Hrsg.) (2008): Amnesty International Report 2008. Zur weltweiten Lage der Menschenrechte. London

Annas, G. J. (1998): Human Rights and Health. The Universal Declaration of Human Rights at 50. In: New England Journal of Medicine 339, S. 1778–1781.

Arya, N. (2004a): Peace through Health I: Development and Use of a Working Model. In: Medicine, Conflict & Survival 20, S. 242–257.

Arya, N. (2004b): Peace through Health II: A Framework for Medical Student Education. In: Medicine, Conflict & Survival 20, S. 258–262.

Beck, W./Elsner, G./Mausbach, H. (Hrsg.) (1986): Pax Medica. Stationen ärztlichen Friedensengagements und Verirrungen ärztlichen Militarismus. Hamburg.

Bialas, V./Häßler, H.-J./Woit, E. (Hrsg.) (1999): Die Kultur des Friedens. Weltordnungsstrukturen und Friedensgestaltung. Würzburg.

British Medical Association (2001): The Medical Profession and Human Rights: Handbook for a changing agenda. London.

Farmer, P./Gastineau, N. (2002): Rethinking health and human rights: time for a paradigm shift. In: Journal of Law, Medicine & Ethics 30, S. 655.

Faunce, T. A. (2005): Will international human rights subsume medical ethics? Intersections in the UNESCO Universal Bioethics Declaration. In: Journal of Medical Ethics 31 (2005), S. 173–178.

Frewer, A./Siedbürger, G. (Hrsg.) (2004): Zwangsarbeit und Medizin im Nationalsozialismus. Einsatz und Behandlung von »Ausländern« im Gesundheitswesen. Frankfurt a.M., New York.

Grodin, M. A. et al. (1993): Medicine and human rights: a proposal for international action. In: Hastings Center report 23, S. 8–12.

Gruskin, S./Grodin, M. A./Annas, G. J./Marks, S. P. (Hrsg.) (2005): Perspectives on Health and Human Rights. New York, London.

Gruskin, S./Mann, J./Annas, G. J./Grodin, M. A./Rawson, B./Ruff, T. et al. (1998): Health and Human Rights: A Call to Action on the 50th Anniversary of the Universal Declaration of Human Rights. In: Journal of the American Medical Association 280, S. 462–464.

Höffe, O. (Hrsg.) (2004): Immanuel Kant, zum ewigen Frieden. Akademie-Verlag. 2. Auflage. Berlin.

Hutter, F. J./Kimmle, C. (Hrsg.) (2008): 60 Jahre Allgemeine Erklärung der Menschenrechte. Das uneingelöste Versprechen. Loeper Literaturverlag in Zusammenarbeit mit Amnesty International. Karlsruhe.

International Labour Office (ILO)/Deutsche Gesellschaft für Technische Zusammenarbeit (GTZ)/World Health Organization (WHO) (Hrsg.) (2007): Extending Social Protection in Health. Developing Countries' Experiences, Lessons Learnt and Recommendation. Frankfurt a.M.

Jenssen, C. (2002): Medicine against War. An Historical Review of the Anti-War Activities of Physicians. In: Taipale et al. (2002), S. 7–29.

Jung, E. (1982): Das Recht auf Gesundheit. Versuch einer Grundlegung des Gesundheitsrechts der Bundesrepublik Deutschland. München.

Kant, I. (1900–1955): Gesammelte Schriften in 23 Bänden. Königlich-Preußische/ Deutsche Akademie der Wissenschaften Berlin. Berlin, Leipzig.

Klein, E./Menke, C. (Hrsg.) (2004): Menschenrechte und Bioethik. Menschenrechtszentrum der Universität Potsdam, Band 21. Berlin.

Leibniz, G. W. (1976): Directiones ad rem medicam pertinens. Ein Manuskript G. W. Leibnizens aus dem Jahr 1671/72. Übersetzt und kommentiert von Fritz Hartmann und Matthias Krüger. Studia Leibnitiana. Band 8. Hannover.

Lomborg, B. (Hrsg.) (2006): How to Spend $50 Billion to Make the World a Better Place. Cambridge.

Lomborg, B. (Hrsg.) (2007): Solutions for the World's Biggest Problems. Cambridge.

Marks, S. P. (Hrsg.) (2006): Health and Human Rights: Basic International Documents. Francois-Xavier Bagnoud Center for Health and Human Rights, Harvard School of Public Health. 2nd ed. Cambridge, Massachusetts.

Meadows, D. L. et al. (1972): The Limits To Growth. New York.

Meadows, D. L. et. al. (1972): Die Grenzen des Wachstums. Berichte des Club of Rome zur Lage der Menschheit. Stuttgart.

Meadows, D./Randers, J./Meadows, D. (2006): Grenzen des Wachstums, das 30-Jahre-Update. Signal zum Kurswechsel. Aus dem Englischen von Andreas Held. Stuttgart.

Novartis Foundation for Sustainable Development (Hrsg.) (2005): A Right to Health. A Duty to Whom. International Symposium Report. Basel.

Peccei, A./Pestel, E./Mesarovic, M. (1983): Der Weg ins 21. Jahrhundert. Club of Rome. Alternative Strategien für die Industriegesellschaft. München.

Ramm, T. (2008): Sozialstaatsprinzip und Recht auf Gesundheit. Deutsches Gesundheitsrecht am Scheideweg? In: Vierteljahresschrift für Sozialrecht: VSSR 4, S. 203–219.

Reinalter, H./Rotary-Club Innsbruck »Goldenes Dachl«/Club of Rome, Chapter Österreich (Hrsg.) (2004): Humanität und Ethik für das 21. Jahrhundert: Herausforderungen und Perspektiven. Innsbruck [u.a.].

Richter, H.-E. (Hrsg.) (2001): Kultur des Friedens. Deutsche Sektion der Internationalen Ärzte für die Verhütung des Atomkrieges Ärzte in sozialer Verantwortung e.V. Giessen.

Schäfer, D./Frewer, A./Schockenhoff, E./Wetzstein, V. (Hrsg.) (2008): Gesundheitskonzepte im Wandel. Geschichte, Ethik und Gesellschaft. Stuttgart.

Schmidt-Jortzig, E./Buergenthal, T./Krüger, H. C. et. al. (1999): »Menschenrechte für Alle«. 50 Jahre Allgemeine Erklärung der Menschenrechte. Studien zu Grund- und Menschenrechten, Heft 2.

Seelmann, K. (2008): Recht auf Gesundheit? Über den Wandel juristischer Perspektiven auf das Gesundheitswesen. In: Schäfer et al. (2008), S. 177–187.

Taipale, I./Mäkelä, P. H./Juva, K. et al. (2002): War or Health? A Reader. London, New York.

UNHCR (2008): The right to health. Human rights fact sheet 31. Office of the United Nations High Commissioner for Human Rights. Geneva.

Weizsäcker, E. U. v./Lovins, A. B./Lovins, L. H. (1997): Faktor vier. Doppelter Wohlstand – halbierter Naturverbrauch. Der neue Bericht an den Club of Rome. München.

Wittern-Sterzel, R. (2003): »Die Politik ist weiter nichts, als Medicin im Grossen« – Rudolf Virchow und seine Bedeutung für die Entwicklung der Sozialmedizin. In: Verhandlungen der Deutschen Gesellschaft für Pathologie 87, S. 150–157.

ZEIT (2008): Die Würde des Menschen ist antastbar [Titelgeschichte]. 4. Dezember 2008. Hamburg, S. 1 und S. 8–11.

I. GESCHICHTE MENSCHENRECHTSVERLETZUNGEN UND ÄRZTLICHE HILFE

Wolfgang U. Eckart

Verletzungen der Menschenrechte: Gefährliche Forschungsversuche vom »Dritten Reich« bis heute

Im folgenden Beitrag soll anhand einiger historischer Beispiele vom Ende des 19. Jahrhunderts bis in die zweite Hälfte des 20. Jahrhunderts erläutert werden, in welcher Form Humanexperimente ethische Prinzipien und Menschenrechte verletzten.[1] Begonnen wird dabei mit dem Fall des sogenannten »Lübecker Totentanzes«, der zur berühmten Regelung der klinischen Experimentalforschung aus dem Jahre 1931 geführt hat, um von diesem historischen Punkt einerseits ins Kaiserreich zurück, andererseits aber auch nach vorn in die Situation vor und nach 1945 zu blicken.

1. Zur Vorgeschichte: Das Humanexperiment in der ethischen und rechtlichen Wahnehmung vor 1933

> »Die ärztliche Wissenschaft kann, wenn sie nicht zum Stillstand kommen soll, nicht darauf verzichten, in geeigneten Fällen eine Heilbehandlung mit neuen, noch nicht ausreichend erprobten Mitteln und Heilverfahren einzuleiten. Ebensowenig kann sie wissenschaftliche Versuche am Menschen als solche völlig entbehren, da sonst Fortschritte in der Erkennung, der Heilung und der Verhütung von Erkrankungen gehemmt oder sogar ausgeschlossen würden. Den hiernach dem Arzte einzuräumenden Rechten steht die besondere Pflicht des Arztes gegenüber, sich der großen Verantwortung für Leben und Gesundheit jedes Einzelnen, den er neuartig behandelt oder an dem er einen Versuch unternimmt, stets bewußt zu bleiben.«

Man könnte geneigt sein, dieses Zitat als einen gemäßigt-kritischen Beitrag etwa der zeitgenössischen medizinethischen Debatte zuzuordnen. Wir würden uns alle um mehr als 70 Jahre irren. Unser Text ist älter. Mit ihm wurde das an alle Ärzte des Reichsgebietes gerichtete Rundschreiben des Reichsinnenministers über die »Richtlinien für neuartige Heilbehandlung und für die Vornahme wissenschaftlicher Versuche am Menschen« vom 28. Februar 1931[2] eingeleitet. Fortschrittsoptimismus, aber auch ein gerüttelt Maß an

---

1   Vgl. hierzu Eckart (2006a), Frewer (2007) und Schmidt/Frewer (2007).
2   Reichsministerium des Innern aufgrund von Vorschlägen des Reichsgesundheitsrates und des Ministerium der geistlichen und der Unterrichtsangelegen-

Skepsis den Handlungsträgern medizinischer Forschung gegenüber klingen an. Die Entstehung der Richtlinien vollzieht sich vor dem Hintergrund schwerer Zwischen- und Todesfälle im Gefolge wissenschaftlicher Versuche an Menschen, vornehmlich an Kindern, während der letzten Jahre der Republik von Weimar. Eine heftige und polemisch geführte Diskussion zwischen den Vertretern natürlicher Heilweisen und den Repräsentanten der sogenannten Schulmedizin begleiteten ihre Entstehung. Ein besonders schwerwiegender Fall forcierte die Verabschiedung des Textes. Als am 24.02.1930 der Leiter des Allgemeinen Krankenhauses in Lübeck mit Hilfe des Lübecker Gesundheitsrates eine als Großversuch angelegte BCG-Schutzimpungsaktion an 250 Kindern durchführte, in deren Folge mehr als 70 Kinder starben – die Presse schrieb vom »Lübecker Totentanz«[3] – rief der aus Freiburg stammende Reichsinnenminister Josef Wirth eine Sondersitzung des Reichsgesundheitsrates ein. Unter dem Vorsitz des Präsidenten des Reichsgesundheitsamtes, Karl Hamel, führte die Diskussion schließlich zur Abfassung jener berühmten Richtlinien, die am 28. Februar 1931 vom Reichsminister des Inneren den Landesregierungen zugestellt wurde. Präziser und umfassender als in allen späteren Deklarationen wurden alle auch noch heute gültigen Gesichtspunkte für die Vorgehensweise bei neuartigen Heilbehandlungen sowie bei wissenschaftlichen Versuchen am Menschen dargestellt. Vor allem wurde die Unzulässigkeit medizinischer Versuche beim Vorliegen von Abhängigkeitsverhältnissen oder in einer Notsituation erstmalig klargestellt.

Die Einzelanweisungen der Richtlinien waren klar und präzise formuliert. Kodifiziert wurden die Grundlagen der ärztlichen Ethik und der ärztlichen Kunst in den behandelten Sondersituationen, die dem Humanexperiment vorgeschalteten Versuche am Tier, die unbedingte Pflicht der informierten Einwilligung vor einer neuartigen Heilbehandlung oder einem medizinischen Erkenntnisexperiment – wir sprechen heute vom *informed consent* – der Kinder- und Jugendschutz, das Verbot des Experimentierens an Sterbenden oder die Unzulässigkeit von Humanexperimenten unter der Voraussetzung, dass sich die gestellte Frage auch im Tierexperiment lösen lasse. Obwohl der Erlaß – am Ende des Beitrags wird nochmals darauf eingegangen – die unterschriftliche Verpflichtung der angesprochenen Ärzte vorsah und die Richtlinien in die Dienstanweisung der Krankenhäuser für das Heilpersonal aufgenommen wurden, blieb doch seine Wirkung in den wenigen verbleibenden Jahren bis zur Machtübernahme der Nationalsozialisten eher gering. Die Anweisungen waren für den Forschungsalltag zu abstrakt, es fehlte ihnen

---

heiten (März 1931): Richtlinien für neuartige Heilbehandlung und für die Vornahme wissenschaftlicher Versuche am Menschen.
3   Moses (1930), Schott (1993), S. 411, Frewer (2000); vgl. zu den Problemen der frühen BCG-Impfungen u. a. Riehl-Halen (1998).

die Vermittlung und es fehlten schließlich institutionalisierte Prüfungsinstanzen.

Bei dem Ministerialerlaß des Jahres 1931 haben wir es übrigens nicht mit dem ersten Versuch eines wohlbegründeten Eingriffs in die zu Recht angezweifelte ärztliche Freiheit des auf Therapie und Erkenntnis bedachten Humanexperimentes zu tun. Bereits am 29. Dezember 1900 nämlich hatte sich das Preußische Ministerium der Geistlichen und der Unterrichtsangelegenheiten veranlaßt gesehen, mittels einer dem Ministerialerlaß 1931 vergleichbaren Vorschrift ärztliches Fehlverhalten auf dem Felde des Heil- und Erkenntnisversuches einzudämmen. Vorausgegangen war der sogenannte Fall Neisser,[4] den ich als zweites historisches Beispiel kurz schildern möchte. Ich rekurriere zu diesem Zweck auf Forschungsergebnisse der Medizinhistorikerin Barbara Elkeles (1985). Der berühmte Entdecker des Gonococcus, Albert Neisser, hatte in den Jahren vor 1900 als Direktor der Breslauer Dermatologischen Klinik das Serum syphilitischer Personen nicht erkrankten Frauen und Prostituierten, z. T. Minderjährigen, injiziert, ohne die Betroffenen darüber zu informieren, geschweige denn ihre Einwilligung einzuholen. Neisser hatte *bona fide* gemeint, im Namen der Menschheit und im Dienste des Erkenntnisfortschrittes seine Experimente durchführen zu können. Vier von acht Probandinnen, eine zwanzigjährige, an Gonorrhoe erkrankte Hausangestellte, sowie drei junge Prostituierte im Alter von 17 bis 19 Jahren erkrankten nach den Injektionen an der Syphilis. Neisser, dem es um die Suche nach einem Immunserum ging, musste feststellen, dass »eine Immunität durch diese Impfung nicht verliehen worden« sei, er musste sich aber auch die schwerwiegende Frage stellen: »Ist denn aber nicht die Syphilis vielleicht durch die Infusion selbst erzeugt worden?« Neisser glaubte, dies verneinen zu können, »weil es sich in all diesen Fällen um junge Prostituierte« gehandelt habe, die »vor oder nach der Seruminjektion« auf andere, normale Weise inficirt worden sind«.

Die Presse war da ganz anderer Meinung, und es setzte eine heftige Kampagne gegen den Dermatologen ein. Schließlich wurde ein Disziplinarverfahren eingeleitet, und der experimentierende Arzt hatte neben einer Geldbuße von 300 Mark einen Verweis hinzunehmen, da er seine Pflichten als Arzt, Direktor einer Klinik und Professor verletzt habe, in dem er seine Patienten geimpft hatte, »ohne sich der Zustimmung dieser Person oder ihrer gesetzlichen Vertreter gesichert zu haben.« Neisser und seine Schüler haben diese Bestrafung nie verstanden, interpretierten sie sich doch als Teil eines ungeheuren medizinischen Fortschrittszuges, als Teil der jungen, aufstrebenden Bakteriologie und Immunitätsforschung, die der Menschheit insgesamt dienen würde. Schließlich ging es darüber hinaus um die Bekämpfung einer

---

4   Vgl. Elkeles (1985) und (1996). Siehe auch Tashiro (1991) und die Studie von Sabisch (2007) sowie Pethes et al. (2008).

bis zu Paul Ehrlichs Salvarsan absolut therapieresistenten und damit tödlichen Krankheit, der Syphilis. Wichtig war auch das neue, als sakrosankt eingeschätzte Dogma der wissenschaftlichen Methode, wie sie für die Bakteriologie durch Robert Koch entwickelt worden war. Das exakte Befolgen dieser Methode, und Neisser hielt sich an sie, enthob den Forscher jeder weiteren Rechtfertigung seines Verfahrens und seiner Ziele. Damit war die Erprobung von Immunseren am Menschen, unter der Voraussetzung, »daß ein anderes Versuchstier fehle«,[5] in jeder Hinsicht gerechtfertigt.

Wir müssen zum Verständnis des Dargestellten den Blick aber auch über das *natur*-wissenschaftshörige Selbstverständnis der Medizin jener Zeit hinaus lenken und auf die soziale Situation der Krankenhauspatienten um 1900 richten. Die Patienten der öffentlichen Krankenhäuser in jener Zeit, also der hauptsächlichen Schauplätze bakteriologischer Experimente, waren meist arme Leute, Angehörige der Unterschicht, ungebildet, unterbemittelt, leidenserfahren und autoritätsgewohnt. Ihre hohe Duldungsbereitschaft wurde durch die strenge Krankenhausdisziplin noch weiter erhöht. Submission und Sanktion standen auf der Tagesordnung. Erwartet wurde schließlich als Gegenleistung für die Aufnahme *ins* und die Behandlung *im* Krankenhaus, dass die armen Patienten ihre Körper für die erwiesenen Wohltaten der Therapie, zu Forschungs- und Unterrichtszwecken und nach dem Tod für die Sektion hergaben.

Vor diesem Hintergrund verwundert es nicht, dass die Vertreter der wissenschaftlichen Medizin jener Zeit sich in ihrem Handeln völlig im Recht fühlten, und die Kampagne »gegen einen in der Wissenschaft so hoch stehenden Mann« wie Albert Neisser, noch dazu bei so »schwächlicher Begründung« nur als »Allgemeine Hetzjagd gegen die Medizin« interpretieren mochten. Es erstaunt daher kaum, wenn der angesehene Medizinhistoriker Julius Pagel 1900 in der deutschen Medizinalzeitung, nicht in erster Linie Neisser, sondern besonders das »Banner der Wissenschaft«, d. h. die naturwissenschaftliche Medizin jener Zeit vehement verteidigt:

> »Für Ärzte«, so der Medizinhistoriker, »existirt [die Frage], ob Neisser vom ethischen Standpunkte aus zu seinen Untersuchungen berechtigt war [oder nicht], überhaupt nicht. Für sie ergiebt der Fall Neisser nur die Forderung, sich zusammenzuscharen, um die Forscher in ihren Kreisen, die das Banner der Wissenschaft hochhalten und diese vor unberechtigten Angriffen intra et extra muros zu schützen, damit das edle Streben unseres Standes, welches zu allen Zeiten unseren Ruhm gebildet hat, Krankheiten vorzubeugen und der Leidenden Menschheit zu nützen, nicht erlahme. Das ist für uns die Ethik des Falles Neisser.«[6]

---

5   Vgl. Elkeles (1985).
6   Ebd., S. 145–146.

Es gab indessen auch andere Stimmen, wie etwa die des Berliner Arztes und Medizinethikers Albert Moll, die den Zynismus der Veröffentlichung Neissers und vor allem dessen planloses Vorgehen im menschlichen Experiment scharf kritisierten. Spätestens Mitte 1899 war die öffentliche Diskussion um den Fall Neisser so stark entbrannt, dass im für das Krankenhauswesen zuständigen Preußischen Ministerium der Geistlichen und der Unterrichtsangelegenheiten Handlungsbedarf erkannt wurde. Besonders war dort das Gutachten des Göttinger Strafrechtlers Ludwig von Bar gewichtet worden, der sich auf das Problem der Einsichtsfähigkeit und Unabhängigkeit des Zustimmenden bei medizinischen Experimenten sowie auf das Problemfeld der Kollision von personaler Integrität und wissenschaftlichem Fortschrittsinteresse konzentriert hatte. Für von Bar war es »kaum moralisch zu entschuldigen, Patienten zur Vornahme zu irgend die Gesundheit störenden oder gefährdenden Versuchen zu veranlassen, am wenigsten aber mittellose Patienten, die in öffentlichen Anstalten untergebracht sind, und dann zuweilen der Autorität des Anstaltsarztes [...] blindlings« unterworfen seien. Im Zusammenhang mit dem zweiten Problemkreis hielt von Bar dafür, dass zwar »die Förderung der Wissenschaft [...] ein hoher, nicht jedoch der unbedingt höchste Wert im Menschenleben« sei. Recht und Moral dürften nicht ins Hintertreffen geraten, »denn Hochhaltung des Rechts und Moral ist für das Wohl der Menschheit gewiß ebenso förderlich wie der Fortschritt der Medizin oder der Naturwissenschaft überhaupt«.[7]

Am 29.12.1900 verfügte das Ministerium der geistlichen und der Unterrichtsangelegenheiten in einer »Anweisung an die Vorsteher der Kliniken, Polikliniken und sonstigen Krankenanstalten«, dass medizinische »Eingriffe zu anderen als diagnostischen, Heil- und Immunisierungszwecken [...] unter allen Umständen« auszuschließen seien, wenn »erstens es sich um eine Person handelt, die noch minderjährig oder aus anderen Gründen nicht vollkommen geschäftsfähig ist, zweitens die betreffende Person nicht ihre Zustimmung zu dem Eingriff in unzweideutiger Weise erklärt hat, drittens dieser Erklärung nicht eine sachgemäße Belehrung über die aus dem Eingriff möglicherweise hervorgehenden nachteiligen Folgen vorausgegangen ist«. Damit blieb das Ministerium hinter den doch augenfällig wissenschaftsskeptischen Auffassungen des Göttinger Strafrechtlers zurück und reduzierte seine Richtlinien auf die Problembereiche der Zustimmungsfähigkeit, der Einwilligung des Probanden und der vorausgegangenen Information über den geplanten Heil- oder Erkenntnisversuch.[8]

---

7   Ebd.
8   Preußisches Ministerium der geistlichen und der Unterrichtsangelegenheiten (29.12.1900): Anweisung an die Vorsteher der Kliniken, Polikliniken und sonstigen Krankenanstalten, hier zitiert nach Elkeles (1985), S. 146–147.

Tatsächlich ist es in den folgenden Jahren bis 1914 im Reich selbst kaum noch zu nennenswerten Zwischenfällen auf dem Gebiet des Heilversuchs und des medizinischen Experiments gekommen. Einige wenige Fälle wurden als belanglos eingestuft und gerichtlich nicht behandelt. Das die pinzipiellen Probleme in Bezug auf den fortschrittsdienenden Charakter der medizinischen Wissenschaft, auf die klare Entscheidung für das *Bonum commune* gegenüber dem *Bonum privatum* und in Bezug auf die erhöhte Anforderung von Opferbereitschaft von sozial- oder auch rassisch unterpriviligierten Gruppen weiterhin bestehen blieb, zeigt ein Blick an die koloniale Peripherie des Reiches im ersten Jahrzehnt nach der Jahrhundertwende. So wurden etwa in der kaiserlichen Musterkolonie Togo Humanexperimente zur Erforschung der Schlafkrankeitstherapie u. a. auch deshalb intensiver als in Deutsch-Ostafrika durchgeführt, weil man es in Togo mit einer »relativ geringen Zahl von Kranken, die eine leichte Übersicht gestatte«, mit kleinen »räumlichen Entfernungen« und mit einer »gut gezogenen, willigen und in der Hand der Verwaltungsbehörden befindlichen Bevölkerung« zu tun habe, wie ein deutscher Arzt aus dem tropischen Westafrika nach Berlin berichtete. Dass es dann doch zu Fluchten aus den sogenannten »Konzentrationslagern«, zur Erfassung und Behandlung von Schlafkranken und Schlafkrakheitsverdächtigen kam, wurde von einem anderen deutschen Regierungsarzt in Togo als »mangelnder Opfersinn für die Gemeinschaft« interpretiert. Den behandelnden und experimentierenden deutschen Kolonialärzten waren die preußischen Verfügungen des Jahres 1900 wohl bekannt; eine rechtliche oder moralische Notwendigkeit, diese an der kolonialen Peripherie des Kaiserreiches anzuwenden, dürften sie indessen kaum empfunden haben.[9]

Weder der Erlass des preußischen Kultusministers aus dem Jahre 1900, noch das Richtlinien-Rundschreiben des Reichsministeriums des Inneren von 1931 haben zu einer maßgeblichen Erhöhung der öffentlichen und ärztlichen Sensibilität gegen den Versuch am Menschen in der Medizin geführt. Wir alle wissen, unter welch' grauenhaften Bedingungen während der Zeit des Nationalsozialismus in deutschen Konzentrationslagern, in deutschen Kriegsgefangenenlagern, aber auch in deutschen Heil- und Pflegeanstalten im Sinne eines vorgegebenen *Bonum commune*, worunter nach dem deutschen Überfall auf Polen am 1. September 1939 aussschließlich die Kriegswichtigkeit zu verstehen war, am Menschen experimentiert wurde.

---

9   Vgl. hierzu Eckart (1997), S. 161–174, S. 340–349.

2. Versuche im Nationalsozialismus

2.1 Unterdruck- und Unterkühlungsversuche

Zu den wohl scheußlichsten Versuchen am Menschen, die während der nationalsozialistischen Diktatur in Deutschland durchgeführt wurden gehörten die Versuche zur Rettung aus großer Höhe und die Versuche über langdauernde Unterkühlung, die sämtlich im Konzentrationslager Dachau an Häftlingen vorgenommen wurden und ausschließlich dazu bestimmt waren, Erkenntnisdefizite in der medizinischen Kriegsführung zu schließen. Innerhalb beider Versuchsreihen nimmt der ehemalige Stabsarzt der Luftwaffe, Dr. Sigmund Rascher, eine Schlüsselstellung ein, weil er anfänglich zugleich als SS-Untersturmführer über direkte Beziehungen zu Himmler verfügte und von ihm die Erlaubnis zu Experimenten in Dachau erhielt. Soweit der dokumentarische Nachweis ein Urteil gestattet, scheint es sich bei den von Dr. Rascher angeregten und durchgeführten Dachauer Versuchen um die ersten Menschenexperimente einer besondereren Gattung gehandelt zu haben, bei welcher der »terminale Versuch« – wie Dr. Rascher dies nannte – also die Tötung der Versuchsperson, zur unmittelbaren Absicht des Experimentes gehörte.

In den Versuchen zur »Rettung aus großen Höhen«,[10] die in Unterdruckkammern des Konzentrationslagers Dachau durchgeführt wurden, stand die Frage im Vordergrund,

> »ob die theoretisch ermittelten Werte über die Lebensdauer des Menschen in sauerstoffarmer Luft und niedrigem Druck mit den im praktischen Versuch gewonnenen Resultaten übereinstimmen. Es besteht die Behauptung, daß ein Falschirmspringer bei Absprung aus 12km Höhe durch den Sauerstoffmangel schwerste Schädigungen, wahrscheinlich den Tod erleide. Praktische Versuche über dieses Thema wurden stets nach maximal 53 Sekunden abgebrochen, da schwerste Höhenkrankheit auftritt, bzw. auftrat.«[11]

So die Erkenntnisvoraussetzungen für das Experiment. In einem ersten Versuchsprotokoll, der vom Anfang des Jahres 1942 datiert, wurden kühl und distanziert erste Erfahrungen festgehalten:

> »Die VPn wurden mit Sauerstoff auf 8km Höhe gebracht und mußten dann mit und ohne Sauerstoff je 5 Kniebeugen ausführen. Nach einer gewissen Zeit trat mäßige bis schwere Höhenkrankheit auf, die VPn wurden bewußtlos. Es erhol-

---

10   Die Dokumente der einschlägigen und im Nürnberger Ärzteprozess behandelten illegelen und menschenunwürdigen Humanexperimente werden zitiert aus Mitscherlich/Mielke (1978); vgl. zum Ärzteprozess und den dort behandelten Versuchen generell Eckart (1999), Weindling (2006). Zu den in unterschiedlicher Intensität Verantwortlichen bzw. Mitwissenden der NS-Versuche vgl. Eckart (1998a–c).

11   Mitscherlich/Mielke (1978), S. 20–50.

ten sich nach einer gewissen Zeit der Gewöhnung in 8km jedoch alle VPn, kehrten ins Bewußtsein zurück und wurden voll handlungsfähig. Tödlich verliefen Erstdauerversuche in Höhen von über 10,5km. Es zeigte sich bei diesen Versuchen, daß die Atmung nach etwa 30 Minuten aufhörte, während die elektrokardiographisch festgehaltene Herzaktion in zwei Fällen erst 20 Minuten nach Atemstillstand aufhörte. Der dritte Versuch dieser Art verlief derartig außergewöhnlich, daß ich, da ich diese Versuche allein ausführte, mir einen SS-Arzt des Lagers zum Zeugen holte. Es handelte sich um einen Dauerversuch ohne Sauerstoff in 12km Höhe bei einem 37jährigen Juden in gutem Allgemeinzustand. Die Atmung hielt bis 30 Minuten an. Bei 4 Minuten begann VP zu schwitzen und mit dem Kopf zu wackeln. Bei 5 Minuten traten Krämpfe auf, zwischen 6 und 10 Minuten wurde die Atmung schneller, VP bewußtlos, von 11 Minuten bis 30 Minuten verlangsamte sich die Atmung bis 3 Atemzüge pro Minute, um dann ganz aufzuhören. Zwischendurch trat stärkste Zyanose auf, außerdem Schaum vor dem Mund. In 5 minütlichen Abständen wurden EKG in drei Abteilungen geschrieben. Nach Aussetzung der Atmung wurde ununterbrochen EKG bis zum völligen Aussetzen der Herzaktion geschrieben. Anschließend, etwa eine halbe Stunde nach Aufhören der Atmung, Beginn der Sektion.«[12]

Seit dem 15. August 1942 wurden in Dachau auch Unterkühlungsversuche am Menschen durchgeführt,[13] die zur Klärung von Fragen dienen sollten, die sich im Laufe des Krieges durch den Absturz von Fliegern ins Meer ergeben hatten. Daß die Problematik der Unterkühlung nur Monate später im Kessel von Stalingrad[14] sehr konkrete Realität werden sollte, konnte im Spätsommer 1942 noch niemand ahnen. Im August 1942suchte man noch für das Überleben im Meerwassereine zweckmäßige Schutzkleidung. Außerdem sollten die verschiedenen Wege der Wiederaufwärmung nachgeprüft werden. Bereits am 24.02.1942 hatte Prof. Dr. Holzlöhner, Kiel, vom Inspekteur des Sanitätswesens der Luftwaffe einen entsprechenden Forschungsauftrag erhalten, der darauf hinzielte, »die Wirkung der Abkühlung auf den Warmblüter« zu untersuchen. Federführend auch bei diesen Versuchen war der Stabsarzt Dr. Rascher, in der Arbeitsgruppe befand sich neben Rascher Prof. Holzlöhner und ein Dr. Finke. Auch hier dokumentiert die Versuchsanordnung die ganze Brutalität des »verbrauchenden« Menschenexperiments:

»Die VPn werden mit voller Flieгеruniform, Winter- und Sommerkombination und Fliegerhaube bekleidet ins Wasser gebracht. Eine Schwimmweste aus Gummi oder Kapok soll das Untergehen verhindern. Die Versuche wurden durchgeführt bei Wassertemperaturen zwischen 2,5 und 12 Grad Wärme. Bei der einen Versuchsreihe war der Hinterkopf sowie [der] Hirnstamm außerhalb des Wassers, während bei den anderen Versuchsreihen der Nacken (Hirnstamm) und Hinterhirn im Wasser lagen. Es wurden Unterkühlungen im Magen von 26,4 Grad, im After von 26,5 Grad elektrisch gemessen. Todesfälle traten nur

---

12   Ebd.
13   Mitscherlich/Mielke (1978), S. 51–71. Vgl. auch Eckart (2004).
14   Vgl. Eckart (2006c) und (2008b).

ein, wenn der Hirnstamm sowie das Hinterhirn mit unterkühlt wurden. Es fanden sich bei der Sektion derartiger Todesfälle stets innerhalb der Schädelkapsel größere Mengen freien Blutes, bis zu einem halben Liter. Das Herz zeigte regelmäßig schwerste Erweiterungen der rechten Kammer. Sobald die Unterkühlung bei diesen Versuchen 28 Grad erreicht hatte, starb die VP mit Sicherheit trotz aller Versuche zur Rettung. Die Wichtigkeit eines wärmespendenen Kopf- und Nackenschutzes bei der in Ausarbeitung stehenden Schaumbekleidung wurde durch oben geschilderten Sektionsbefund eindeutig bewiesen.«

Bei den Versuchen, Unterkühlte zu retten, so ein abschließender Bericht,

»zeigte sich, daß der schnellen Erwärmung in jedem Fall gegenüber der langsamen Erwärmung der Vorzug zu geben ist, weil nach Herausnahme aus dem kalten Wasser die Körpertemperatur weiterhin sinkt [...]. Die Erwärmung durch animalische Wärme – Tierkörper oder Frauenkörper – würde zu langsam vor sich gehen. Als Hilfsmaßnahmen um eine Unterkühlung zu verhindern, kommen lediglich Verbesserungen der Fliegerkleidung infrage. An erster Stelle steht der von dem deutschen Textilforschungsinstitut München-Gladbach hergestellte Schaumanzug in Verbindung mit entsprechendem Nackenschutz. Die Versuche haben darüber hinaus ergeben, daß sich medikamentöse Maßnahmen wahrscheinlich erübrigen, wenn der Flieger überhaupt lebend geborgen wird.«[15]

2.2 Versuche zur Trinkbarmachung von Meerwasser

Zu den Menschenversuchen, die den Kriegszielen der Hitlerarmee dienten, gehörten auch die Versuche zur Trinkbarmachung von Meerwasser. Aus den Erfahrungsberichten der Luftwaffe ging seit dem Jahre 1941 hervor, dass mit der Zunahme des Luftkrieges über dem Mittelmeer und dem Atlantik sich die Fälle von Seenot häuften, deren Hauptgefahr in den warmen Gegenden der Durst war. Da keine Möglichkeit zur Durstbekämpfung bestand, wurde 1942 ein Dr. Konrad Schäfer beauftragt, dieses Problem wissenschaftlich zu bearbeiten. Er entwickelte ein Verfahren, mit dem es zum ersten Mal möglich wurde, unter den Verhältnissen eines Rettungsbootes Meerwasser zu entsalzen und auch das Magnesiumsulfat zu entfernen. Zunächst wurde versucht, freiwillige Versuchspersonen für die Experimente zu gewinnen. Als dies misslang, griff man auf die Möglichkeiten des Experiments in Konzentrationslagern zurück. Schließlich wurden alle Versuche im Konzentrationslager Dachau durchgeführt.

---

15   Mitscherlich/Mielke (1978), S. 51–71.

2.3 Fleckfieber-Impfstoff-Versuche

Die bereits aus dem Ersten Weltkrieg bekannte Fleckfiebergefahr, die besonders bei langen Liegezeiten der Soldaten und der damit verbundenen Verlausungsgefahr auftrat, womit besonders an der Ostfront gerechnet werden musste, führten Ende 1941 zu einer Reihe von Experimenten, in denen Fleckfieberimpfstoffe ausgetestet wurden. Diese Versuche sind wesentlich im Konzentrationslager Buchenwald[16] durchgeführt worden, darüber hinaus aber auch in Kriegsgefangenen- und Durchgangslagern im Hinterland der Ostfront. Die Kenntnisse über die Fleckfieber-Experimente im Konzentrationslager Buchenwald stützen sich im Wesentlichen auf das Stationstagebuch des im Lager arbeitenden SS-Hauptsturmführers Dr. med. Ding-Schuler sowie auf verschiedene Zeugenaussagen europäischer Forscher, die in Buchenwald in Haft gehalten wurden, und auf die Zeugenaussagen von Dr. Eugen Kogon, der im Verlauf des Nürnberger Ärzteprozesses durch die Anklagebehörde vernommen wurde und dem die Rettung des Tagebuches zu danken ist. Die Austestung des SS-eigenen Impfstoffes war auf Befehl des Reichsarztes SS Grawitz erfolgt, um bei der Fleckfieber-Gefahr des Ostens die Versorgung der SS-Truppen zu sichern. Die Errichtung dieses Institutes zur Impfstoffherstellung wurden in einem Konzentrationslager unternommen, um auch inhaftierte ausländische Forscher zur Mitarbeit heranziehen zu können. In der Praxis wurde aber zunächst nicht ein »SS-eigener Impfstoff« entwickelt, sondern es wurden die bereits vorhandenen Impfstoffe geprüft. Diese Prüfungen fanden im Block 46 des Lagers statt. Unmittelbar Beteiligte dieser Versuchsreihe waren Prof. Gildemeister (Robert Koch-Institut), Dozent Dr. Mrugowsky (Hygiene-Institut der Waffen-SS) sowie der leitende Luftwaffenhygieniker Prof. Gerhard Rose. Die Probanden wurden systematisch artifiziell infiziert und dann experimentell mit unterschiedlichsten Impfstoffen behandelt, wobei als Referenzgruppe immer eine unbehandelte Anzahl von Patienten, die aber ebenfalls infiziert worden waren, zur Verfügung stand. Fleckfieber-Therapie-Versuche wurden aber auch mit den Substanzen Acridin, Methylen-Blau, Rotenol und Acridin-Granulat durchgeführt. Wir kennen die genaue Anzahl der Todesopfer dieser Versuche nicht. Es kann jedoch sicher davon ausgegangen werden, dass es sich um Hunderte gehandelt haben muss, da die Versuchsgruppen immer relativ groß waren, wie ein tabellarisches Versuchsprotokoll sehr deutlich belegt.

Der Name des Luftwaffenhygienikers Gerhard Rose, der massive Fleckfieberversuche auch an der Ostfront durchgeführt hat, taucht in einem anderen Zusammenhang ebenfalls auf. Gerhard Rose hat nämlich intensiv im Rahmen der Malariaforschung versucht, den besonderen medizinischen Anforderungen, die der Krieg vor allem auf dem Balkan, aber auch an den Ost-

---

16   Vgl. Mitscherlich/Mielke (1978), S. 91–126.

fronten aufwarf, Rechnung zu tragen. Diese Versuche wurden in einem eigenen Forschungslaboratorium der Luftwaffe in Pfaffenrode (Thüringen) aber auch in der dortigen Heil- und Pflegeanstalt durchgeführt. Das Perfide an diesen Versuchen war, dass Rose nicht nur mit ungefährlichen Malariastämmen experimentierte, so wie sie auch bei der Behandlung der progressiven Paralyse (Wagner-Jauregg) lange zuvor eingesetzt worden waren, sondern auch mit gefährlichen und therapeutisch kaum beherrschbaren Malaria tropica-Stämmen Versuche durchführte und dann in langen Reihen Antimalaria-Medikamente an seinen Patienten erprobte. Unter noch brutaleren Bedingungen wurden vergleichbare Studien von dem Truppenhygieniker Prof. Claus Schilling im Konzentrationslager Dachau vorgenommen. Diese Versuchsreihen waren aber im Ärzteprozess in Nürnberg nur am Rande Gegenstand der Verhandlung, weil Claus Schilling bereits zuvor im Verfahren gegen die Wachmanschaften des Konzentrationslagers Dachau zum Tode verurteilt und hingerichtet worden war.

2.4 Sulfonamid-, Knochentransplantations- und Phlegmone-Versuche

In die Reihe der für kriegswichtig erachteten Menschenexperimente in Konzentrationslagern gehörten auch Tests, die im Dienste der Infektionsbekämpfung stehen sollten. So wurde im Rahmen der Sulfonamid-Versuche[17] eine Versuchsgruppe in dem von der Orthopädischen Heilanstalt Hohenlychen 12 km entfernten Frauenkonzentrationslager Ravensbrück durchgeführt. Systematisch wurden vor allem an polnischen Jüdinnen Verletzungen im Muskelbereich gesetzt, mit Gasbranderregern aber auch mit anderen Kulturen infiziert, was bisweilen durch das Einlegen von verschmutzten Verbandsfetzen geschah, und dann Therapieexperimente mit Sulfonamid-Präparaten der Bayer-Werke durchgeführt. Gerade diese Versuche müssen sich unter entsetzlichen Qualen der Probandinnen vollzogen haben. Beteiligt war auch die Lagerärztin G. Oberheuser, federführend bei den Versuchen war der SS-Arzt Dr. Schiedlausky. Hierzu der erschütternde Bericht einer polnischen Probandin:

> »Eine Decke wurde über meine Augen gestülpt und ich wußte nicht, was mit meinem Bein getan wurde. Aber ich fühlte große Schmerzen und ich hatte den Eindruck, daß aus meinem Bein etwas herausgeschnitten wurde. Anwesend waren Dr. Schiedlausky, Rosenthal und Oberhäuser. Nachdem der Verband gewechselt wurde, wurde ich wieder ins gewöhnliche Krankenzimmer zurückgebracht. Drei Tage später wurde ich wieder ins Verbandszimmer gebracht. Der Verband wurde von Dr. Fischer gewechselt unter Mithilfe der erwähnten Ärzte und meine Augen waren wieder verdeckt. Man brachte mich wieder in mein gewöhnliches Krankenzimmer zurück. Die nächsten Verbände wurden durch

---

17   Vgl. Mitscherlich/Mielke (1978), S. 131–165.

Lagerärzte angelegt. Zwei Wochen später wurden wir alle wieder in den Operationssaal gebracht und auf einen Operationstisch gelegt. Der Verband wurde ab-
genommen[,] und da sah ich zum ersten Male mein Bein wieder. Der Einschnitt
war so tief, daß ich den Knochen selbst sehen konnte. Man sagte uns dann, daß
ein Arzt von Hohenlychen, Dr. Gebhardt[,] käme, um uns zu examinieren. Wir
warteten auf seine Ankunft 3 Stunden, während wir auf Tischen lagen. Als er
kam[,] wurde ein Tuch über unsere Augen gebreitet. Dann wurden wir wieder in
unser Zimmer zurückgebracht. Am 8. September wurde ich in den Block zu-
rückgeschickt. Ich konnte nicht gehen. Der Eiter floß von meinem Bein und ich
konne nicht gehen. Im Block verblieb ich dann eine Woche im Bett. Dann wurde ich wieder ins Krankenhaus gerufen[,] und da ich nicht gehen konnte, trugen
mich meine Genossinnen.«[18]

Nach Abschluss der Versuche mit artifizieller Erregung von Gasbrand mel-
deten Prof. Gebhardt und Dr. Fischer für die »3. Arbeitstagung Ost der bera-
tenden Fachärzte vom 24. bis 26. Mai 1943 in der Militärärztlichen Akademie Berlin« ein Referat an. Der Titel lautete »Besondere Versuche über Sul-
fonamid-Wirkungen«. An der Tagung nahmen etwa 200 beratende Ärzte der
Wehrmacht, unter ihnen auch Ferdinand Sauerbruch,[19] teil. Das von Dr. Fischer gehaltene Referat wurde durch Prof. Gebhardt eingeleitet. Gebhardt
erläuterte dabei, dass die Versuche auf Befehl höchster staatlicher Stellen
veranlasst worden waren, dass sich die Versuchspersonen aus zum Tode
Verurteilten zusammengesetzt hatten, denen Begnadigung zugesichert worden sei. Aus seiner Präambel ging jedoch weder hervor, dass es sich um poli-
tische, noch, dass es sich um weibliche Häftlinge gehandelt hat. Auch der
Versuchsort wurde nicht erwähnt. Aus dem Vortrag Dr. Fischers war die
Zahl der Versuchspersonen, ihre Gruppierung und die gesamte Versuchsan-
ordnung zu entnehmen; außerdem, dass drei Todesfälle vorgekommen waren.
Bei der Diskussion, die sich auf alle Vorträge dieses Tages bezog, wurde ein
Widerspruch gegen die Art der Menschenversuche, wie sie Gebhardt und
Fischer vorgenommen hatten, nicht laut.

Eine weitere Gruppe von Experimenten, die im Konzentrationslager
Ravensbrück an weiblichen Häftlingen ausgeführt wurden, sind Knochenre-
generations- und Transplantationsversuche. Andere Infektionsexperimente
wurden in Dachau durchgeführt. Bei ihnen handelte es sich um sogenannte
Phlegmone-Versuche. Während der Jahre 1942 und 43, also gleichzeitig mit
den Versuchen im Konzentrationslager Ravensbrück, wurden in Dachau
künstliche Phlegmonen erzeugt, um vergleichsweise die Wirksamkeit allo-
pathischer und biochemischer Therapeutika beobachten zu können. Als
Versuchspersonen wurden, nach Aussagen eines Zeugen beim Nürnberger
Ärzteprozess aus dem »geistlichen Block« des Lagers Dachau katholische
Geistliche aller Nationen und Ordensbrüder durch den Chefarzt Dr. Wolter

---

18 Ebd., S. 141–143.
19 Vgl. zur Rolle dieses Chirurgen im Nationalsozialismus Eckart (2008a).

ausgesucht, nachdem vorher eine Versuchsreihe mit zehn deutschen Häftlingen durchgeführt worden war. Die künstliche Infektion wurde im Operationssaal des Lagerkrankenhauses gesetzt. Häufig kam es im Rahmen dieser Versuche zur Ausbildung einer schweren Sepsis, die mit den damals vorhandenen Sulfonamid-Präparaten nicht beherrscht werden konnte und daher sicher zum Tode führen musste.

2.5 Menschenexperimente mit Kampfstoffen und Schussverletzungen

Die Erfahrungen des Gaskrieges der Jahre 1914 bis 1918 bildeten den Hintergrund für Kampfstoffversuche, die zwischen September 1939 und April 1945 in den Konzentrationslagern Sachsenhausen und Natzweiler-Struthof mit Lost und Phosgen durchgeführt worden sind. Sinn dieser Versuche, denen Vorversuche in der Militärärztlichen Akademie vorausgegangen waren, war die Ermittlung der besten therapeutischen Maßnahmen gegen Lostwunden. Es wurden hierzu bei einer vergleichsweisen geringen Anzahl von Häftlingen Ätzungen an beiden Armen vorgenommen. In diese Verätzungen wurden in ausgedehnten Versuchen verschiedene Infektionskeime eingebracht, um eine voraussehbare Verschmutzungssituation im Felde zu simulieren. Die Verätzungen wurden dann mit Sulfonamid-Präparaten und anderen Medikamenten behandelt. Über die Anzahl der Todesopfer bei diesen Versuchen ist nichts bekannt. Wir wissen aber, dass es sich insgesamt um außerordentlich schmerzhafte Versuche gehandelt hat, die noch dazu wegen der bewussten Zurückhaltung beim Einsatz von Kampfstoffen im Zweiten Weltkrieg ohne jeden Sinn waren.

Abschließend soll über Geschossversuche berichtet werden, die der Wehrmachtsoberstabsarzt Dr. Gerhard Panning mit russisch-jüdischen Kriegsgefangenen in Russland durchgeführt hat.[20] Mitte 1941 hatte Panning den Auftrag erhalten, erbeutete russische Infantriemunition spezieller Art zu untersuchen. Es handelt sich hierbei vermutlich um Dumdum-Geschosse. Die übliche Untersuchungsmethode – Schießversuche an unbelebten Zielen – genügte ihm in diesem Fall nicht. Panning wandte sich nachweislich an das Oberkommando der 6. Armee und bat um geeignete Probanden. Diese wurden ihm auch von einem Kommandeur des Sonderkommandos 4A der Einsatzgruppe C, die sich auf Judentötungen spezialisiert hatte, zugewiesen. Panning wurde eine Gruppe von nach politischen und rassischen Gesichtspunkten ausgesonderten russischen Gefangenen sowie ausgesuchte Schützen zur Verfügung gestellt. Im August 1941 stellte der Gerichtsmediziner in der Nähe von Shitomir »Versuche« an, wobei den Gefangenen, die in bestimmten Körperhaltungen zu verharren hatten, die besagte Munition in die jeweils

---

20 Vgl. zu den menschenverachtenden Schussversuchen des Gerhart Panning an sowjetischen Kriegsgefangenen (alle Zitate auch dort): Kudlien (1989).

von Panning bezeichnete Körperregion geschossen wurde. Die Getöteten wurden alsbald von Panning seziert. Panning hat über diese Versuche eine »wissenschaftliche« Arbeit im *Deutschen Militärarzt* zum Thema »Wirkungsform und Nachweis der sowjetischen Infanteriesprengmunition« publiziert. Wir wissen aber auch aus Zeugenaussagen, dass diese Versuche tatsächlich stattgefunden haben. So schrieb Helmuth James Graf von Moltke, eine der prominenten Figuren des deutschen Widerstandes, am 12. September 1941 seiner Ehefrau:

> »Gestern flatterte mir folgendes auf den Tisch. Ein Offizier meldete, es sei völkerrechtswidrig hergestellte Munition bei den Russen gefunden worden. Dum-Dum-Geschosse. Daß es sich wirklich um solche handelt, lasse sich durch das Zeugnis des Oberarztes P. beweisen; dieser habe in einem Großversuch die Munition bei Judenexekutionen verwandt. Dabei habe sich folgendes herausgestellt: Bei Kopfschüssen reagiere das Geschoß so und so, bei Bauchschüssen so und so, bei Treffern der Gliedmaßen so und so. Diese Ergebnisse lagen wissenschaftlich aufgearbeitet vor, so daß die Völkerrechtswidrigkeit einwandfrei nachzuweisen sei. Das ist doch ein Höhepunkt der Vertiertheit und Verkommenheit. Und man kann nichts machen. Ich hoffe aber, daß es doch möglich sein wird, eines Tages den meldenden Offizier und Herrn P. vor ein Gericht zu bekommen.«

Die Aussage von Moltke ist aus guten Gründen sehr vage gehalten. Man kann sie so oder so wenden. Das von Moltke brieflich über Panning Berichtete hatte eine unmittelbare und eine Langzeitwirkung. Die unmittelbare Wirkung betraf die Weiterverbreitung in Kreisen des Widerstandes. In seinem Tagebuch notierte unter dem 04.10.1941 Ulrich von Hassel das folgende, entweder durch von Moltke direkt oder auf Umwegen an ihn Gelangte:

> »Unterhaltungen mit Freda [Hans von Dohnany, Reichsgerichtsrat, Sonderführer im OKW] und anderen, besonders ein Bericht von Auerley [General Georg Thomas, nach dem Attentat auf Hitler am 20.07.1944 verhaftet], der wieder von der Front kam, bestätigen die Fortdauer der widerwärtigen Grausamkeiten, vor allem gegen die Juden, die reihenweise ohne Scham niedergeschossen werden. Ein SS-Oberstabsarzt, Dr. Panning oder so ähnlich, hat berichtet, er habe russische Dum-Dum-Munition bei Judenexekutionen ausprobiert und dabei die und die Ergebnisse gehabt; er sei bereit, das fortzuführen und einen Bericht zu machen, der zu Propaganda wegen dieser Munition verwendet werden könnte! Freda berichtet von einem Erlaß des OKW wegen Gefangenenbehandlung, den übrigens das OKH bisher nicht weiter gegeben hat, mit ungeheuerlichen Anweisungen, die Keitel mit zustimmenden Anmerkungen versehen habe.«

Von Hassen irrt in einem Punkt, Panning war nicht SS-Arzt, sondern Wehrmachtssanitätsoffizier. Verifiziert wurden die Berichte über Pannings Geschossversuche auch in der zweiten Hälfte der 60er Jahre im Zusammenhang mit dem Verfahren gegen Angehörige des Sonderkommandos 4A der Ein-

satzgruppe C vor dem Schwurgericht Darmstadt. Panning selbst war im Früh-
jahr 1944 bereits gefallen.

3.   Die Situation nach 1945

In vielen Diskussionen gerade über die verbrecherischen Humanexperimente
während der Zeit des Nationalsozialismus konnte man immer wieder das
Argument hören, dass es ja doch bei aller Scheußlichkeit des Geschehenen
hauptsächlich die Taten einzelner, verbrecherischer Naturen gewesen seien,
die man nicht verallgemeinern, die man nicht einer ganzen Ärztegeneration
als Kainsmal aufbrennen dürfe. Auch habe die Sondersituation der nationalsozialistischen Diktatur mit ihrer Verpflichtung zum unbedingten Gehorsam
besonders unter den Zeichen des Krieges gar nicht anders handeln lassen.
Argumente solcher Art sind, gerade weil auch ein Funken Wahrheit in ihnen
steckt, gefährlich und irreführend. Sie entfernen uns von der eigentlich wichtigen Frage, wie es dazu kommen konnte, dass – wie wir heute wissen – in so
bestürzend großer Zahl das »Diktat der Menschenverachtung« in die for-
schende Medizin Einzug halten konnte. Sie verstellen den Blick auf eine
Medizin, die bereits seit den letzten Jahrzehnten des 19. Jahrhunderts einerseits so sehr durch die Obsession eines ausschließlich auf Naturwissenschaft-
lichkeit ausgerichteten Anspruchs belastet, andererseits aber durch ihr orga-
nizistisches Partikulardenken und -sehen so sehr abgelenkt war, dass sie
schließlich den Menschen aus dem Blick verlieren musste. Zu diesen Voraussetzungen gesellten sich bereits vor 1933 eine Höherbewertung des *Bonum
commune* gegenüber dem *Bonum privatum* und eine geradezu fanatische
Fortschrittsgläubigkeit. So war bereits vor 1933 eine Medizin in den Grund-
zügen angelegt, die den Meschen als Objekt betrachtete und ihn, wie es der
Heidelberger Internist Victor von Weizsäcker 1947 formuliert hat, behandelte
»wie ein chemisches Molekül oder einen Frosch oder ein Versuchskaninchen« und die Opfer für Gesellschaft und Wissenschaft verlangte.[21] Die experimentierende Medizin im Nationalsozialismus muss auch vor diesem Hintergrund und damit im Sinne einer Kontinuität interpretiert werden.
   Der Schock über eine »Medizin ohne Menschlichkeit«, um den späteren
Titel der von den Heidelbergern Alexander Mitscherlich und Fred Mielke
herausgegebenen Dokumente des Nürnberger Ärzteprozesses 1946/47 zu
zitieren,[22] der Schock über eine solche Medizin, die von deutschen Ärzten
praktiziert, aber auch aus anderen Ländern bekannt geworden war, führte in

---

21   Weizsäcker (1947), S. 101–102, zitiert nach Mitscherlich/Mielke (1978), S. 262.
22   Vgl. zum Prozess bes. Mitscherlich/Mielke (1947), (1949) und (1960) bzw.
     (1978) [aus dieser Auflage wird im Folgenden ausschließlich zitiert] sowie Peter
     (1994) und Klee (1997). Zur NS-Medizin insgesamt vgl. Bleker/Jachertz (1993),
     Kudlien (1985). Thom/Caregorodcev (1989) und Ärztekammer Berlin (1989).

der Nachkriegszeit zu einer erhöhten Sensibilisierung der Öffentlichkeit gegen das Humanexperiment in der Medizin. Ihren zeittypischen Ausdruck hatte sie bereits im sogenannten *Nürnberger Kodex* des I. Amerikanischen Militärgerichtshofes (1947)[23] und wenig später im sogenannten *Genfer Ärztegelöbnis* (1948)[24] gefunden. Parallel zu dieser erhöhten Sensibilisierung verschärfte aber der gestiegenen Anspruch an die wissenschaftliche Qualität und die methodische Sauberkeit der Untersuchungen, vor allem zur Arzneimittelprüfung und die quantitative Ausweitung dieser Untersuchungen, den Konflikt zwischen Forscher und Arzt. Hinzu trat der in manchen Fällen belegbare Eindruck, dass die Pharmazeutische Industrie die klinische Prüfung ihrer Produkte zunehmend mehr an die außeruniversitäre Peripherie verlegte und entweder in Gefängnisse ging, sich auf Militärforschung an befehlsabhängigen Soldaten konzentrierte oder Teile ihrer klinischen Prüfung an die postkoloniale Peripherie, etwa in Afrika verlegte. Auch vor diesem Hintergrund hat sich schließlich 1964 der Weltärztebund zu seiner *Deklaration von Helsinki* genötigt gesehen, die jedoch inhaltlich auch in ihrer wenig geänderten Fassung von Tokio (1975)[25] erheblich hinter den deutschen Richtlinien des Reichsinnenministeriums von 1931 zurückblieb. Immerhin, die Deklaration bestimmt als ausschließliches »Ziel der biomedizinischen Forschung am Menschen« die Verbesserung diagnostischer, therapeutischer und prophylaktischer Verfahren sowie des Verständnisses für die Äthiologie und Pathogenese der Krankheit. In ihren allgemeinen Gundsätzen ebenso wie in ihren speziellen Richtlinien für »medizinsche Forschung in Verbindung mit ärztlicher Versorgung« und »nicht-therapeutische biomedizinische Forschung am Menschen« werden ethische Grundhaltunge des ärztlichen Handelns allgemeinerer Art herausgearbeitet. Zweifellos kann die häufig als *Helsinki-Tokio-Deklaration zur biomedizinischen Forschung* zitierte Empfehlung des Weltärztebundes aus drei Gründen nicht hoch genug bewertet werden. Zum einen ist in ihr die prinzipielle Berechtigung zur biomedizinischen Forschung implizit enthalten. Zum anderen sind in ihr die ethischen Normen biomedizinischer Forschung supranational kodifiziert. Und drittens erinnert sie uns angesichts neuer Gefahren, die dem einmal erreichten hohen Standard des Schutzes Nichteinwilligungsfähiger vor allzu forscher medizinischer For-

---

23 Nürnberger Kodex – Stellungnahme des I. Amerikanischen Militärgerichtshofes über »zulässige medizinische Versuche«. In: Mitscherlich/Mielke (1978), S. 273–274.

24 Genfer Ärztegelöbnis (verabschiedet von der Generalversammlung des Weltärztebundes 1948 in Genf). Abdruck in: Sass (1989), S. 355.

25 Helsinki-Tokio-Deklaration zur biomedizinischen Forschung – Empfehlung für Ärzte, die in der biomedizinischen Forschung am Menschen tätig sind (beschlossen von der 29. Generalversammlung des Weltärztebundes 1975 in Tokio). Abdruck in: Sass (1989), S. 366–371.

schung droht, an eben den längst erreichten Standard, hinter den wir auf keinen Fall zurückfallen sollten.[26]

4. Ende gut, alles gut? Gefährliche Gefängnisse in den USA heute

Haben alle diese Deklarationen, von Nürnberg über Helsinki/Tokio bis heute etwas an der grundsätzlichen Situation des Humanexperiments geändert? Lassen Sie mich im letzten Teil meines Beitrags zusammenfassend aus der Perspektive ex post auf das halbe Jahrhundert nach Helsinki/Tokio zurückblicken, um so den langen chronologischen Weg durch diese neue – alte – Experimentalzeit zu verkürzen.

In den USA ist eine neue Kontroverse um Humanexperimente in Gefängnissen entbrannt.[27] Nach skandalösen Menschenversuchen der amerikanischen Pharmazeutischen Industrie in den 1970er Jahren – mehr als 90 % aller amerikanischen Pharmaka wurden bis dahin an Gefängnisinsassen getestet – existiert seitdem eine strenge Regulierung solcher Experimente an Gefangenen. Nun aber werden Stimmen laut, die eine Abschwächung dieser Gesetzgebung verlangen. Vor dem Hintergrund, dass sich in den vergangenen 30 Jahren die Gefängnispopulation in den USA von 300.000 auf 2,3 Mio mehr als vervierfacht hat und dass in US-Gefängnissen die Anzahl von HIV- und Hepatitis C-Erkrankten überproportional hoch sei, machen US-Forscher geltend, dass man diese Erkrankungen besser kontrollieren könne, wenn Humanexperimente in Gefängnissen endlich wieder zugelassen würden. Die Diskussion wird angeheizt durch die Erfahrung inhumaner Humanexperimente im Rahmen der Tuskegee-Syphilis-Studie und des Holmesburg-Gefängnis-Skandals der frühen 1970er Jahre. Eine Rolle spielt in der Debatte auch das Wissen um zehntausende amerikanischer Soldaten, die als leicht verfügbare Probanden während des »Kalten Krieges« in medizinischen Versuchen des US-Militärs und der CIA an der heißen medizinischen Heimatfront Gesundheit und Leben riskiert oder verloren hatten.[28]

Die lange Geschichte medizinischer Gefängnisexperimente in den USA gipfelte auf dem Höhepunkt des Vietnam-Krieges. So hat die US-Army zwischen 1964 und 1968 Albert Kligman und Herbert W. Copelan von der Pennsylvania Universität mehr als 386.000 Dollar für Experimente mit harten bewusstseinsverändernden Drogen zur Verfügung gestellt, die an 320 Insassen des Holmesburg Staatsgefängnisses in Philadelphia ohne hinreichende Aufklärung der Versuchsopfer erprobt wurden. Das US-Militär wollte herausfinden, welche Dosis der Drogen ausreicht, Soldaten kampfunfähig zu machen. Um Langzeiteffekte der Präparate scherte man sich nicht. Erprobt

---

26   Vgl. Frewer/Schmidt (2007).
27   Vgl. hierzu Eckart (2006b).
28   Siehe Moreno (2000).

wurden im gleichen Gefängnis auch giftige Chemikalien, die zu Hautrötungen, Blasenbildungen und unerträglichen Schmerzen führten. Die Militärs wollten so »lernen«, ob und wie sich die menschliche Haut gegen chronische Giftangriffe schützen kann. Bei den erprobten Giften handelte es sich um Dioxin und andere Komponenten von *Agent Orange*, das im Vietnamkrieg breitflächig als chemisches Kampfmittel eingesetzt wurde. Die Holmesburg-Probanden wurden in den folgenden Jahren als Krebsopfer untersucht, was zeigt, dass sich die US-Militärs der kanzerogenen Wirkungen ihrer Kampfchemikalien schon damals sehr wohl bewusst waren. Zeitgleich mit den skandalösen Gefangenen-Experimenten in Holmsburg hatten auch Erkenntnisse über die monströse Tuskegee-Syphilis-Studie die US-Öffentlichkeit erreicht. Die Studie war zwischen 1932 und 1972 an 400 armen, ungebildeten Afroamerikanern durchgeführt worden. Man hatte syphilisinfizierte Probanden auch nach der Einführung von Penicillin (um 1947) bewusst uninformiert von jeder wirksamen Therapie ferngehalten. Die Probanden krankten beabsichtigt an den Folgen der Syphilis dem Tode entgegen.[29]

Als Reaktion auf die Tuskegee-Syphilis-Studie und die Experimente von Holmesburg verabschiedete der Kongress 1974 ein *National Research Act* zum Schutz medizinischer Probanden, auf dessen Grundlage durch das US-Gesundheitsministerium 1975 erstmals Standards des Humanexperiments verfügt wurden. »Wir wollen nicht die Wissenschaft umbringen, aber wir wollen sehr wohl, dass sie nicht uns tötet, verstümmelt oder missbraucht«, brachte 1977 die einflussreiche *National Urban League* die neue probandenfreundliche Regulierung des Humanexperiments auf den Punkt. Zwei Jahre später veröffentlichte die *National Commission* zum Schutz des Menschen vor biomedizinischen Versuchen im Auftrag des US-Gesundheitsministeriums den *Belmont Report* mit seinen bis heute in den USA respektierten Grundlagen des Humanexperiments. Zu ihnen gehört unter anderem die Aufforderung, keine Probanden nur wegen »ihrer leichten Verfüg- oder Beeinflussbarkeit« zu rekrutieren. Fortan waren zumindest Gefängnisinsassen von medizinischen Experimentalstudien in den USA ausgeschlossen.

Mit der Beschränkung des Humanexperiments in Gefängnissen soll es nun aber wieder ein Ende haben. Im Juli forderte das regierungsnahe *Institute of Medicine* (IOM) eine Liberalisierung der Versuchspraxis für Gefängnisinsassen. Ernest D. Prentice, Vorsitzender des IOM-Aufsichtsrats, erklärte kürzlich, die bestehenden Forschungsrestriktionen seien »in einer Zeit des Protektionismus« verfasst worden, als man noch glaubte, die Teilnahme an medizinischen Versuchen sei grundsätzlich schlecht und Gefangene bedürften des besonderen Schutzes: »Diese Auffassung teilen wir nicht mehr«. Einer der schärfsten Gegner solcher Bestrebungen ist der Historiker Allen M. Hornblum, der den Holmesburg-Skandal aufgeklärt und publiziert (*Acres of*

---

29   Siehe etwa Jones (1993).

Skin, 1998) hatte.[30] Als Argument dient den Liberalisierern die Zunahme von Hepatits C und HIV in US-Gefängnissen. Man müsse auch diese Patienten klinischen Tests unterwerfen, um ihre medizinische Versorgung zu sichern. Es drängt sich indessen die Frage auf, ob die Motive dieser Gruppe so lauter sind wie ihre Argumente eingängig. Könnte nicht einfach gefordert werden, dass auch Gefängnisinsassen die je bestmögliche medizinische Versorgung zuteil wird, und festgestellt werden, dass medizinische Forschung in Gefängnissen niemals frei sein kann und weder dem eigenen *Nürnberger Code* (1947) noch der in den USA widerwillig akzeptierten *Deklaration von Helsinki* (1964) entspricht? Beide Deklarationen setzen hohe, international gültige ethische Normen des Humanexperiments. Nun entspricht aber die medizinische Versorgung in US-Gefängnissen *de facto* eher der in unterentwickelten Regionen der Erde als den Möglichkeiten der technologisch führenden Nation der Welt. Und von Freiheiten für Gefangene war und ist dort niemals die Rede gewesen; weder im irakischen *Abu Ghraib* oder im kubanischen *Guantanamo* noch im heimischen New York oder in Philadelphia.

Die Hintergründe sind andere. Einerseits entspricht die Durchführung medizinischer Experimente in Gefängnissen durchaus landläufigen Vorstellungen tätiger Reue in der christlich-fundamentalistischen Rache-Gesellschaft der USA. Andererseits kommen hier harte wirtschaftliche Überlegungen zum Tragen. Gemessen an einem explosiv steigenden Bedarf an Probanden für pharmazeutische Experimente sinkt nämlich deren Zahl in den USA dramatisch. Die Ursachen hierfür sind komplex. Eine neuerliche Öffnung der Gefängnisse für Humanexperimente würde der amerikanischen pharmazeutischen Industrie den Zugriff auf eine immense Zahl leicht verfügbarer und preiswerter menschlicher Versuchskaninchen eröffnen. Bis zum Ende der 1970er Jahre war nämlich auch dieser Wirtschaftszweig der USA Teil einer gigantischen Gefängnisindustrie, gewinnträchtiges *Big Business* und eine neue Form der Sklaverei zugleich. Dieses einträgliche und einfach zu handhabende Profitfeld, das durch den Protektivismus der Ford-, Carter- und Clinton-Administrationen verloren ging, sollte nun für die *Nation at War* unter George W. Bush wieder ganz neu erschlossen werden.

5. Fazit

Es gibt also gute Gründe, immer wieder aufs Neue, auf das bereits Erreichte zurückzuverweisen, um dem Rückfall in die ›humanexperimentelle Barbarei‹ der europäischen Bioethikkonvention vorzubeugen. So hoch allerdings der Wert der *Helsinki-Tokio-Hongkong-Deklaration* im Allgemeinen auch einzuschätzen ist, am individuellen ärztlichen Dilemma zwichen Arzt und Forscher änderte sich zunächst nichts. Dieses Dilemma blieb weiterhin als Gewissens-

---

30   Vgl. Hornblum (1998).

und Pflichtenkonflikt der ethischen Verantwortlichkeit des handelnden Arztes überantwortet. Um Hilfestellungen bei dieser Konfliktsituation zu offerieren, sind in der Bundesrepublik Deutschland, maßgeblich auf Drängen des Deutschen Ärztetages seit den 1970er Jahren an allen Medizinischen Fakultäten und Medizinischen Hochschulen Ethik-Kommissionen ins Leben gerufen worden, die im konkreten Fall die Planungs- und Durchführungsphase biomedizinischer Forschungsprojekte als unabhängige, neutrale und sachkundige Instanzen begleiten. Die Musterberufsordnung für Ärzte von 1988 verpflichtet den Arzt »vor der Durchführung klinischer Versuche am Menschen oder der Forschung mit vitalen menschlichen Gameten oder lebendem embryonalem Gewebe oder der epidemiologischen Forschung mit personenbezogenen Daten eine bei der Ärztekammer oder einer medizinischen Fakultät gebildete Ethik-Kommission« anzurufen, »um sich über die mit seinem Vorhaben verbundenen berufsethischen und berufsrechtlichen Fragen beraten zu lassen.« Die Arbeit der Ethik-Kommission wird in der Öffentlichkeit, bisweilen aber auch von nicht-ärztlichen Ethikern missverstanden. So ist es nicht Aufgabe der Ethik-Kommissionen, »autonom Normen oder Werte« zu setzen, die die Grundlagen ärztlichen Handelns bilden könnten. Es wäre nachgerade grotesk, anzunehmen, dass »Ethos und Norm [...] zur Disposition einer Ethik-Kommission« stünden.

Ethik und Normen ärztlichen Handelns sind in ihren Grundsätzen im hippokratischen Eid angelegt sowie vor dem Hintergrund nationalsozialistischer Medizinverbrechen im *Genfer Ärztegelöbnis* von 1948 und in der Verpflichtungsformel für deutsche Ärzte von 1979 für unsere Zeit formuliert.[31] Die Aufgaben der Ethik-Kommission erstrecken sich vielmehr darauf, die Einhaltung solch generell gültiger sittlicher Normen, der Gebote ärztlich-ethischen Verhaltens rechtlicher Pflichten, gesetzlicher Bestimmungen, sowie der Standards wissenschaftlicher Methoden« zu überwachen. Es handelt bei dieser Aufgabe also nicht etwa nur um die legalistische Reduktion auf die bloße Überprüfung der Rechtskonformität eines biomedizinischen Versuchsvorhabens. Die Umgehung einer Ethik-Kommission oder die Missachtung ihres Votums kann standesrechtliche Konsequenzen nach sich ziehen; ein strafrechtlicher Automatismus wird durch sie noch nicht ausgelöst. Damit bleibt die letzte ethische und rechtliche Verantwortung für die Durchführung eines biomedizinischen Experimentes beim Forscher. Es ist vor diesem Hintergrund unsinnig, den Ethik-Kommissionen die Erfüllung von Alibi-Aufgaben vorzuwerfen oder ihr die Funktion »vorbeugender Absolution« zuzuweisen. »Geschaffen und geeignet«, so hat es 1990 der Münsteraner Medizinhistoriker und Medizinethiker Richard Toellner einmal formuliert, »sind Ethik- Kommissionen [indessen] dazu da, das ärztliche Gewissen zu wecken,

---

31   Siehe Eckart (1990).

zu leiten und zu schärfen, aber auch es zu vergewissern und zu erleichtern«.[32] Es wird deshalb so ausführlich über die inzwischen eingeführte und akzeptierte Arbeit der bundesdeutschen Ethik-Kommissionen berichtet, weil sie einen entscheidenden qualitativen Sprung gegenüber den älteren Richtlinien (von 1900 und 1931) darstellen. Sie bilden das unabdingbare Vermittlungsglied zwischen den Normen biomedizinischer Forschung so wie sie in der Deklaration von Helsinki und Tokio formuliert sind, und der konkreten ärztlichen Forschungstätigkeit im Rahmen biomedizinischer Experimente. Biomedizinische Forschung ist so komplex geworden, dass der einzelne Forscher häufig mit der sittlich-moralischen Bewertung seines Tuns, wenn es sich nicht schon sehr vordergründig disqualifiziert, völlig überfordert ist und sich auf ein außerordentlich unsicheres Feld begibt. Im Prozess des biomedizinischen Forschens sind Ethik-Kommissionen drüberhinaus ein bedeutendes, ergänzendes Element ethischer Bewusstseinsbildung, oder wie in jüngster Zeit häufig formuliert wird, »ethischer Kultur«.

Wenn von einem ergänzenden Element ethischer Bewusstseinsbildung die Rede ist, dann geschieht dies mit Blick auf den primären medizinethischen Sozialisationsprozess unserer angehenden Ärztinnen und Ärzte, der mit der ersten Stunde des ersten Semesters beginnen und integraler Bestandteil jedes der zahlreichen medizinischen Examina sein sollte. Leider ist dieser Wunsch aber noch fromme Fiktion, denn unsere Medizinstudenten kommen nur unregelmäßig, selten und wenn, dann auch prinzipiell nur eigenem Wunsche, nicht aber curricularer Pflicht folgend im Unterricht mit Fragen ärztlicher Ethik in Berührung. Meist sind es die Medizinhistoriker, bisweilen Theologen oder Philosophen, seltener engagierte und erfahrene Kliniker, die sich des medizinethischen Unterrichts annehmen. Es ist nachgerade grotesk, dass heute bisweilen bereits vor dem offiziellen Abschluss des Medizinstudiums und vor dem Eintritt ins Praktische Jahr bereits biomedizinische Publikationstätigkeit gewünscht wird, ohne dass die Kandidaten je in ihrem Studium mit Fragen biomedizinischer Forschungsethik in Berührung gekommen wären, einmal abgesehen von dem relativ geringen Ethik-Unterricht im Querschnittsbereich »Geschichte, Theorie, Ethik der Medizin« und allen freiwilligen Ethikseminaren oder Diskussionsgruppen und Ringvorlesungen. Ich weiss, worüber ich – als Vorsitzender unseres Heidelberger Promotionsausschusses – spreche. Insgesamt ist, trotz eines wachsenden öffentlichen Interesses die Zurückhaltung, ja, der Rückzug der Ärzte aus der wissenschaftlichen Reflexion ethischer Problemstellungen nicht nur besorgniserregend, sondern auch gefährlich. *Nostra res agitur* sollten wir uns erinnern! Interdisziplinäre Erweiterung des Erkenntnishorizontes im Unterricht oder fachfremde Beratung in Ethik-Kommissionen können hilfreich und wünschens-

---

32 Vgl. Toellner (1990), Toellner/Wiesing (1995), Toellner/Wiesing (1997) sowie Frewer/Schmidt (2007).

wert sein, die individuelle ärztliche Sach- und Entscheidungskompetenz darf indessen durch sie nicht infrage gestellt oder gar kompensiert werden. An ihr orientiert sich nicht nur die Frage der Strafwürdigkeit ärztlichen Fehlverhaltens, wichtiger noch: Auf ihr beruht das unverzichtbare Vorschussvertrauen des Patienten und des Probanden biomedizinischer Forschung in den Arzt, *bona fide* und *lege artis* behandelt zu werden.

Literatur

Ärztekammer Berlin in Zusammenarbeit mit der Bundesärztekammer (Hrsg.) (1989): Der Wert des Menschen. Medizin in Deutschland 1918–1945. Berlin.

Ärztliche Gelöbnisse: Noch zeitgemäß? Kritische Bemerkungen zu einigen standesethischen Gelöbnistexten. In: Wiener Medizinische Wochenschrift 2, Juli 1990, S. B2.

Böhme, G./LaFleur, W./Shimazono, S. (Hrsg.) (2008): Fragwürdige Medizin. Unmoralische Forschung in Deutschland, Japan und den USA im 20. Jahrhundert. Kultur der Medizin, Band 23. Frankfurt a.M., New York.

Bleker, J./Jachertz, N. (Hrsg.) (1993): Medizin im »Dritten Reich«. 2. Aufl., Köln.

Eckart, W. U. (1990): Ärztliche Gelöbnisse: Noch zeitgemäß? Kritische Bemerkungen zu einigen standesethischen Gelöbnistexten. In: Wiener Medizinische Wochenschrift Nr. 2, Juli 1990, S. B2.

Eckart, W. U. (1997): Medizin und Kolonialimperialismus: Deutschland 1884–1945. Paderborn.

Eckart, W. U. (1998a): SS-Gruppenführer und Generalleutnant der Waffen-SS Prof. Dr. med. Karl Brandt (1904-1947). In: Ueberschär (1998), S. 12–19.

Eckart, W. U. (1998b): Obergruppenführer und General der Waffen-SS Prof. Dr. med. Ernst Grawitz. In: Ueberschär (1998), S. 63–71.

Eckart, W. U. (1998c): Generaloberstabsarzt Prof. Dr. med. Siegfried Handloser. In: Ueberschär (1998), S. 87–92.

Eckart, W. U. (1999): Der Nürnberger Ärzteprozeß. In: Ueberschär (1999), S. 73–85.

Eckart, W. U. (Hrsg.) (2006a): Man, Medicine, and the State. The Human Body as an Object of Government Sponsored Medical Research in the 20th Century. Stuttgart.

Eckart, W. U. (2006b): Gefährliche Anstalten. In den USA mehren sich die Forderungen, die geächteten medizinischen Experimente an Gefängnisinsassen wieder zuzulassen. In: Süddeutsche Zeitung Nr. 222, 26. September 2006, S. 13.

Eckart, W. U. (2006c): Krankheit und Verwundung im Kessel von Stalingrad. In: Eckart/Neumann (2006), S. 69–91.

Eckart, W. U. (2008a): »Der Welt zeigen, dass Deutschland erwacht ist ...«: Ernst Ferdinand Sauerbruch (1875–1951) und die Charité-Chirurgie 1933 bis 1945. In: Schleiermacher/Schagen (2008), S. 189–206.

Eckart, W. U. (2008b): Stalingrad: Wounded Bodies and Souls. In: War and Medicine, ed. by Wellcome Trust. London, S. 135–157.

Eckart, W. U. /Neumann, A. (Hrsg.) (2006): Medizin im Zweiten Weltkrieg. Militärmedizinische Praxis und medizinische Wissenschaft im „Totalen Krieg". Paderborn

Eckart, W. U./Reuland, A. (2006): First principles: Julius Moses and medical experimentation in the late Weimar Republic. In: Eckart (2006a), S. 35–47.

Eckart, W. U./Vondra, H. (2004): Disregard for Human Life: Hypothermia Experiments in the Dachau Concentration Camp. In: Oehmichen (2004), S. 19–31.

Elkeles, B. (1985): Medizinische Menschenversuche gegen Ende des 19. Jahrhunderts und der Fall Neisser. Rechtfertigung und Kritik einer wissenschaftlichen Methode. In: Medizinhistorisches Journal 20, S. 135–148.

Elkeles, B. (1996): Der moralische Diskurs über das medizinische Menschenexperiment im 19. Jahrhundert (= Medizin-Ethik, Band 7). Stuttgart. Zugl. Kurzfassung von: Hannover, Med. Hochsch., Habil.-Schr., 1991, unter dem Titel: Elkeles, Barbara: Der moralische Diskurs über das medizinische Menschenexperiment zwischen 1835 und dem Ersten Weltkrieg.

Frewer, A. (2000): Medizin und Moral in Weimarer Republik und Nationalsozialismus. Die Zeitschrift »Ethik« unter Emil Abderhalden. Frankfurt a.M., New York.

Frewer, A. (2007): Forschung an Sterbenden als Verstoß gegen Menschenrechte. Ethische Grenzen des Humanversuchs. In: Jahrbuch für Recht und Ethik/Annual Review of Law and Ethics 15 (2007), S. 357–375.

Frewer, A./Schmidt, U. (Hrsg.) (2007): Standards der Forschung. Historische Entwicklung und ethische Grundlagen klinischer Studien. Frankfurt a.M. u.a.

Frewer, A. (2008): Moralische Probleme medizinischer Forschung. Argumentationsprofile in der Zeitschrift „Ethik" und ihr Kontext. In: Böhme et al. (2008), S. 52–79.

Genfer Ärztegelöbnis (verabschiedet von der Generalversammlung des Weltärztebundes 1948 in Genf). In: Vademecum für den Schweizer Arzt. Bern 1975. Abdruck in: Sass (1989), S. 355.

Helmchen, H./Winau, R. (Hrsg.) (1986): Versuche mit Menschen. Berlin.

Helsinki-Tokio-Deklaration zur biomedizinischen Forschung – Empfehlung für Ärzte, die in der biomedizinischen Forschung am Menschen tätig sind (beschlossen von der 29. Generalversammlung des Weltärztebundes 1975 in Tokio). In: Bundesanzeiger 152 (1976), S. 3f. Abdruck in: Medizin und Ethik, hrsg. von Hans-Martin Sass, Stuttgart 1989, S. 366–371.

Hornblum, A. M. (1998): Acres of skin. Human experiments at Holmesburg Prison. A true story of abuse and exploitation in the name of medical science. New York [u.a.]

Jones, J. H. (1993): Bad Blood. The Tuskegee Syphilis Experiment. New York [u.a.]

Klee, E. (1997): Auschwitz, die NS-Medizin und ihre Opfer. Frankfurt a.M.

Kudlien, F. (Hrsg.) (1985): Ärzte im Nationalsozialismus. Köln.

Kudlien, F. (1989): Begingen Wehrmachtsärzte im Russlandkrieg Verbrechen gegen die Menschlichkeit? In: Ärztekammer Berlin (1989), S. 333–352.

Mitscherlich, A./Mielke, F. (1947): Das Diktat der Menschenverachtung. Heidelberg.

Mitscherlich, A./Mielke, F. (1949): Wissenschaft ohne Menschlichkeit. Medizinische und eugenische Irrwege unter der Diktatur, Bürokratie und Krieg. Mit einem Vorwort der Arbeitsgemeinschaft der westdeutschen Ärztekammern. Heidelberg.

Mitscherlich, A./Mielke, F. (1960): Medizin ohne Menschlichkeit. Dokumente des Nürnberger Ärzteprozesses. Frankfurt a.M./Hamburg, 2. Aufl. [mit neuem Vorwort von A. Mitscherlich], Frankfurt a.M. 1978.

Moses, J. (1930): Der Totentanz von Lübeck. Berlin.

Moreno, J. D. (2000): Undue risk. Secret state experiments on humans, New York.

Oehmichen, M. (Hrsg.) (2004): Hypothermia. Clinical, Pathomorphological and Forensic Features. Research in Legal Medicine 31 (2004), S. 19–31.

Peter, J. (1994): Der Nürnberger Ärzteprozeß im Spiegel seiner Aufarbeitung anhand der drei Dokumentensammlungen von Alexander Mitscherlich und Fred Mielke. Schriften aus dem Sigmund-Freud-Institut, Band 2. Münster, Hamburg.

Pethes, N./Griesecke, B./Krause, M./Sabisch, K. (2008): Menschenversuche. Eine Anthologie 1750–2000. Frankfurt a.M.

Riehl-Halen, H. (1998): Der deutschsprachige Tuberkulosefilm in der medizinischen Aus- und Weiterbildung sowie in der Volksaufklärung (1913–1973). Diss. med. [Masch. Man.], Med. Fak. Univ. Heidelberg.

Richtlinien für neuartige Heilbehandlung und für die Vornahme wissenschaftlicher Versuche am Menschen. Abdruck in: Deutsche Medizinische Wochenschrift 57 (1931), S. 509 sowie Reichsgesundheitsblatt 6, 55 (1931), S. 174–175.

Roelcke, V./Maio G. (Hrsg.) (2004): Twentieth Century Ethics of Human Subject Research. Historical Perspectives on Values, Practices, and Regulations. Stuttgart.

Sabisch, K. (2007): Das Weib als Versuchsperson. Medizinische Menschenexperimente im 19. Jahrhundert am Beispiel der Syphilisforschung. Science studies. Bielefeld.

Sass, H.-M. (Hrsg.) (1989): Medizin und Ethik. Stuttgart.

Schleiermacher, S./Schagen, U. (Hrsg.) (2008): Die Charité im Dritten Reich. Zur Dienstbarkeit medizinischer Wissenschaft im Nationalsozialismus. Paderborn.

Schmidt, U./Frewer, A. (Hrsg.) (2007): History and Theory of Human Experimentation. The Declaration of Helsinki and Modern Medical Ethics. Stuttgart.

Schott, H. (1993): Chronik der Medizin. Dortmund.

Tashiro, E. (1991): Die Waage der Venus. Venerologische Versuche am Menschen am Menschen zwischen Fortschritt und Moral. Husum.

Thom, A./Caregorodcev, G. I. (Hrsg.) (1989): Medizin unterm Hakenkreuz. Berlin (DDR).

Toellner, R. (Hrsg.) (1990): Die Ethik-Kommission in der Medizin. Problemgeschichte, Aufgabenstellung, Arbeitsweise, Rechtsstellung und Organisationsformen Medizinischer Ethik-Kommissionen. Stuttgart.

Toellner, R./Wiesing, U. (Hrsg.) (1977): Geschichte und Ethik in der Medizin. Von den Schwierigkeiten einer Kooperation. Dokumentation der Jahresversammlung des Arbeitskreises Medizinischer Ethik-Kommissionen in der Bundesrepublik Deutschland. Stuttgart.

Toellner, R./Wiesing, U. (Hrsg.) (1995): Wissen – Handeln – Ethik. Strukturen ärztlichen Handelns und ihre ethische Relevanz. Stuttgart.

Ueberschär, G. (Hrsg.) (1998): Hitlers militärische Elite. Band 2. Darmstadt.

Ueberschär, G. (Hrsg.) (1999): Der Nationalsozialismus vor Gericht. Die alliierten Prozesse gegen Kriegsverbrecher und Soldaten 1943–1952. Frankfurt a.M.

Weindling, P. J. (2006): Nazi medicine and the Nuremberg Trials. From medical war crimes to informed consent. Basingstoke, Hampshire.

Weizsäcker, V. v. (1947): »Euthanasie« und Menschenversuche. In: Psyche 1 (1), S. 68–102.

Andreas Frewer

Medizinethik 1948
Moral und Menschenrechte in historischer Perspektive

»In einer Zeit, die [...] sogar über die im 18. Jahrhundert erfolgte Aufstellung
von unverlierbaren Menschenrechten spottet, bekenne ich mich als einen, der
sein Vertrauen in das vernunftmäßige Denken setzt.«[1]

»Es gilt, übernationale Organisationen auf allen Gebieten zu schaffen, die vorur-
teilslos überall da eingreifen, wo Not ist.«[2]

1. Einleitung

Die Eingangszitate des Arztes und Humanisten Albert Schweitzer zwei Jahre
vor Beginn der NS-Diktatur sowie des Physiologen und Medizinethikers
Emil Aberhalden zwei Jahre nach Ende von »Drittem Reich« und Weltkrieg
spannen einen Bogen über eine geschichtliche Phase, die bezüglich ihrer
politischen Umwälzungen und moralischen Konsequenzen kaum hätte dramatischer sein können. Nach Verbrechen ungeahnten Ausmaßes wurde vor
60 Jahren – am 10. Dezember 1948 – von der Generalversammlung der Vereinten Nationen in Paris die *Allgemeine Erklärung der Menschenrechte* als
Grundlage des humanitären Völkerrechts verkündet. Artikel 1 postulierte als
Ideal: »Alle Menschen sind frei und gleich an Würde und Rechten geboren.«
Damit sind gleichermaßen die Kernprinzipien eines Humanismus wie auch
der Medizinethik in Bezug auf Freiheit, Gleichheit, Gerechtigkeit und Menschenwürde formuliert. Doch bereits in Bezug auf das letzte Wort dieses
ersten und zentralen Passus – »geboren« – gab es in den Jahren zuvor und
gerade durch die Medizin in ihrem ›wissenschaftlichen‹ Verständnis grundlegende Kontroversen und daraus resultierende Abgründe: Die »Eugenik« hatte
als ein ideologisches Kernelement des Nationalsozialismus zum rassistischen
Verständnis des »Dritten Reichs« und letztlich auch zur Grundlage des Völ-
kermordes an den Juden gedient. Dabei ist durch die Forschung der letzten
zehn Jahre deutlich geworden, wie stark sogar die Medizinethik als Fachdis-

---

1 Vgl. Schweitzer (1931/1954), S. 184.
2 Abderhalden (1947), Vorwort. Siehe hierzu auch Frewer (2000), S. 221.

ziplin bei der Entwicklung einer »Moral ohne Menschlichkeit«[3] beteiligt war.[4] Auch zwei Generationen nach Ende des Zweiten Weltkriegs sollen daher Zusammenhänge zwischen Medizin, Ethik und grundlegenden Menschenrechten für die Zeit vor und nach 1945 reflektiert werden. Der vorliegende Beitrag nimmt das Jahr 1948 zum Ausgangspunkt, um die Hintergründe der Entwicklung von Kodizes im Bereich der Medizinethik zu analysieren. Dabei werden Parallelitäten, Kontinuitäten und Brüche ebenso wie zentrale Etappen auf dem Wege zum auch heute noch gültigen *Genfer Gelöbnis* nachgezeichnet. Entscheidende Weichenstellungen und inhaltliche Wertungen werden deutlich durch die Kontraste der Meinungen einflussreicher Medizinethiker mit Thesen von Persönlichkeiten, die für das Bild einer humanen Gesellschaft und humanitäre Haltungen stehen.

2. Medizin und Ethik 1948

Der *Allgemeinen Erklärung der Menschenrechte* und der Verabschiedung des *Genfer Gelöbnis* durch den Weltärztebund – beide im Jahre 1948 – gingen wesentliche Entwicklungen auf ganz verschiedenen Ebenen voraus: 1945 gründeten sich die Vereinten Nationen (United Nations/UN) in New York, 1946 wurde der Weltärztebund (World Medical Association/WMA) in London ins Leben gerufen, im April 1948 die World Health Organization (Weltgesundheitsorganisation/WHO). Nach dem Ende des Zweiten Weltkriegs versuchte die Gemeinschaft der Vereinten Nationen ihre Hauptziele – Frieden und Sicherheit – sowie die Gesundheit der Menschen als Grundvoraussetzung nachhaltig zu fördern.

Die Verbrechen der Nazizeit waren für die neuen Vereinigungen präsent, in besonderem Maße für die Medizin: Nur kurze Zeit nach dem Urteil im Nürnberger Ärzteprozess (August 1947) traf man sich zur ersten Konferenz des Weltärztebundes in Paris (September 1947). Fragen der Medizinethik spielten eine wichtige Rolle, einen neuer Text zu Werten der ärztlichen Profession wurde vorbereitet. Nach der Katastrophe des Weltkrieges und der kriminellen Beteiligung von Wissenschaftlern dachte man in der zweiten Hälfte der 1940er Jahre intensiv über grundlegende medizinethische Fragen nach.

Auch bei der Neuorganisation der deutschen Ärzteschaft in »dieser schwersten Zeit«[5] spielten Geschichte und Ethik eine zentrale Rolle. Dr. Carl

---

3 Siehe die Dokumentation zum Nürnberger Ärzteprozess von Mitscherlich/ Mielke (1947), (1949) und (1960) sowie Frewer et al. (1999) und Dörner et al. (1999).

4 Vgl. Bruns/Frewer (2005), Mattulat (2007), Bruns (2007) sowie Bruns/Frewer (2008).

5 Siehe das Vorwort von Oelemann in Mitscherlich/Mielke (1949).

Oelemann, Vorsitzender der Arbeitsgemeinschaft der Westdeutschen Ärzte-kammern formulierte 1948:

> »Als eine der ersten großen und vordringlichen Arbeiten wurde zur Klärung der Schuldfrage deutscher Ärzte unter dem nationalsozialistischen Regime eine Kommission der Ärztekammern nach Nürnberg zu dem Prozeß gegen 20 SS-Ärzte und Wissenschaftler und drei hohe Staatsbeamte entsandt, die während des ganzen Prozesses anwesend war und Einsicht in alle Akten nehmen konnte.«

So sehr Oelemann und vielen deutschen Ärzten die Hoffnung auf einen Neu-beginn abzunehmen ist, so stark war auch der allgemeine Wunsch einer Scha-densbegrenzung auf nur wenige Täter:

> »Es ergab sich durch die Beobachtung dieses und anderer Prozesse, daß von den 90 000 Ärzten nur eine verschwindend kleine Anzahl im Sinne der Anklage für schuldig befunden wurde [...]«.[6]

Die Hintergründe der NS-Medizin waren jedoch bei weitem vielschichtiger und die Verankerung von menschenrechtlich fragwürdigen Konzepten in der Ärzteschaft weit grundlegender. 1947 erschien hierzu die erste Dokumentati-on über Inhalte des Nürnberger Ärzteprozess: Der Arzt und Psychoanalytiker Alexander Mitscherlich und der Medizinstudent Fred Mielke – zusammen mit der Allgemeinärztin Alice von Platen Beobachter beim Nürnberger Tri-bunal – brachten die Dokumentation »Das Diktat der Menschenverachtung« heraus. In dieser, einerseits von prominenten deutschen Medizinern mit NS-Vergangenheit juristisch bekämpften,[7] später eher totgeschwiegenen Schrift wurden erstmals die Entwicklungen hin zur »Medizin ohne Menschlichkeit« nachgezeichnet und die Schuld von Tätern aus der deutschen Ärzteschaft offen gelegt.[8]

Es gab in der Folge nur wenige Ärzte, die sich explizit zum Gebiet der Ethik äußerten, obwohl die Medizintheorie im Deutschland der Weimarer Republik eigentlich stark entwickelt war.[9] Viktor von Weizsäcker, Mitbe-gründer der »Anthropologischen Medizin« und des Gebietes der Psychoso-matik, versuchte mit seiner 1947 erschienenen Schrift *»Euthanasie« und Menschenversuche*[10] eine erste Auseinandersetzung mit brisanten Themen zur NS-Zeit. Mit seinen allgemeinen Überlegungen zum Humanexperiment und der Krankenaussonderung im »Dritten Reich« war er aber vielfach noch

---

6   Ebd.
7   Vgl. Peter (1994), Gerst (1994) und Frewer et al. (1999).
8   Vgl. Mitscherlich/Mielke (1947), (1949) und (1960).
9   Siehe etwa Kümmel (2001), die Beiträge in Frewer/Neumann (2001) oder Süß (2003).
10 Siehe Weizsäcker (1947) und (1987).

legitimatorischen Begründungsmustern[11] und einer »fragwürdigen Medizin« verhaftet.[12] Nur ein Jahr später erschien der Bericht der Prozessbeobachterin Alice von Platen – als Mitarbeiterin zeitweise sogar an von Weizsäckers Heidelberger Klinik tätig –, der mit Schwerpunkt »Euthanasie« und Krankenmorde die umfangreiche »Tötung der Geisteskranken«[13] schonungslos offen legte, aber diese Schrift wurde nahezu gar nicht rezipiert.

Es gab zwar in der frühen Nachkriegszeit wieder zunehmend Vorträge[14] und Bücher[15] zur Medizinethik, aber viele Personen mit Einfluss kaschierten lediglich die eigenen ideologischen Involvierungen. So war es etwa im Fall des Göttinger Pathologen und Medizintheoretikers Georg B. Gruber, der in seinem 1948 neu aufgelegten Band »Arzt und Ethik« Terminologie und Konzepte des NS-Staates durch zeitgemäße Ansichten ersetzte, aber den Wandel der eigenen Positionen kaum reflektierte.[16]

Der medizinhistorisch engagierte Pathologe Franz Büchner schrieb im Vorwort seiner Publikation »Der Eid des Hippokrates. Die Grundgesetze der ärztlichen Ethik«:

> »Der Vortrag wurde am 18. 11. 1941 gehalten, also zu einer Zeit, in der Jahrtausende alte Grundgesetze der ärztlichen Ethik in Deutschland schwer umkämpft waren.«[17]

Erst nach 1945 konnte Büchner seine Schrift veröffentlichen, aber manche Affinitäten des anerkannten Wissenschaftlers und Freiburger Ehrenbürgers wie auch seiner Fakultät zum NS-Staat wurden bis in die Gegenwart noch nicht ausreichend aufgearbeitet.[18]

Der Physiologe und Medizinethiker Emil Abderhalden – von 1922 bis 1938 Initiator und Herausgeber der weltweit ersten Fachzeitschrift zur ärztlichen Ethik – stellte in dieser Zeit sogar Überlegungen zu globalen Entwicklungen an. Einem Teil seiner Diagnosen aus dem 1947 erschienenen Buch

---

11 In seinem Aufsatz sah er das Verhalten der Ärzte im NS-Staat – nach damaligen Maßstäben – im Letzten durch Hitler legitimiert: »Wenn nun ein Arzt in Hitler die höchste, also auch die beste Solidarität verkörpert glaubte, dann war er von seinem Standpunkt aus im Recht«. Vgl. Weizsäcker (1987), S. 110–111.

12 Neu dazu Böhme (2008).

13 Vgl. von Platen-Hallermund (1948).

14 Siehe u. a. Breitner (1948) mit Vorträgen zur »Ärztlichen Ethik« während einer Internationalen Hochschulwoche in Salzburg. Vgl. auch Büchner (1945).

15 Vgl. z. B. Gruber (1948) und (1952) sowie HAL MM Gruber und Mattulat (2007).

16 Siehe Mattulat (2007) und Mattulat/Frewer (2006). In Grubers Manuskripten sind die »Überklebetechniken« deutlich erkennbar. Siehe auch EGM, Nachlass Gruber.

17 Vgl. Büchner (1947).

18 Siehe Grün et al. (2002) und Klee (2001).

»Gedanken eines Biologen zur Schaffung einer Völkergemeinschaft und eines dauerhaften Friedens« ist dabei durchaus zuzustimmen:

> »Unvorstellbares ist Wirklichkeit geworden: Ein Volk, das dereinst als das der Dichter und Denker bezeichnet wurde, und das der Menschheit so viel an kulturellen Gütern geschenkt hat und noch vor 50 Jahren in vieler Hinsicht auf zahlreichen Gebieten Lehrmeisterin für den wissenschaftlichen Nachwuchs aller Länder war, hat unermeßliche Schuld auf sich geladen, geführt von verantwortungslosen Personen, die ungehemmt ihre verbrecherischen, vielfach pathologischen Anlagen zur Auswirkung brachten.«[19]

Der bekannte Pionier der Biochemie[20] stand inmitten zahlreicher Entwicklungen der 1930er und 40er Jahre, letztlich verstrickte er sich zunehmend in Ereignisse der NS-Zeit bis hin zur Initiierung von Rasseforschung mit Bluteiweißen, die später auch im KZ Auschwitz durchgeführt wurde.[21]

Im Juni 1945 musste Abderhalden zusammen mit anderen Wissenschaftlern und Industriellen im Rahmen eines amerikanischen »Intelligenz-Trecks« von Halle in den Westen gehen: Die USA wollten vor Übergabe der späteren Sowjetischen Besatzungszone (SBZ) das ostdeutsche Gebiet durch materielle wie auch »personelle Demontage« schwächen. Auch wenn er persönlich während des Krieges recht gut versorgt war und in der Folge in der Schweizer Heimat wieder Anschluss fand, schrieb Abderhalden 1947 für die allgemeine historische Situation treffend:

> »Noch nie dagewesenes Unglück ist über die Mehrzahl der Völker hereingebrochen. Millionen von Menschen wurden vernichtet. Millionen entbehren einer Heimstätte, ja einer Heimat. Millionen durchwandern die Länder ohne Hoffnung, wieder Fuß fassen zu können. Tief getroffen sind ungezählte Familien. Viele sind auseinandergerissen. Ungezählte Vollwaisen können nur leben, wenn ihnen geholfen wird. Ein Weltunglück von so unvorstellbar großem Ausmaß hat bleibende Folgen.«[22]

In der umfangreichen Korrespondenz dieses einflussreichen Wissenschaftlers und Leopoldina-Präsidenten spiegeln sich weitere paradigmatische Strömungen der damaligen Zeit. 1947 hatte Abderhalden die globale Strukturplanung im Auge, wenn er – wie am Anfang dieses Aufsatzes zitiert – die Vereinten Nationen als Mittel zur Besserung der humanitären Situation und der Men-

---

19   Siehe Abderhalden (1947), Vorwort. Dies verzeichnete: »Zürich, den 7. September 1946«.
20   Emil Aberhalden (1877–1950) war nach einer ersten Professur in Berlin ab 1908 von 1911 bis Kriegsende Lehrstuhlinhaber für Physiologie in Halle a. d. Saale, danach lehrte er noch in Zürich und Basel. 1931–45 Präsident der »Leopoldina«.
21   Vgl. u. a. Frewer (2008).
22   Abderhalden (1947).

schenrechtslage ansprach, oder sogar die Schaffung einer »Welt-Ethik-Organisation« (WEO) überlegte.[23]

Deutschland war jedoch nicht unter den 51 Gründungsmitgliedern der UN im Jahre 1945 und auch nicht bei den 26 Staaten, die im Rahmen der Initiierung ihrer Unterorganisation WHO federführend waren. Auch in der Weltvereinigung der Ärzte waren in den ersten fünf Jahren keine deutschen Mediziner vertreten.[24] Erst 1951 durfte die deutsche Sektion der World Medical Association beitreten. 1952 bekam dann sogar ein deutscher Arzt – Albert Schweitzer – mit dem Friedensnobelpreis erstmals wieder eine bedeutende internationale Auszeichnung und in der Folge weltweite Anerkennung.[25] Anhand dieser zentralen Persönlichkeiten und ihrer Bezüge zu Menschenrechtsfragen soll im Folgenden die komplexe Entwicklungsgeschichte der Medizinethik schlaglichtartig beleuchtet werden.

3. Zur Vorgeschichte: Medizin, NS-Staat und Ärzteprozess

Die Probleme von Medizin und Ethik sind stets in den Kontext von Kultur und Politik eingebettet und besitzen eine längere Entwicklungsgeschichte. Dies trifft gleichermaßen für die Fragen der Menschenrechte zu.

Bereits 1907 hatte Albert Schweitzer in einer Rede zum Missionsfest in der Straßburger Kirche St. Nikolai kritische Bezüge zwischen der Theorie von Menschenrechten und Ethik und der kolonialen Praxis seiner Zeit hergestellt:

> »Diese vornehme Kultur, die so erbaulich von Menschenwürde und Menschenrechten zu reden weiß und diese Menschenrechte und Menschenwürde an Millionen und Millionen missachtet und mit Füßen tritt, nur weil sie über dem Meere wohnen, eine andere Hautfarbe haben, sich nicht helfen können; diese Kultur, die nicht weiß, wie hohl und erbärmlich, wie phrasenhaft und gemein sie vor denjenigen steht, die ihr über die Meere nachgehen und sehen, was sie dort leistet, und die kein Recht hat, von Menschenwürde und Menschenrechten zu reden.«[26]

---

23 Zu den Plänen Abderhaldens, neben einer Internationalen Organisation auch eine »WEO« sowie eine Weltkulturorganisation (WCO) zu schaffen, siehe Frewer (2000), S. 221.

24 Mediziner aus Japan waren bei den Versammlungen ebenfalls nicht eingeladen. Bemerkenswert ist, dass auch amerikanische Ärzte sich zunächst nur als Beobachter (zwei Abgesandte der American Medical Association/AMA) beteiligten.

25 Albert Schweitzer (1875-1965) erhielt den Friedensnobelpreis im Oktober 1953 rückwirkend für das Jahr 1952 zuerkannt; den Preis entgegengenommen hat er erst im November 1954 in Oslo.

26 Predigt zum Missionsfest, vgl. Schweitzer (1986) sowie siehe auch Günzler et al. (1990).

Er hatte nicht nur die Ausbeutung angeprangert, sondern konkrete praktische Hilfe – auch durch die Medizin – eingefordert:

»An was denken unsere Staaten, wenn sie den Blick übers Meer richten? ... was sie aus dem Lande ziehen können, immer zu ihrem Vorteil. Wo sind die Arbeiter, die Handwerker, die Lehrer, die Gelehrten, die Ärzte, die in diese Länder ziehen? Macht unsere Gesellschaft eine Anstrengung in dieser Hinsicht? Nichts.«

Schweitzer hatte auch mit Emil Aberhalden einen Kontakt. Dieser war ab 1931 Präsident der ältesten Wissenschaftsakademie der Welt (»Leopoldina«) und engagierte sich bereits seit Beginn der Weimarer Republik auf dem Gebiet der Medizinethik: Er wurde Vorsitzender des »Deutschen Ärzte- und Volksbundes für Sexual- und Gesellschaftsethik« und dann auch Alleinherausgeber des von 1926 bis 1938 unter dem Titel »Ethik« erscheinenden Periodikums. Dort wurde insbesondere zu moralischen Fragen der Medizin mit den Schwerpunkten Sexual- und Sozialethik publiziert. Der aus dem Kanton St. Gallen stammende Abderhalden setzte sich mit großer Tatkraft für Aspekte des Gemeinwohls ein, begrüßte aber auch 1933 die Machtübernahme der Nationalsozialisten und vertrat auf den »Volkskörper« bezogene Maximen für die Ethik.[27]

Mitte der 1930er Jahre gab es einen brieflichen Kontakt zwischen der Ikone des ärztlichen Humanismus und dem Herausgeber der Zeitschrift »Ethik«. Schweitzer antwortete dabei 1935 auf eine Anfrage von Abderhalden wegen eines Artikels mit folgendem Brief:

»Lieber Herr Professor

Tausend Dank für Ihre so freundliche Aufforderung. Zur Zeit Beitrag unmöglich. Bin im Begriff mich wieder nach Afrika einzuschiffen. Einkäufe, Einpacken, Ordnung in die Dinge bringen. Aber so vom Sommer ab, arbeite ich (für meine Vorlesungen in Edinburgh) wieder in Ethik.«[28]

Neben der ab 1913 in Afrika begonnenen Aufbauarbeit fand Schweitzer zwar immer wieder Zeit für Vortragsreisen und die Ausarbeitung von Werken zu den Grundlagen von Kultur und Ethik, das Zeitbudget war jedoch immer sehr knapp und die Logistik zu planen, wie auch diesem Brief weiter zu entnehmen ist:

»Lässt sich dann ein Abschnitt so gestalten, dass er für die Zeitschrift passt, so tue ich es gern. Nur versprechen kann ich es nicht. Mich bitte so im August mahnen mit Karte nach *Gunsbach* geschickt. Dort ist meine ›Centrale‹ für meine Korrespondenz.«

---

27 »Gemeinnutz geht vor Eigennutz«, »Eugenik ist höchste Ethik« etc., siehe die Dokumente im Nachlass Abderhaldens sowie insbesondere Frewer (2000).

28 Brief von Albert Schweitzer an Emil Abderhalden vom 26.01.1935, HAL EA 61/133.

Für den Herausgeber der weltweit ersten und einzigen, überwiegend von Ärzten, aber auch durch Theologen und Pädagogen getragenen Fachzeitschrift zur Medizinethik fand er dabei Mitte der 1930er Jahre noch lobende Worte:

> »Ich bewundere Sie, dass Sie die Arbeit (und die Sorge) für die Zeitschrift ›Ethik‹ tragen und wünsche Ihnen bestes Gelingen.
>
> Herzlichst Ihr ergebener Albert Schweitzer«

Die Schriften des Theologen, Musikers und vorbildlichen Arztes wurden in der »Ethik« zwar rezensiert[29] und ihr Autor etwa zum 60. Geburtstag gewürdigt, ein eigener Artikel von Schweitzer zur Medizinethik kam jedoch nicht mehr zustande. Die Entwicklung der Zeitschrift »Ethik« während der 1930er Jahre steht dabei symptomatisch für die »schiefe Ebene« der Diskussionen im NS-Staat: Es gab eine gewisse Zensur durch die Behörden, aber vorwiegend die problematischen kollektivethischen Theorieansätze der Autoren führten zu biologistischen Moralkonzepten, die legitimierten und hoffähig machten, was später durch die mörderische Diktatur des Hitler-Systems radikal umgesetzt wurde. Manche Kollegen und frühere Mitarbeiter Abderhaldens sahen den schleichenden und gefährlichen Abstieg in der Moraltheorie voraus und kritisierten die sukzessive Wandlung der politischen Richtung von Zeitschrift und Herausgeber. So schrieb das ehemalige Vorstandsmitglied im Ethikbund, der auch in der Philosophie und Jurisprudenz promovierte Arzt Albert Niedermeyer,[30] im November 1937 an den Hallenser Geheimrat Abderhalden:

> »Wenn man die Zeitschrift ›Ethik‹ früher gekannt hat, so konnte man nur mit tiefstem Bedauern verfolgen, wie weit Sie in den letzten Jahren von dem abgewichen sind, was Sie früher vertreten haben.«[31]

Die Einschätzung Niedermeyers – einer der wenigen und wichtigen NS-kritischen Persönlichkeiten, der in religiöser Verankerung ein ethisches Fundament fand – ist retrospektiv auch pars pro toto für den medizinethischen Diskurs zu nehmen. Paradigmatisch wie auch symbolisch waren die Geschehnisse um Abderhalden und Niedermeyer zehn Jahre vor 1948: Der

---

29 Abderhalden fragte wegen des eingangs zitierten Werkes »Aus meinem Leben und Denken« von Schweitzer den Meiner Verlag sogar mehrfach an: Felix Meiner schrieb am 23.01.1935: »Selbstverständlich stelle ich Ihnen gerne ein Exemplar von ›Albert Schweitzer. Aus meinem Leben und Denken‹ zur Anzeige in der ›Ethik‹ zur Verfügung. Ich möchte Sie nur darauf aufmerksam machen, dass Sie das Buch bereits in der März/April-Nummer des Jahres 1932 auf 1 ½ Spalten gewürdigt haben, damit Sie sich in der neuen Besprechung nicht wiederholen. […]«. Vgl. HAL EA 61.

30 Zur Vita und den medizinethischen Konzepten von Dr. mult. Albert Niedermeyer (1888–1957) siehe Eben/Frewer (2001).

31 Brief von Albert Niedermeyer an Emil Abderhalden vom 06.11.1937, HAL EA 245.

Frauenarzt Niedermeyer wurde wegen seiner kritischen Position zur NS-Ideologie in Wien inhaftiert und nach Österreichs »Anschluss« an »Großdeutschland« 1938 ins Konzentrationslager Sachsenhausen-Oranienburg verbracht.[32] In diesem Jahr der Einstellung der Zeitschrift »Ethik« wurde Niedermeyer von der Gestapo mit dem Zug durch Abderhaldens Heimatstadt Halle transportiert. Dort hatten die beiden ein weiteres Jahrzehnt zuvor noch eine gemeinsame Vorstandssitzung des »Ethikbundes« geleitet – deutlicher könnten die auseinander gehenden Wege der Ethiker im »Dritten Reich« nicht illustriert werden. In seiner Autobiographie schrieb Niedermeyer:

> »Die letzte Etappe vor Berlin war Halle. Hier mußte ich an Prof. Abderhalden denken, den ich hier manches Mal besucht hatte. Was würde er sagen, wenn er mich auf diesem Verbrechertransport sähe […].«[33]

Verbrecher waren aber nicht Niedermeyer und andere aufrechte Persönlichkeiten, die sich gegen das Nazi-System wendeten, sondern die Gesundheitspolitiker der »Neuen Deutschen Heilkunde« des NS-Staates wie Leonardo Conti oder Karl Brandt, die Eugenik und »Euthanasie« umsetzten.[34] Interessanterweise war gerade der Begleitarzt Hitlers und mächtigste Mann im NS-Gesundheitswesen der Kriegszeit, der junge Berliner Chirurg Karl Brandt (1904-1947), ein Verehrer von Albert Schweitzer. Der ebenfalls aus dem Elsass stammende Brandt hatte sich sogar überlegt, dem praktischen Anwalt des Menschenrechts auf Gesundheit nach Lambarene zu folgen:

> »Around, 1932, Brandt toyed with the idea of going to Africa to help those in need. […] He wanted to be a man of action who would not shy away from hard work and personal sacrifice. What better than follow the charismatic Albert Schweitzer to Lambarene in Africa […] and to support his missionary work.«[35]

Zwischen den verschiedenen Persönlichkeiten, die für die theoretische wie praktische Medizinethik eine besondere Rolle spielen sollten, gab es auf diese Weise ganz spezifische Beziehungen.

Den oben zitierten Brief an Abderhalden hatte Schweitzer noch mit einem Nachsatz ergänzt:

> »Verzeihen Sie die Schrift. Ich muss Bahnfahrten für meine Korrespondenz ausnützen. Hoffentlich habe ich einmal [die] Freude[,] mit Ihnen zusammenzukommen.«[36]

Albert Schweitzer traf Abderhalden nicht mehr, sein Weg ging zur praktischen Hilfe nach Afrika – und in der Zeitschrift »Ethik« hat er auch nicht

---

32 Veröffentlichungen Niedermeyers gegen das Sterilisationsgesetz hätten »Pläne des Führers sabotiert«, siehe Eben/Frewer (2001), S. 252.

33 Vgl. Niedermeyer (1956), S. 416.

34 Siehe zu weiteren Hintergründen etwa Frewer/Neumann (2001) und Süß (2003).

35 Vgl. Schmidt (2007), S. 42.

36 Brief von Albert Schweitzer an Emil Abderhalden vom 26.01.1935, HAL EA 61/133.

mehr publiziert. Ob er später absichtlich und aus politischen Gründen das Angebot Abderhaldens, in der »Ethik« in Deutschland zu veröffentlichen, ausgeschlagen hat, lässt sich nicht mehr verifizieren. Bereits 1932 warnte er jedoch in einem Vortrag zum 100. Todestag Goethes vor dem drohenden Nationalsozialismus.[37]

Nicht nur in Bezug auf Niedermeyer ist das Thema »Bahnfahrt« von metaphorischer Bedeutung, auch für Abderhalden lassen sich dabei ernste Entwicklungen charakterisieren, die ein Spannungsfeld zwischen humanitärer Hilfe und persönlichen Vorurteilen kennzeichnen: Im Rahmen der Verschickung jüdischer Kinder zur Erholung in die Schweiz hatte es bereits nach dem Ersten Weltkrieg Probleme gegeben, die auf den späteren Antisemitismus verweisen. Abderhalden schrieb 1938:

> »Ich bin vielleicht der einzige in Deutschland Lebende, gegen den Rabbiner einen ›Hirtenbrief‹ losgelassen haben. Es wurde seiner Zeit eine geheime Botschaft gegen mich in einem Eisenbahnzug in der Schweiz gefunden. Darin war ich als Judenfeind gebrandmarkt. Ich hatte in dieser Angelegenheit auch eine sehr scharfe Auseinandersetzung mit einem Rabbiner in Basel. Verursacht war die ganze Sache dadurch, daß ich mich bei der Kinderentsendung nach der Schweiz weigerte, den Kindern von israelitischen Organisationen ein Vorrecht zu bewilligen. Ich verlangte, daß auch die israelitischen Kinder ärztlich ausgesucht werden müßten (durch beamtete Ärzte).«[38]

Dieser Passus klingt noch recht neutral, aber der Brief führte weiter aus:

> »Ferner verlangte ich den Nachweis, daß in der Schweiz israel.[itische] Heime oder Pflegeeltern isr.[aelitische] Kinder eingeladen hatten. Das erregte den Zorn der maßgebenden Kreise, und so kam ich auf den Index.«

Befremden löst die spätere Bezugnahme auf eine »humoristische Erinnerung« eines ähnlichen Briefes aus; der Duktus der Schreiben legt nahe, dass sich Abderhalden als »einziger in Deutschland von einem Rabbiner mit einem Hirtenbrief Verfolgter« 1938 gar nicht unwohl fühlte und das auch deutlich zum Ausdruck brachte. Dies sei nur als ein kleines Indiz am Beispiel des

---

37 Rede Schweitzers in Frankfurt am Main (1932). Siehe Schweitzer (1999).
38 In einem weiteren Brief variierte Aberhalden: »Es passieren immer wieder Dinge, die Lachen in die Einsamkeit tragen! [sic] So wurde ich kürzlich wieder daran erinnert, daß ich wohl der einzige in Deutschland Lebende bin, gegen den ein Rabbiner einen ›Hirtenbrief‹ losgelassen hat. Eine Abschrift dieses weit verbreiteten Briefes wurde in einem Eisenbahnabteil in Basel gefunden (so 1923 herum). Ich bin darin als ein entsetzlicher Antisemit angeprangert. Warum? Ich hatte mich geweigert, jued.[ische] Kinder nach der Schweiz zu entsenden, es sei denn, daß jued.[ische] Pflegeeltern solche anforderten oder jued.[ische] Heime gemietet wurden. Ferner verlangte ich den Nachweis der Erholungsbedürftigkeit durch einen beamteten Arzt. Das führte zu heftigen Hetzen gegen mich!« – Von einer Vorurteilslosigkeit kann man hier in Bezug auf religiöse Toleranz nicht mehr sprechen. Siehe Frewer (2000), Kap. VII, 3.

»Ethikers« illustriert, um die lange Vorgeschichte der »schiefen Bahn« wie auch die schleichende Entwicklung bereits vor der NS-Zeit und in Bezug auf die Eliten des Deutschen Reichs anzudeuten.

Die Entwicklungen im verbrecherischen NS-Staat und »mörderische Medizintheorien« nahmen ihren Lauf mit der eugenischen Zwangssterilisierung von Hunderttausenden, der Ermordung von über 200.000 Menschen im Rahmen der sogenannten »Euthanasie« und den kriminellen Humanexperimenten – dass Aberderhalden Sympathie für den »Gnadentod« hatte und letztlich sogar in KZ-Forschung involviert war, sind nur weitere persönliche Verdichtungen eines sich zunehmend in die NS-Politik verstrickenden Wissenschaftlers. Krieg und Genozid machte nicht wenige Ärzte und die Medizin als Fachgebiet zu Mittätern. Die 23 Angeklagten im Nürnberger Ärzteprozess waren letztlich nur die Spitze eines Eisberges mit hohem Anteil der Ärzteschaft unter den Partei- bzw. SS-Mitgliedern, auch wenn das Vorwort der ersten Ausgabe der Dokumentation zum Nürnberger Ärzteprozess anschließend an die Danksagung[39] die folgende Passage verzeichnete:

> »Möge das Ergebnis ihrer Arbeit dazu beitragen, die Gesinnung reiner Menschlichkeit und wahren Arzttums zu befestigen, die Befolgung des geschriebenen und ungeschriebenen ärztlichen Sittengesetzes zu verbürgen und durch ein soziales und sittlich unantastbares berufliches und außerberufliches Verfahren aller deutschen Ärzte die schwere Schuld einzelner entarteter Glieder ihres Standes zu tilgen.«[40]

Im Kontext des Internationalen Militärtribunals der Alliierten gegen die Hauptkriegsverbrecher wurden dann in der Folge immer mehr Details offen gelegt von unmenschlichen Handlungen, bei denen Hitlers Mediziner eine führende Rolle spielten. Dies war ein Grund, weshalb aus Sicht der Anklagebehörde ein gesondertes Verfahren gegen diese Berufsgruppe durchgeführt werden sollte. Relativ schnell nach Kriegsende wurde im Rahmen des ersten von zwölf Nachfolgeprozessen Anklage gegen 19 Ärzte, eine Ärztin sowie drei weitere Täter aus dem Medizinalapparat erhoben. Hierbei war die USA nun allein verantwortlich, da sich die Koalition der Alliierten bereits aufzulösen begann.

Insgesamt gab es im Nürnberger Ärzteprozess – »United States vs. Karl Brandt[41] et al.« – sieben Todesurteile, sieben Freisprüche und neun Haftstrafen. Die Täter wurden aber meist nach wenigen Jahren wieder entlassen, so

---

39 »Den Mitgliedern der Kommission, insbesondere den Herren Privatdozenten Dr. Alexander Mitscherlich und Fred Mielke, Heidelberg, gebührt der Dank der Ärzteschaft für die objektive, gewissenhafte und verdienstvolle Erfüllung ihrer Aufgabe«. – Andere »Kollegen« sahen in Mitscherlich und Mielke eher »Nestbeschmutzer«.

40 Oelemann in Mitscherlich/Mielke (1947), Vorwort.

41 Hauptangeklagter war Hitlers Begleitarzt Karl Brandt, siehe Schmidt (2007) und (2008).

dass ab 1956 – symptomatisch für die schwierige Aufarbeitung der NS-Geschichte und die »Unfähigkeit zu trauern«[42] – alle Inhaftierten wieder auf freiem Fuße waren.

Für die Medizin wurde der *Nuremberg Code of Medical Ethics*, zehn Punkte aus dem Urteilstext des Ärzteprozesses, zum wichtigsten internationalen Dokument der Ethik in der frühen Nachkriegszeit. Mit dem ersten und zentralen Punkt – *The voluntary consent of the human subject is absolutely essential* – wurde nicht nur für die Legitimität von Forschung eine klare moralische Grenze gezogen, sondern auch die Grundlage der Arzt-Patient-Beziehung nochmals verdeutlicht.

4. Vom Bad Nauheimer Gelöbnis zum »neuen hippokratischen Eid« in Genf

Noch vor Abschluss des Ärzteprozesses in Nürnberg, aber in direktem Bezug zu den Verbrechen der NS-Medizin, verabschiedeten Delegierte der Ärztekammern in Westdeutschland auf einer Bad Nauheimer Tagung im Juni 1947 ein ärztliches Gelöbnis.[43] Dieser, als *Bad Nauheimer Gelöbnis* in die Geschichte der Standesethik eingegangene Text sollte zur Vertiefung der ethischen Grundlagen am Anfang der geplanten ärztlichen »Berufsordnung«[44] stehen. Im Vergleich zur religiösen Bezugnahme des hippokratischen Eides begann das *Nauheimer Gelöbnis* säkular:

> »Ich gelobe, daß ich den Beruf des Arztes als Dienst am Menschen und seiner Gesundheit ausüben, meine ärztlichen Pflichten gewissenhaft erfüllen und in meiner Heiltätigkeit den eigenen Vorteil dem Wohle der Kranken unterordnen werde.«

Die Wichtigkeit der Tradition des Arztberufs folgte direkt anschließend, sogar noch vor der Bezugnahme auf ethische Grundwerte wie die Menschlichkeit:

> »Ich werde allezeit für die Freiheit meines ärztlichen Wirkens eintreten und als Richtschnur für mein Handeln keine anderen Gesetze anerkennen als die der Menschlichkeit, der Nächstenliebe und der selbstlosen Hilfsbereitschaft.«

Zentrale Instanz zur Werteprüfung sollte das Gewissen des Arztes sein:

> »Ich werde mich keinem anderen Zwange als dem meines ärztlichen Gewissens unterwerfen und die Gebote der ärztlichen Sitte und der Berufsordnung und die Regeln und Erfahrungen meiner Kunst beachten.«

---

42   Vgl. Mitscherlich/Mitscherlich (1967).
43   Die Konferenz fand am 14. und 15. Juni 1947 statt. Siehe auch die Notiz im Südwestdeutschen Ärzteblatt, Heft 7/9 (1947), S. 56.
44   Vormals: Standesordnung.

Die Bezugnahmen auf ärztliche Lehrer knüpften ebenfalls an das Traditions-
bewusstsein des hippokratischen Eides an, Passagen zur Forschung (»Diener
der Wissenschaft und der Wahrheit«) waren hingegen neu.

Einige Zeilen muten an, als wären Konzepte der »Ehrfurcht vor dem
Leben« im Sinne der Ethik Albert Schweitzers das Vorbild gewesen:

> »In Ehrfurcht vor dem schöpferischen Walten in der Natur und im Vertrauen auf
> ihre mir oft verborgenen Kräfte werde ich alles menschliche Leben bewahren
> und in seinen natürlichen Ablauf auch nach dem Wunsche des Kranken nicht
> zerstörend eingreifen, das keimende Leben schützen und behüten und die Fort-
> pflanzungsfähigkeit niemals ohne zwingende Grunde zerstören.«

Neben dem hier explizit genannten Schutz am Lebensbeginn sowie dem
offensichtlichen Bezug zur Zwangssterilisation war aber interessanterweise
ein analoger Passus zum Lebensende und ein »Verbot der Sterbehilfe« – bzw.
korrekter: der »Tötung auf Verlangen« – wie sie Inhalt des hippokratischen
Eides war,[45] nicht mehr vorhanden. Dies lässt doch nach den unmittelbar
vorangegangenen Krankenmorden im Rahmen der sogenannten »Euthanasie«
aufhorchen.[46] Ob die Unmenschlichkeit und die Rechtslosigkeit des »Gnaden-
tods« im NS-System ausreichend reflektiert wurde, muss offen bleiben.

Die Aufklärung des Kranken – als *informed consent* Kernpunkt des
Nürnberger Kodex und der modernen Medizinethik – wird auch im Nauhei-
mer Text genannt, interessanterweise ergänzt um einen eher paternalistischen
Zusatz zum Wohl des Patienten und mit einem Bezug zur Forschungsethik:

> »Gegen seinen Willen und auch nicht mit seinem Einverständnis werde ich we-
> der am gesunden noch am kranken Menschen Mittel oder Verfahren anwenden
> oder erproben, die ihm an Leib, Seele oder Leben schaden oder Nachteil zufü-
> gen könnten.«

Maximen in Bezug auf Schweigepflicht und Berufsgeheimnis knüpften ebenfalls an das bereits im sogenannten *Eid des Hippokrates* formulierte Gedankengut an.

Mit einem nicht unerheblichen Pathos wurden wiederholt Werte für das
ärztliche Ethos beschworen – »so werde ich in allem den Idealen wahren
Arzttums und reiner Menschlichkeit nachleben« – auch wenn manche Begriffe wie das »Arzttum« nur wenige Jahre zuvor erheblichen ideologischen Ver-
werfungen ausgesetzt waren: Sogar Medizinhistoriker hatten sich im NS-
Staat der Ethik des Volkskörpers und »Ewigem Arzttum« verpflichtet gese-

---

45 Der entsprechende Passus des antiken Eides lautet: »Ich werde niemand, auch
    nicht auf seine Bitte hin, ein tödliches Gift verabreichen oder auch nur dazu ra-
    ten.« Siehe Edelstein (1969), Siefert (1973), Deichgräber (1983), Diller (1994)
    oder auch Schubert (2005). Interessant ist auch die zeitgleiche relative Apologe-
    tik bei Viktor von Weizsäcker, siehe oben und Weizsäcker (1947) bzw. (1987).
46 Vgl. insbesondere Frewer/Eickhoff (2000).

hen sowie das Ethos des Mediziners in Richtung der Ausmerzung interpretiert.[47]

Weggelassen wurde im Bad Nauheimer Text nicht nur die Bezugnahme auf die göttliche Instanz am Beginn und am Ende des Gelöbnisses, sondern auch die »Strafandrohung« bei Übertretungen, denn im antiken Text hatte es noch geheißen:

> »Wenn ich nun diesen Eid erfülle und nicht verletze, möge mir im Leben und in der Kunst Erfolg zuteil werden und Ruhm bei allen Menschen bis in ewige Zeiten; wenn ich ihn übertrete und meineidig werde, das Gegenteil.«[48]

Das *Bad Nauheimer Gelöbnis* sollte jedoch sehr schnell durch die internationale Entwicklung überholt werden. Bei den ersten Sitzungen des Weltärztebundes wurde besonderes Augenmerk auf einen Neubeginn und das Unterstreichen ärztlicher Werte gelenkt. Bei einem Treffen in der Schweiz wurde eine Neuformulierung eines verbindlichen Eidestextes versucht: Das entstandene Genfer Dokument sah sich dabei eindeutig als Neufassung der hippokratischen Verpflichtung, es galt als *Serment d'Hippocrate, Formule de Geneve*. Vom antiken Vorbild wollten sich die Gründerväter des Weltärztebundes gleichwohl auch klar abheben. Der klassische Text sei

> »obviously developed for physicians of Greece in the period of the School of Hippocrates [...] and not especially suited to such conditions as prevail today«[49]

– wie es ein Delegierter der WMA deutlich ausdrückte.

Die internationale Ärztegemeinschaft einigte sich schließlich auf den folgenden Text für das *Genfer Gelöbnis*:

> »Bei meiner Aufnahme in den ärztlichen Berufsstand gelobe ich feierlich, mein Leben in den Dienst der Menschlichkeit zu stellen. Ich werde meinen Beruf mit Gewissenhaftigkeit und Würde ausüben. Die Erhaltung und Wiederherstellung der Gesundheit meiner Patienten soll oberstes Gebot meines Handelns sein. Ich werde alle mir anvertrauten Geheimnisse auch über den Tod des Patienten hinaus wahren.«

Erst etwas später folgte der Passus zum Hochhalten der ärztlichen Standestradition, und direkt anschließend bezog man sich auf die kurz zuvor vorhandenen Probleme der Medizin ohne Menschlichkeit:

> »Ich werde mit allen meinen Kräften die Ehre und die edle Überlieferung des ärztlichen Berufes aufrechterhalten und bei der Ausübung meiner ärztlichen Pflichten keinen Unterschied machen weder nach Religion, Nationalität, Rasse noch nach Parteizugehörigkeit oder sozialer Stellung.«

---

47 Siehe Frewer/Bruns (2004).
48 Letzter Satz des hippokratischen Eides, der sich zu Beginn auf Apollon, Asklepios und weitere Götter bezieht.
49 Vgl. dazu Lederer (2007), S. 94f.

Gerade diese fehlende Vorurteilslosigkeit und Neutralität war das Kernproblem der totalitären Systeme und punctum saliens der Moraltheorie wie auch der Menschenrechte.

Für die medizinethischen Kernbereiche des Lebensschutzes fand man im Gelöbnis von Genf nach längeren Kontroversen um die Legitimität von Abtreibung in Einzelfällen folgende Formulierung:

> »Ich werde jedem Menschenleben von der Empfängnis an Ehrfurcht entgegenbringen und selbst unter Bedrohung meine ärztliche Kunst nicht in Widerspruch zu den Geboten der Menschlichkeit anwenden. Ich werde meinen Lehrern und Kollegen die schuldige Achtung erweisen.«

Verallgemeinernd werden Beginn und Ende menschlichen Daseins zusammengeführt unter der Klammer der generellen »Ehrfurcht«.

Besonders markant ist eine – nur scheinbar – geringfügige Änderung, die der Genfer Text in der deutschen Übersetzung erfuhr. Im französischen Text hatte es am Ende noch *»Je fais ces promesses solennellement, librement et sur l'honneur«* geheißen, im englischen analog *»I make these promises solemnly, freely and upon my honour.«* Die übersetzte Version bringt nach der Verabschiedung durch den Deutschen Ärztetag bis zur Gegenwart: »Dies alles verspreche ich feierlich auf meine Ehre.« Ein Wort war weggefallen: *librement* bzw. *freely.*

Auch wenn ein »Eid« bzw. ein »Gelöbnis« seinem Grundcharakter nach per se nur freiwillig und ohne jeden Zwang formuliert werden kann, fehlt bis heute dieser Passus im deutschen Text.

Der 53. Deutsche Ärztetag verabschiedete 1950 noch eine neue Berufs- bzw. Facharztordnung und beseitigte weitere NS-Aspekte, wie sie etwa noch in Bezug auf Grenzen der Schweigepflicht gegolten hatte.[50] Das Genfer, nicht das Bad Nauheimer Gelöbnis wurde 1951 Teil der Berufsordnung – dies war die Voraussetzung für den Wiedereintritt in die internationale Ärztegemeinschaft der WMA.[51] Als Präambel wurde der »neue hippokratische Eid« verpflichtender Teil des Bekenntnisses für jeden deutschen Arzt. Aus den Westdeutschen Ärztekammern entwickelte sich 1955 die Bundesärztekammer als übergeordnete Arbeitsgemeinschaft; auch wenn die föderale Struktur der Ärztekammern grundsätzlich nicht verändert werden durfte, sind die Berufsordnungen durch eine Musterfassung in den verschiedenen Bundesländern weitgehend einheitlich. Das Dokument von Genf war in der Folgezeit auf

---

50 Siehe hierzu etwa Gerst (2004) und Jütte (1997).

51 Die Repräsentanten der WMA Knutson (Schweden) und Leuch (Schweiz) trafen sich 1950 mit den deutschen Vertretern Neuffer und Dobler. Eines der Probleme auf dem Weg zur Rehabilitierung der deutschen Ärzte waren belastete Standesvertreter wie Karl Haedenkamp, siehe auch Lederer (2007) und Frewer (2007).

internationaler Ebene wiederholt Gegenstand von Diskussionen, aber wurde nur geringfügig novelliert.[52]

5. Schlussüberlegungen: Zur Entwicklung der Medizinethik

Nach den grausamen Medizinverbrechen während der 1930er und 40er Jahre in Deutschland, aber etwa auch durch Japaner in China, sollte der traditionsreiche *Eid des Hippokrates* in einer zeitgemäßeren Fassung des *Genfer Gelöbnisses* erneuert und wiederbelebt werden.[53]

Religiöse Bezüge wollte man ebenso vermeiden wie die zeitgebundenen Aspekte des hippokratischen Textes etwa in Bezug auf den Blasensteinschnitt oder antike Sklavenärzte. Mit dem *Genfer Gelöbnis* verpflichtete sich der Arzt, sich in seiner berufsmäßigen Verantwortung für das Wohlergehen des Patienten weder von dessen Nationalität, Rasse, politischer Überzeugung oder sozialem Status beeinflussen zu lassen. Diese Werte wurden auch durch die Allgemeine Erklärung der Menschenrechte hervorgehoben. Bei der Entwicklung der Kodizes zu Ethik und Recht in der internationalen Staatengemeinschaft spielten die historischen Ereignisse im Rahmen der Medizin eine besondere Rolle.

Albert Schweitzer hatte 1931 viele Krisensymptome seiner Zeit diagnostiziert und gegen die Aushöhlung der Menschenrechte »Vertrauen in das vernunftmäßige Denken« gesetzt.[54] Die Autorität der Wissenschaftler war durch die Beteiligung an Verbrechen wie in Auschwitz oder bei der Atombombe jedoch nachhaltig erschüttert. Gerade die »rein-wissenschaftliche Vernunft« war äußerst fragwürdig geworden. Forscher und Wissenschaftler hatten die menschenverachtenden Konzepte von Eugenik und »Euthanasie« entwickelt und sich in vielen Bereichen des Gesundheitswesens willfährig für unmoralische Ziele des Staates einspannen lassen. Die zahlreichen Kodizes zur Stützung der Ethik zeigen im Umkehrschluss nur die Notwendigkeit standesethischer Vergewisserung und die Infragestellung grundlegender

---

52 Verabschiedet wurde das Genfer Gelöbnis im September 1948 in der Schweiz, ergänzt im Rahmen der 22. »World Medical Assembly« in Sydney (Australien) im August 1968 und bei der 35. Weltärzteversammlung in Venedig (Italien) im Oktober 1983. Des Weiteren ergänzt bei der 46. WMA »General Assembly« in Stockholm (Schweden) im September 1994 und nochmals editorisch überarbeitet während der 170. »Council Session« in Divonne-les-Bains (Frankreich) im Mai 2005 und der 173. »Council Session« im Mai 2006, ebenfalls in Divonne-les-Bains.

53 Mittlerweile gibt es den Text des Genfer Gelöbnisses auch als »Wandschmuck« für Wartezimmer, siehe Jachertz (2007). Ob der Text reines »Dekor« bleibt oder gelebter Inhalt wird, ist eine praktische Herausforderung an den Arztberuf.

54 Schweitzer (1931/1954). Ungekürzte Ausgabe in der Auflage 101.–150. Tausend. Vgl. Fußnote 1.

Werte. Einzig das vorbildliche Beispiel für gelebte Humanität konnte nachhaltig überzeugen.

In der Dankesrede für den Friedensnobelpreis versuchte Schweitzer auch in Bezug auf die deutsche Geschichte zu differenzieren und warnte davor, alle Verbrechen nur ›dem Nationalsozialismus‹ oder ›den Deutschen‹ anzulasten. Er wandte sich auch dagegen, die verübten Verbrechen als ›einzigartig‹ hinzustellen, jede Art von massiver Gewalt sei zu allen Zeiten und bei allen Völkern gleichermaßen zu verurteilen.

Die Auswirkungen des »Dritten Reichs« und des Weltkriegs auf Medizin, Ethik und Wertevorstellungen machten in historischer Perspektive die Verabschiedung von völkerrechtlich verbindlichen Deklarationen notwendig: Die *Allgemeine Erklärung der Menschenrechte* der Vereinten Nationen im Jahre 1948 hat das deutsche Grundgesetz und die Europäische Menschenrechtskonvention beeinflusst. Einer der Ankläger in Nürnberg, der Experte für internationales Recht Benjamin B. Ferenz, brachte es auf die Formel: »Der wirkliche Souverän des Völkerrechtes [...] ist der Mensch. Nur um seinen Schutz kann es gehen.«[55] Die Idee des »Weltbürgerrechts« seit Kant ist bis in die Gegenwart weiterhin Vision wie auch Ziel – und gerade in der Humanmedizin mit vulnerablen Patientengruppen von besonderer Bedeutung.

---

55 Artikel »Wir brauchen ein zentrales Strafgericht«, Der Spiegel, Nr. 27 (2001), S. 147–150, hier: S. 150.

Literatur

Abderhalden, E. (1947): Gedanken eines Biologen zur Schaffung einer Völkergemeinschaft und eines dauerhaften Friedens. Zürich.

Bergdolt, Kl. (2004): Das Gewissen der Medizin. Ärztliche Moral von der Antike bis heute. München.

Böhme, G. (2008): Den Fall Viktor von Weizsäcker ernst nehmen – Zur Topik der Bioethik. In: Böhme et al. (2008), S. 102–119.

Böhme, G./LaFleur, W./Shimazono, S. (Hrsg.) (2008): Fragwürdige Medizin. Unmoralische Forschung in Deutschland, Japan und den USA im 20. Jahrhundert. Frankfurt a.M., New York.

Breitner, B. (1948): Ärztliche Ethik. Drei Vorträge gehalten in der Internationalen Hochschulwoche in Salzburg, 25.–27. August 1947. Innsbruck.

Bruns, F. (2007): Medizin und Ethik im Nationalsozialismus. Entwicklungen und Protagonisten in Berlin (1939–1945). Diss. med., Hannover.

Bruns, F./Frewer, A. (2005): Fachgeschichte als Politikum: Medizinhistoriker in Berlin und Graz in Diensten des NS-Staates. MedGG. Jahrbuch des Instituts für Geschichte der Medizin der Robert Bosch Stiftung. Stuttgart, S. 151–180.

Bruns, F./Frewer, A. (2008): Systematische Erosion des Gewissens. Neuere Forschung zu Medizingeschichte und Ethik im Zweiten Weltkrieg. In: Gerhardt et al. (2008), S. 55–71.

Büchner, F. (1945): Der Eid des Hippokrates. Die Grundgesetze der ärztlichen Ethik. Öffentlicher Vortrag, gehalten in der Universität Freiburg i.Br. am 18. November 1941. Das christliche Deutschland 1933 bis 1945, Katholische Reihe, Heft 4. Freiburg i.Br.

Büchner, F. (1946): Das Menschenbild der modernen Medizin. Freiburg i.Br.

Büchner, F. (1947): Der Eid des Hippokrates. Die Grundgesetze der ärztlichen Ethik. Freiburg i.Br.

Deichgräber, K. (1983): Der hippokratische Eid. Stuttgart.

Diller, H. (1994): Hippokrates. Ausgewählte Schriften. Stuttgart.

Dörner, K./Ebbinghaus, A./Linne, K. (Hrsg.) (1999): Der Nürnberger Ärzteprozeß 1946/47. Wortprotokolle, Anklage- und Verteidigungsmaterial, Quellen zum Umfeld. München.

Eben, A. K./Frewer, A. (2001): Philosophie, Medizin und Religion: Ärztliche Ethik in Leben und Werk von Albert Niedermeyer. In: Frewer/Neumann (2001), S. 248–276.

Edelstein, L. (1969): Der hippokratische Eid. Zürich, Stuttgart.

Frewer, A. (1998): Ethik in der Medizin von der Weimarer Republik zum Nationalsozialismus. Emil Abderhalden und die Zeitschrift »Ethik«, Diss. med. Berlin.

Frewer, A. (2000): Medizin und Moral in Weimarer Republik und Nationalsozialismus. Die Zeitschrift »Ethik« unter Emil Abderhalden. Frankfurt a.M., New York.

Frewer, A. (2007): History of Medicine and Ethics in Conflict. Research on National Socialism as a Moral Problem. In: Schmidt/Frewer, S. 255–282.

Frewer, A. (2008): Moralische Probleme medizinischer Forschung – Argumentationsprofile in der Zeitschrift »Ethik« und ihr Kontext. In: Böhme et al. (2008), S. 52–79.

Frewer, A./Bruns, F. (2004): »Ewiges Arzttum« oder »neue Medizinethik« 1939–1945? Hippokrates und Historiker im Dienst des Krieges. Medizinhistorisches Journal, Heft 3/4 (2004), S. 313–336.

Frewer, A./Eickhoff, C. (Hrsg.) (2000): »Euthanasie« und die aktuelle Sterbehilfe-Debatte. Die historischen Hintergründe medizinischer Ethik. Frankfurt a.M., New York.

Frewer, A./Neumann, J. N. (Hrsg.) (2001): Medizingeschichte und Medizinethik. Kontroversen und Begründungsansätze 1900–1950. Frankfurt a.M., New York.

Frewer, A. et al. (Hrsg.) (1999): Medizinverbrechen vor Gericht. Das Urteil im Nürnberger Ärzteprozeß gegen Karl Brandt und andere sowie aus dem Prozeß gegen Generalfeldmarschall Erhard Milch. Bearbeitet und kommentiert von U.-D. Oppitz. Mit einem Beitrag von Thure von Uexküll. Erlangen, Jena.

Gerhardt, M./Kolb, St. et al. (2008): Medizin und Gewissen. Zwischen Markt und Solidarität. Frankfurt a.M.

Gerst, Th. (1994): Der Auftrag der Ärztekammern an Alexander Mitscherlich zur Beobachtung und Dokumentation des Prozeßverlaufs. Deutsches Ärzteblatt 91 (1994), S. 1037–1046.

Gerst, Th. (2004): Ärztliche Standesorganisation und Standespolitik in Deutschland 1945–1955. Stuttgart.

Gruber, G. B. (1948): Arzt und Ethik. Berlin.

Gruber, G. B. (1952): Einführung in Geschichte und Geist der Medizin. 4., neu bearbeitete Auflage. Stuttgart.

Grün, B./Hofer, H.-G./Leven K.-H. (Hrsg.) (2002): Medizin und Nationalsozialismus. Die Freiburger Medizinische Fakultät und das Klinikum in der Weimarer Republik und im »Dritten Reich«. Frankfurt a.M. [u. a.].

Günzler, C./Gräßer, E./Christ, B./Eggebrecht, H. H. (Hrsg.) (1990): Albert Schweitzer heute. Brennpunkte seines Denkens. Beiträge zur Albert-Schweitzer-Forschung, Band 1. Tübingen.

Jachertz, N. (2007): Genfer Gelöbnis: Bekenntnis und Wandschmuck. Deutsches Ärzteblatt 104, 4 (2007), S. A-206/B-186/C-182.

Jütte, R. (Hrsg.) (1997): Geschichte der deutschen Ärzteschaft. Köln.

Klee, E. (1997): Auschwitz, die NS-Medizin und ihre Opfer. Frankfurt a.M.

Klee, E. (2001): Deutsche Medizin im Dritten Reich. Karrieren vor und nach 1945. Frankfurt a.M.

Kümmel, W. F. (2001): Geschichte, Staat und Ethik: Deutsche Medizinhistoriker 1933–1945 im Dienste »nationalpolitischer Erziehung«. In: Frewer/Neumann (2001), S. 167–203.

Lederer, S. E. (2007): Forschung ohne Grenzen: Die Ursprünge der Deklaration von Helsinki. In: Frewer/Schmidt (2007), S. 93–114.

Mattulat, M. (2007): Medizinethik in historischer Perspektive. Zum Wandel ärztlicher Moralkonzepte im Werk von Georg Benno Gruber (1884–1977). Stuttgart.

Mattulat, M./Frewer, A. (2006): Pathologie, Politik und Moral. Georg B. Gruber als Medizinethiker und die Zustimmung zur Sektion. Ethik in der Medizin 18, Heft 3 (2006), S. 238–250.

Mitscherlich, A./Mielke, F. (1947): Das Diktat der Menschenverachtung. Eine Dokumentation. Heidelberg.

Mitscherlich, A./Mielke, F. (1949): Wissenschaft ohne Menschlichkeit. Medizinische und eugenische Irrwege unter Diktatur, Bürokratie und Krieg, mit einem Vorwort der Arbeitsgemeinschaft der Westdeutschen Ärztekammern. Heidelberg.

Mitscherlich, A./Mielke, F. (1960): Medizin ohne Menschlichkeit. Dokumente des Nürnberger Ärzteprozesses. Frankfurt a.M.

Mitscherlich, A./Mitscherlich, M. (1967): Die Unfähigkeit zu trauern. Grundlagen kollektiven Verhaltens. München.

Niedermeyer, A. (1956): Wahn, Wissenschaft und Wahrheit. Lebenserinnerungen eines Arztes. Innsbruck [u. a.].

Peter, J. (1994): Der Nürnberger Ärzteprozeß im Spiegel seiner Aufarbeitung anhand der drei Dokumentensammlungen von A. Mitscherlich und F. Mielke. Frankfurt a.M.

Platen-Hallermund, A. von (1948): Die Tötung Geisteskranker in Deutschland. Frankfurt a.M.

Schmidt, U. (2007): Karl Brandt: The Nazi Doctor. Medicine and Power in the Third Reich. London, New York.

Schmidt, U. (2008): Hitlers Arzt Karl Brandt. Medizin und Macht im Dritten Reich. Berlin (in Vorbereitung).

Schmidt, U./Frewer, A. (Hrsg.) (2008): History and Theory of Human Experimentation. The Declaration of Helsinki and Modern Medical Ethics. Stuttgart.

Schmidt-Häuer, C. (2001): Wo die Welt zu ihrem Recht kommt. Die Zeit 32, S. 9–11.

Schubert, C. (2005): Der hippokratische Eid. Medizin und Ethik von der Antike bis heute. Darmstadt.

Schweitzer, A. (1931/1954): Aus meinem Leben und Denken. [Unveränderter Nachdruck]. Frankfurt a.M., Hamburg.

Schweitzer, A. (1986): Straßburger Predigten. München.

Schweitzer, A. (1999): Goethe. Vier Reden. Sonderausgabe des Albert-Schweitzer-Komitees e. V. Weimar.

Siefert, H. (1973): Der hippokratische Eid – und wir? Plädoyer für eine zeitgemäße ärztliche Ethik: Ein Auftrag an den Medizinhistoriker. Frankfurt a.M., Feuchtwangen.

Süß, W. (2003): Der »Volkskörper« im Krieg. Gesundheitspolitik, Gesundheitsverhältnisse und Krankenmord im nationalsozialistischen Deutschland 1939–1945. München.

Weizsäcker, V. von (1947): »Euthanasie« und Menschenversuche. Psyche 1 (1947), S. 68–l02.

Weizsäcker, V. von (1986–2005): Gesammelte Schriften, 10 Bände. Frankfurt a.M.

Weizsäcker, V. von (1987): »Euthanasie« und Menschenversuche. In: Gesammelte Schriften, Bd. 7. Frankfurt a.M., S. 91–134.

Wolff, U. (1981): Abschied von Hippokrates. Ärztliche Ethik zwischen hippokratischem Eid und Genfer Gelöbnis. Berlin.

Archivquellen

Ethik und Geschichte der Medizin (EGM), Abteilung am Universitätsklinikum Göttingen:

Nachlass Georg B. Gruber, Tagebuch »Diarium« 1952–1960.

Hallisches Archiv der Leopoldina (HAL), Halle a. d. Saale:

Nachlass Emil Abderhalden (EA)

Matrikelmappe Georg B. Gruber, MM 4764, Autobiographie von 1972.

Klaus Melf

Gesundheitspersonal als Akteure für Frieden und Menschenrechte

Krieg, Terror, Menschenrechtsverletzungen und andere Formen von Macht-missbrauch töten mehrere Millionen Menschen jedes Jahr. Weitaus mehr Menschen werden verletzt, verstümmelt, traumatisiert oder ihrer Entwick-lungschancen beraubt. Trotz der Tatsache, dass Machtmissbrauch eine bedeu-tende Todes- und Krankheitsursache ist, hat ärztliche Friedens- und Men-schenrechtsarbeit bisher wenig Aufmerksamkeit in Lehre, Forschung, und Praxis von Ärzteschaft und anderem Gesundheitspersonal erhalten.

Wer jedoch denkt, dass Friedens- und Menschenrechtsarbeit nur mit Verhandlungen und Diplomatie in Kriegsgebieten oder Diktaturen zu tun hat, der irrt. Die Begriffe »Frieden«, »Menschenrechte« und »Gesundheit« sind in vielfacher Weise verknüpft. Wenn sie ganzheitlich betrachtet werden, so überlappen sie deutlich.

Dieser Beitrag will verschiedene Formen und Ebenen von ärztlicher Friedens- und Menschenrechtsarbeit skizzieren, und den theoretischen Rah-men von Konzepten wie *Health as a Bridge to Peace* (WHO),[1] *Medical Pea-ce Work* (MPW)[2] oder *Health and Human Rights* (IFHHRO)[3] beleuchten. Es wird aufgezeigt, dass Friedens- und Menschenrechtsthemen im ärztlichen Alltag vielfach gegenwärtig sind, wenn auch unter anderem Namen.

1. Begriffsdefinitionen

Frieden ist nicht einfach die Abwesenheit von Krieg. Aber was ist Frieden dann? Es gibt dazu keine einstimmige Antwort, denn das Friedensverständnis unterliegt vielfach dem historischen, kulturellen und ideologischen Kontext. Friedenswissenschaftler haben in den letzten 50 Jahren Theorien und Kon-zepte entwickelt, um zu begreifen, was Frieden ist, und wie Frieden gestärkt werden kann. Es herrscht dabei kein Zweifel, dass Frieden mehr ist als die Abwesenheit von Krieg. So kann man zum Beispiel auch nicht von Frieden

---

1   Siehe www.who.int/hac/techguidance/hbp/en/.
2   Siehe www.medicalpeacework.org.
3   Siehe www.ifhhro.org.

sprechen, solange es Besetzung, Unterdrückung, Menschenrechtsverletz-ungen oder Terrordrohungen gibt.

Für sein ganzheitliches Friedenskonzept ist der norwegische Friedens-forscher Johan Galtung bekannt. Er nutzte Medizin und Gesundheitswissen-schaften als Quelle für Metaphern, um Friedenstheorien zu entwickeln.

Galtung macht deutlich, dass so, wie Krankheit das Gegenteil von Ge-sundheit ist, das Gegenteil von Frieden nicht Krieg, sondern Gewalt ist.[4] Und genau wie es viele verschiedene Formen von Krankheiten gibt, akute und chronische, so gibt es auch viele verschiedene Formen und Ebenen von Ge-walt. Krieg ist dabei eine Extremform von Gruppengewalt, vergleichbar mit einer tödlichen Epidemie in der Medizin. Im Versuch, Frieden ganzheitlich zu definieren, können wir mit einem negativistischen Ansatz beginnen.

2. Negativer Friede

Das zu Grunde liegende Paradigma dieses Konzeptes ist, dass es automatisch einen Friedensgewinn gibt, wenn das Gewaltniveau abnimmt (siehe Abb. 1). Galtung bezeichnet diesen Friedensgewinn als »negativen Frieden«; nicht im Sinne einer moralischen Abwertung, sondern weil dieser Frieden als die Abwesenheit von Gewalt definiert ist.

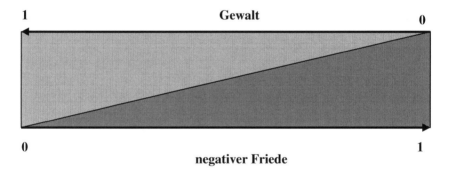

Abbildung 1: Friede wächst, wenn Gewalt abnimmt.

Wenn Frieden auf diese Weise definiert wird, ist es notwendig zu diskutieren, was wir mit dem Begriff »Gewalt« meinen. Gewalt hat etwas mit Macht-missbrauch zu tun, mit einer absichtlichen Handlung oder einer willentlichen Unterlassung einer Handlung. Die Weltgesundheitsorganisation (WHO) benutzt folgende Definition von Gewalt:

---

4   Siehe Galtung (2002), S. 3.

»Der absichtliche Gebrauch von angedrohtem oder tatsächlichem körperlichem Zwang oder physischer Macht gegen die eigene oder eine andere Person, gegen eine Gruppe oder Gemeinschaft, der entweder konkret oder mit hoher Wahrscheinlichkeit zu Verletzungen, Tod, psychischen Schäden, Fehlentwicklung oder Deprivation führt.«[5]

Obwohl diese Definition bereits sehr umfassend ist, und sogar die Androhung von Gewalt als Gewalt bezeichnet, so deckt sie nicht alles, was Friedensforscher als Gewalt definieren.

Für Galtung ist Gewalt eine »unnötige Verletzung von Grundbedürfnissen«. Menschliche Grundbedürfnisse werden nicht nur gekränkt durch physische oder psychische Handlungen (»direkte Gewalt«), sondern auch durch soziale, ökonomische und politische Strukturen (»strukturelle Gewalt«).[6] So kann zum Beispiel das Überlebensbedürfnis sowohl durch direkte Gewalt (Töten) als auch durch strukturelle Gewalt (schwere Ausbeutung) verletzt werden. Durch gewisse Aspekte in unseren Religionen, Ideologien, Sprachen, in Kunst und Wissenschaft werden beide Formen von Gewalt als »normal« angesehen und gerechtfertigt. Galtung nennt diese Aspekte daher »kulturelle Gewalt«.[7] Beispiele dafür sind die Entmenschlichung des Gegners (»Achse des Bösen«) oder der Bezug auf kulturelle Traditionen (»weil es schon immer so gewesen ist«).

Ein Friedenkonzept, welches auf einer Negation von Gewalt basiert, sollte nicht nur die verschiedenen Formen von Gewalt berücksichtigen, sondern auch alle Ebenen, auf welchen diese existiert: von der Mikro- zur Makroebene, vom individuellen zum globalen Niveau (siehe Abb. 2).[8]

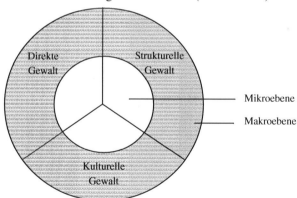

Abbildung 2: Modell für verschiedene Formen und Ebenen von Gewalt.

---

5   Krug et al. (2002), S. 5.
6   Siehe Galtung (2002), S. 5.
7   Galtung (1996), S. 31.
8   Melf (2004), S. 31.

Eine Verringerung oder Abschaffung von Formen oder Ebenen von Gewalt erhöht den Friedensgewinn.

3. Positiver Friede

Gemäß der berühmten Definition der WHO ist Gesundheit nicht nur die Abwesenheit von Krankheit oder Gebrechlichkeit, sondern ein Zustand des vollkommenen leiblichen, seelischen und sozialen Wohlergehens.[9] Das Wort »vollkommen« macht deutlich, dass es sich bei diesem weiten Gesundheitskonzept um eine Vision handelt – eine universale Hoffnung für die Menschheit. Zwar werden niemals alle Menschen zu aller Zeit gesund sein; jedoch ist der Gesundheitssektor herausgefordert, eine gesunde Umgebung zu schaffen, und gesundheitsförderndes Verhalten zu stärken.

Übertragen auf die Friedenswissenschaft kann man ableiten, dass Frieden nicht nur die Abwesenheit von Gewalt, sondern auch ein Zustand von etwas Positivem ist. Positiver Friede könnte demnach ein Zustand vollkommener individueller und sozialer Harmonie sein (siehe Abb. 3).

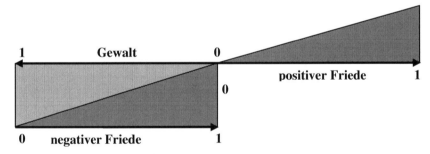

Abbildung 3: Friede als Abwesenheit von Gewalt (»negativer Friede«) und als positiver Zustand (»positiver Friede«).

Individuelle und soziale Harmonie lassen sich nicht aufzwingen. Jedoch sind Friedens- und Konfliktarbeiter herausgefordert, friedvolle Strukturen zu schaffen und friedfertiges Verhalten zu stärken. In Analogie zu den drei verschiedenen Formen von Gewalt könnte ein positives Friedenskonzept sowohl fürsorgliche und achtende Handlungen (direkter Friede), gerechte und horizontale Beziehungen (struktureller Friede), als auch jene Aspekte in unsere Kulturen beinhalten, welche die Gegenwart von direktem und strukturellem Frieden rechtfertigen und fördern (kultureller Friede).[10]

Die Konzepte des negativen und positiven Friedens sind jedoch relativ statisch. Wenn der nächste Konflikt auftaucht, könnte der Zustand des Frie-

---

9   Vgl. WHO (1948).
10   Siehe Galtung (1996), S. 32.

dens wieder verloren sein. Um ein mehr dynamisches Konzept zu finden, reflektierte Galtung noch einmal den Begriff der Gesundheit: So wie Gesundheit nicht nur ein Wesenszustand ist, sondern auch eine Fähigkeit von Geist, Körper und Gesellschaft zum einsichtigen, kreativen und gesunden Umgang mit Pathogenen aller Art, so kann auch Frieden definiert werden als eine Fähigkeit von Einzelpersonen und Gesellschaft.[11]

4.   Frieden als eine Fähigkeit der gewaltfreien Konfliktbearbeitung

In der Friedenswissenschaft ist der Begriff »Konflikt«, anders als im umgangssprachlichen Gebrauch, nicht ein Synonym für Gewalt, Krieg und Zerstörung. Konflikte sind dagegen neutral, lebenswichtig und haben das Potenzial für positive Veränderung. Wir werden überall und jederzeit mit Konflikten konfrontiert, vom individuellen bis zum globalen Niveau. Problem ist nicht ein Konflikt in sich selbst, sondern seine gewaltsame Bearbeitung. Gewalt und Krieg sind äußerst kostspielige Strategien, um einen Konflikt zu »lösen«. Nicht nur, dass sie Menschen töten, verletzen und verstümmeln, sondern auch, weil sie Täter und Opfer mit tiefsitzenden seelischen Traumata hinterlassen.

Strategien um einen Konflikt konstruktiv zu bearbeiten, sind erlernbar. In der Tat, die »Fähigkeit, Konflikte mit Empathie, Kreativität und auf gewaltfreie Weise zu bearbeiten«[12] kann systematisch genährt werden.

5.   Menschliche Grundbedürfnisse und Menschenrechte

Wenn Gewalt, wie vorhin erwähnt, eine unnötige Kränkung von Grundbedürfnissen ist, so ist eine Bewusstmachung von Grundbedürfnissen ein wichtiger Schritt in der Friedensarbeit. Galtung kategorisiert menschliche Grundbedürfnisse als Überlebens-, Wohlergehens-, Freiheits- und Identitätsbedürfnis.[13] Der chilenische Ökonom Manfred Max-Neef fügt als universale Grundbedürfnisse Verpflegung, Schutz, Zuwendung, Verständnis, Mitwirkung, Muße und Kreativität hinzu.[14] Eine detailliertere Erfassung von Grundbedürfnissen findet sich bei der Kommunikations- und Konfliktlösungsmethode »Gewaltfreie Kommunikation« des amerikanischen Psychologen Marshall Rosenberg. Als allgemeine Grundbedürfnisse identifiziert Rosenberg unter anderem auch Gemeinschaft, Integrität, Anerkennung, Vertrauen,

---

11   Vgl. Galtung (2002), S. 9.
12   Ebd., S. 8.
13   Vgl. Galtung (1996), S. 197.
14   Siehe Fisher (o. J.).

Selbstwert, Sinn, Mitwirkung an Lebensentfaltung, Selbstbestimmung, Trauern und Feiern, Ordnung und Friede.[15]

Wer menschliche Grundbedürfnisse und Menschenrechte genauer betrachtet, wird erkennen, dass es sich um die gleichen universalen Werte handelt.[16] In der *Allgemeinen Erklärung der Menschenrechte*[17] und dem daraus hervorgegangenen *Internationalen Vertrag über bürgerliche und politische Rechte* (Zivilpakt)[17] und dem *Internationalen Vertrag über wirtschaftliche, soziale und kulturelle Rechte* (Sozialpakt)[18] sowie den spezifischen Konventionen werden Staaten verpflichtet, diese Grundbedürfnisse zu respektieren, zu schützen und zu gewährleisten. Menschenrechtsarbeit ist daher Friedensarbeit.

6.   Was ist Friedensarbeit?

Wenn man die oben erwähnten Konzepte von Frieden und Konflikt zugrunde legt, so ist Friedensarbeit nicht nur Friedensstiftung in bewaffneten Konflikten oder das Verurteilen von Menschenrechtsübergriffen totalitärer Regime. Vielmehr umfasst Friedensarbeit alle Bestrebungen, direkter, struktureller oder kultureller Gewalt vorzubeugen oder sie zu reduzieren sowie Bestrebungen, welche lebensbereichernde Handlungen, Werte und Strukturen fördern und die Konfliktfähigkeit von Einzelpersonen und Gesellschaften stärken.

Dies bedeutet auch, dass Friedensarbeit nicht ein exklusives Unterfangen von Politikern und sozialen Führern ist, sondern eine Aufgabe für alle Gesellschaftsschichten, Gruppen und sogar Einzelpersonen.

Wenn ganzheitlich definiert, haben Frieden und Gesundheit vieles gemeinsam: Beide haben zu tun mit Wohlergehen, Erfüllung von Grundbedürfnissen, mit menschlicher Sicherheit und Menschenrechten; und Fachleute beider Sektoren arbeiten gleichermaßen in Richtung Vorbeugung oder Verringerung von Unheil, Leiden und Traumata. In der Tat, Friedensarbeit und Gesundheitsarbeit überlappen sich in vielen Aspekten (siehe Abb. 4).

---

15   Vgl. Rosenberg (2003), S. 213.
16   Siehe Gruskin et al. (1998), Annas (1998).
17   Siehe UNHCHR (1948).
17   Siehe UNHCHR (1976).
18   Siehe UNHCHR (1976).

Frieden   **Gesundheit**

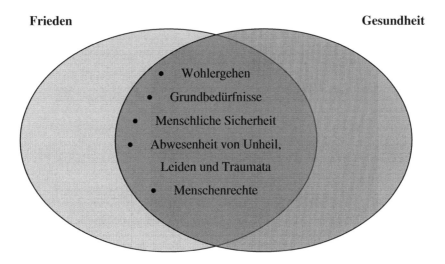

- Wohlergehen
- Grundbedürfnisse
- Menschliche Sicherheit
- Abwesenheit von Unheil, Leiden und Traumata
- Menschenrechte

Abbildung 4: Die Konzepte Frieden und Gesundheit überlappen sich.

7.   Implizite ärztliche Friedensarbeit

Wenn Gesundheitspersonal seelisches Leiden erkennt und sich dessen an-nimmt, Gesundheitsleistungen für alle aufbaut, Forschung an Armutskrank-heiten betreibt oder in Entwicklungs- und humanitären Organisationen arbei-tet, so leistet es nicht ausschließlich Gesundheitsarbeit. Ihr Einsatz und Enga-gement erfüllt menschliche Grundbedürfnisse, kann lebensbereichernde Strukturen entwickeln und Konfliktursachen mindern. Behandelt das Gesund-heitspersonal seine Patienten nach medizinischen Bedürfnissen, unabhängig von politischer, religiöser, ethnischer oder anderer sozialer Zugehörigkeit, so vermittelt es gewisse ethische Botschaften. Diese können besonders in Zeiten von Krieg und bewaffneten Konflikten wichtig sein. Fürsorge und Mitgefühl sogar gegenüber dem »Feind« zu zeigen, fordert die Kriegspropaganda und Gewaltkultur heraus. Gesundheitsarbeit kann letztendlich dazu beitragen, Gewalt zu reduzieren und Frieden zu fördern (siehe Abb. 5).

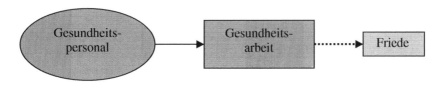

Abbildung 5: Gesundheitsarbeit ist Friedensarbeit.

Selbst wenn das Wort »Friede« nicht erwähnt ist, so sind friedensrelevante Themen integriert in viele medizinische Disziplinen, wie zum Beispiel Sozialmedizin, *Public Health*, Psychiatrie, Katastrophenmedizin, internationale Gesundheit, oder Medizinethik. Friedensarbeit ist daher ein impliziter Teil von ärztlicher Lehre, Forschung und Praxis.

8.   Explizite ärztliche Friedensarbeit

Historisch gesehen war die Rolle des Gesundheitspersonales in Gewalt und Krieg definiert im Pflegen der Verwundeten und Lindern von physischem und seelischem Leiden.

Im Laufe der letzten 25 Jahre haben sich jedoch Ärzte und anderes Gesundheitspersonal den Herausforderungen von Gewalt, Konflikt und Frieden zunehmend in einer expliziten Weise gestellt. Das zugrunde liegende Verständnis ist, dass Gewalt und Krieg bedeutende öffentliche Gesundheitsprobleme darstellen und dass Frieden, so wie in der Ottawa Charta für Gesundheitsförderung[19] dargestellt, eine notwendige Voraussetzung ist, um Gesundheit für alle zu erreichen. Friedensarbeit ist daher ein Mittel, um Gesundheit zu fördern (siehe Abb. 6).

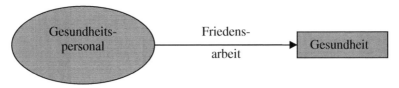

Abbildung 6: Friedensarbeit ist Gesundheitsarbeit.

Gesundheitspersonal hat dabei sowohl gewisse Fertigkeiten, Wissen und Haltungen als auch Hilfsmittel und Gelegenheiten, welche es besonders kompetent macht für Friedensarbeit. Beispiele sind die Fertigkeit der einfühlsamen Kommunikation, das Wissen über die Gesundheitsfolgen von unterschiedlichen Waffen oder auch Vertraulichkeit und Mitgefühl, ein großes internationales Netzwerk sowie ungehinderter Zugang zu Konfliktgebieten.

Theoretische Konzepte wie *Health as a Bridge to Peace*, *Medical Peace Work*, oder *Health and Human Rights* dienen dazu, die Friedensfähigkeit von Gesundheitspersonal zu erkennen und zu stärken. Dies geschieht entweder durch die Sensibilisierung auf die besondere Rolle und Qualitäten des Gesundheitspersonales in der Friedensarbeit oder durch das Vermitteln zusätzlicher Fertigkeiten, Werte und Wissen, um den Friedensertrag und daher auch Gesundheitsertrag zu erhöhen.[20]

---

19   Siehe WHO (1986).
20   Vgl. Leaning (1997), S. 1390–1391.

9. Fazit

Gesundheitspersonal trägt in verschiedenen Weisen und auf diversen sozialen Ebenen zu Frieden bei. Dies kann sowohl implizit Teil von gewöhnlichen Gesundheitsleistungen sein, als auch explizit durch den bewussten Fokus auf Gewaltvorbeugung und Förderung eines nachhaltigen Friedens. Ein ganzheitliches Verständnis von Frieden kann dazu beitragen, existierende ärztliche Friedensarbeit zu erkennen, und Defizite zu identifizieren. Eine Bewusstmachung des ärztlichen Friedenspotenzials und ihre weitere Stärkung, kann Gesundheitspersonal zu besseren Akteuren für Frieden und Menschenrechte machen.

Literatur

Annas, G. J. (1998): Human Rights and Health – The Universal Declaration of Human Rights at 50. In: New England Journal of Medicine 339 (24), S. 1778–1781.

Fisher, K. (o. J.): Max-Neef on Human Needs and Human-scale Development. www.rainforestinfo.org.au/background/maxneef.htm (Zugriff 03.07.2008).

Galtung, J. (1996): Peace by peaceful means: peace and conflict, development and civilization. London.

Galtung, J. (2002): What is Peace Studies? In: Galtung, J. et al. (eds.) (2002), S. 3–15.

Galtung, J./Johansen, J./Vambheim, V. (eds.) (2002): Three papers. Centre for Peace Studies, University of Tromsø, Tromsø.

Gruskin, S./Mann, J./Annas, G. J. et al. (1998): Health and Human Rights: A Call to Action on the 50th Anniversary of the Universal Declaration of Human Rights. In: The Journal of the American Medical Association 280 (5), S. 462–464.

Krug, E. G./Dahlberg, L. L./Mercy, J. A./Zwi, A./Lozano, R. (2002): World report on violence and health. Geneva.

Leaning, J. (1997): Human Rights and Medical Education: Why every medical student should learn the Universal Declaration of Humen Rights. In: British Medical Journal 315, S. 1390–1391.

Melf, K. (2004): Exploring Medical Peace Education and a Call for Peace Medicine. Centre for Peace Studies, University of Tromsø, Tromsø.

Rosenberg, M. B. (2003): Nonviolent Communication: A Language of Life. 2nd ed. Encinitas, CA.

United Nations High Commissioner for Human Rights (UNHCHR) (1948): Universal Declaration of Human Rights. www.unhchr.ch/udhr/lang/ger.htm (Zugriff 31.10.2008).

United Nations High Commissioner for Human Rights (UNHCHR) (1976): International Covenant on Civil and Political Rights. www.unhchr.ch/html/menu3/b/a_ccpr.htm (Zugriff 31.10.2008).

United Nations High Commissioner for Human Rights (UNHCHR) (1976): International Covenant on Economic, Social and Cultural Rights, adopted and opened for signature, ratification and accession by General Assembly resolution 2200A (XXI) of 16 December 1966, entry into force 3 January 1976, in accordance with article 27. www.unhchr.ch/html/menu3/b/a_cescr.htm (Zugriff 31.10.2008).

World Health Organization (WHO) (1948): Constitution of the World Health Organization. http://whqlibdoc.who.int/hist/official_records/constitution.pdf (Zugriff 31.10.2008).

World Health Organization (WHO) (1986): Ottawa Charter for Health Promotion. First International Conference on Health Promotion, Ottawa. www.who.-int/hpr/NPH/docs/ottawa_charter_hp.pdf (Zugriff 31.10.2008).

II. Grundlagen zur Fundierung der Menschenrechte

Otfried Höffe

Ein Weg zur Menschenwürde

Unter den Grundsätzen von Recht und Moral nimmt der Gedanke der Menschenwürde einen besonderen Rang ein. Der Gedanke spricht jedem Menschen einen absoluten Wert zu, unabhängig von Rasse, Geschlecht und Glaube, auch unabhängig von Verdienst und Ansehen. Ob arm oder reich, ein Genie oder ein gewöhnlicher Sterblicher – jedes Mitglied der Gattung Mensch besitzt einen Wert, der sich weder steigern noch abschwächen läßt. Und dieser absolute innere Wert kommt dem Menschen vor allen individuellen Leistungen zu. Da der Wert weder erworben ist noch verspielt werden kann, nennt man ihn die Menschenwürde, angeboren, unveräußerlich und unantastbar. Eine Folge: Pflanzen und Tiere darf man kaufen und verkaufen; jeder Menschenhandel hingegen, nicht erst der Sklavenhandel, ist ein schweres Verbrechen. Zu Recht billigen moderne Verfassungen der Menschenwürde einen überragenden Rang zu. Nur ein Beispiel: Das deutsche Grundgesetz beginnt seinen Grundrechtsteil mit dem Satz: »Die Würde des Menschen ist unantastbar. Sie zu achten und zu schützen ist Verpflichtung aller staatlichen Gewalt.«[1]

Einige Kritiker fürchten, der Gedanke der unantastbaren Menschenwürde hänge von der europäischen Kultur ab. Er sei insbesondere an ihren jüdisch-christlichen Anteil gebunden, an den Gedanken vom Menschen als Ebenbild Gottes, der sich sinngemäß auch im Islam findet. Träfe die Befürchtung zu – die Abhängigkeit von einer bestimmten Kultur – so wäre der Gedanke nicht interkulturell gültig; für unser Zeitalter der Globalisierung taugte er nicht. Wer sich auf die Menschenwürde berufen will, muß daher die Befürchtung entkräften und den Gedanken, das Prinzip Menschenwürde, als einen sowohl weltweit als auch säkular verbindlichen Grundsatz ausweisen.

Zu diesem Zweck sind drei Aufgaben zu lösen, die miteinander verschränkt sind: Das Prinzip muß sich erstens als interkulturell gültig zeigen. Es ist zweitens in einem bescheidenen Sinn säkular, nämlich unter Verzicht auf religiöse oder weltanschauliche Vorgaben, zu rechtfertigen, was aber die Möglichkeit theologischer Begründungen nicht ausschließt. Dazu kommt drittens, im Begründungsgang freilich zuerst, die Aufgabe, die methodische Besonderheit des Prinzips Menschenwürde zu bestimmen.

---

1   Grundgesetz, Art. 1.

1.   Ein höchstes Moral- und Rechtsprinzip

Dass der Mensch seine Würde einsieht, die Einsicht voll ausschöpft, überdies rundum anerkennt, geschieht weder am Anfang der Menschheitsgeschichte noch zu einem eng begrenzten Zeitpunkt. Es handelt sich vielmehr um einen Prozeß, und dieser verbindet Elemente von Entdeckung mit Elementen der Zuschreibung und Anerkennung.

Die im Begründungsgang erste Aufgabe, die methodische Bestimmung, beginnt daher mit dieser Einsicht: Hinter dem Prinzip Menschenwürde steht ein Prozeß, der methodisch gesehen komplex ist. Dieser Umstand, dass der Gehalt der Menschenwürde sich erst im Verlauf eines Prozesses voll entfaltet, hat eine oft übersehene Bedeutung: Nicht überall, wo man im Verlauf der Geistesgeschichte von Menschenwürde spricht, ist schon der unantastbare Eigenwert jedes Menschen gemeint.

Schaut man sich die Verwendungsweisen an, so findet man den Ausdruck in zwei grundverschiedenen Zusammenhängen: entweder in einer sozialen oder aber in einer anthropologischen Beziehung. In beiden Fällen geht es zwar um dasselbe, um eine Sonderstellung. In der Beziehung ist aber der Vorrang einer Person innerhalb der menschlichen Gesellschaft gemeint. Vom anthropologischen Zusammenhang kommt es dagegen auf den Vorrang der Gattung Mensch vor anderen Lebewesen an, mithin auf eine Sonderstellung des Menschen im Kosmos. Nicht in beiden Zusammenhängen, sondern nur innerhalb der zweiten, der anthropologischen Bedeutung entwickelt sich der Gedanke der unantastbaren Menschenwürde.

Der einschlägige Entwicklungsprozeß läßt sich, wie wir sehen werden, in vier Phasen gliedern. Dabei wird der Gehalt der Menschenwürde zunehmend angereichert. Die historisch früheren Phasen sind zugleich sachlich niedrigere Stufen. Erst am Ende, in der historisch letzten und sachlich höchsten Stufe, wird der Rang der Unantastbarkeit erreicht. Zugleich wird der Gedanke der Menschenwürde zu dem, was die Philosophie ein Prinzip nennt.

Ein wahres Prinzip hat einen Vorteil, der sich jedoch in anderer Hinsicht als ein Nachteil erweist. Der Vorteil besteht im unüberbietbar hohen Rang. Ein Prinzip im wörtlichen Sinn ist ein schlechthin erster Anfang, von dem alles andere ausgeht. Genau deshalb versagen die üblichen Formen philosophischer und wissenschaftlicher Argumentation. Und darin liegt der Nachteil: Ein Grund-Satz auf dem alle gewöhnlichen Sätze aufbauen, lässt keinen üblichen, direkten Beweis zu. Trotzdem wird die Gültigkeit des Prinzips nicht trocken versichert.

Die unantastbare Menschenwürde ist kein höchstes Denkprinzip, wohl aber ein höchstes Moral- und Rechtsprinzip.[2] Sie bildet jene Grundregel im

---

2   Zur Methodik der Begründung der Menschenwürde siehe Höffe (2002a), S. 113ff. Zur Medizinethik vgl. auch Höffe (2002c).

strengen Sinn von »Grund«, die es ablehnt, dass Menschen für sich und gegen ihresgleichen in einen Abgrund von Barbarei verfallen. Obwohl für ein derartiges Prinzip keine direkte Begründung existiert, gibt es einen Strauß von Argumentationsstrategien. Wir finden hier die Widerlegung von Einwänden, die Präzisierung des Gehalts durch Kontrast, nicht zuletzt Überlegungen zum Sinn des Prinzips.

Drei Argumente sind schon jetzt genannt: Methodisch ist die unantastbare Menschenwürde kein gewöhnlicher rechtlicher oder moralischer Grundsatz. Sie ist ein schlechthin höchstes Prinzip, ein Axiom oder ein Superlativ zweiter Stufe, sie bildet das Leitprinzip von Moral und Recht. Der Gehalt ist zweitens etwas, das es zu entfalten und zuzuschreiben gilt. Deshalb ist drittens der entscheidende Gehalt, die Unantastbarkeit nicht von Anfang an gegeben.

Das erste Argument bedarf noch einer Erläuterung: Superlative erster Stufe sind die Menschenrechte. Bei ihnen kann es vorkommen, dass ein Menschenrecht, zum Beispiel der Schutz der Privatsphäre, einem anderen Menschenrecht, etwa der Pressefreiheit, widerspricht. In derartigen Fällen ist eine Güterabwägung vorzunehmen, die das eine Menschenrecht im Namen des anderen Menschenrechtes einschränkt. Ein Superlativ zweiter Stufe läßt so etwas nicht zu. Die Menschenwürde ist ein normativer Anspruch, der gegen keinen anderen Anspruch abgewogen und eingeschränkt werden darf. Die unantastbare Menschenwürde richtet sich primär an den Gesetzgeber und den Richter. Ihnen verbietet sie, die Menschenwürde als den Superlativ zweiter Stufe im Namen anderer Interessen und Werte einzuschränken.

Nur im Vorübergehen sei eine Vorsicht angemahnt. Am Superlativ zweiter Stufe müssen die gewöhnlichen Superlative, vornehmlich die Grund- und Menschenrechte, Maß nehmen. Diese wiederum sind das Maß für die gewöhnlichen Gesetze, auch für die täglichen Rechtsgeschäfte. Diese Stufenfolge sollte man nicht ohne Not überspringen, weshalb vor einer zu raschen Berufung auf die Menschenwürde zu warnen ist: Im üblichen Rechtsleben, auch in der täglichen Rechtsprechung richte man sich an den geltenden Gesetzen aus. Und die gewöhnliche Gesetzgebung orientiere sich an den Superlativen erster Stufe, den Grund- und Menschenrechten. Die inflationäre Berufung auf die Menschenwürde enthält dagegen oft ein falsches Pathos, das zudem einen Mangel an sachnäheren Argumenten verdeckt. Anders verhält es sich bei neuartigen Problemen, etwa neuen Möglichkeiten der Biomedizin. Hier ist der Bezug auf die Menschenwürde sogar geboten.

So weit die methodische Klärung. Im Anschluß an sie können wir die angekündigte Entwicklung skizzieren, die in der unantastbaren Menschenwürde gipfelt.

2. Frühphase und Elementarstufe: Sonderstellung in der Natur

Die (anthropologisch verstandene) Menschenwürde bedeutet in ihrer Frühphase und zugleich Elementarstufe eine biologisch-psychologische Sonderstellung: Der Mensch steht zwar im Zusammenhang der Natur; er hat, wie
man in Westafrika erzählt, mit den Tieren den gleichen Vater. Und er teilt,
wie die Molekularbiologie präzisiert, selbst mit einfachen Tieren einen er-
staunlich großen Teil der Genausstattung. Trotzdem zeichnet er sich vor allen
Naturwesen so offensichtlich aus, dass man diese Sonderstellung schwerlich
jemandem als erstmalige Entdeckung zubilligen kann. Wir dürfen extrapolie-
ren und können zugleich einen ersten Einwand entkräften, den der fehlenden
interkulturellen Gültigkeit. In Wahrheit ist zumindest die Frühphase und
Elementarstufe, eine Sonderstellung des Menschen im empirischen Sinn,
interkulturell anerkannt. Hier nur wenige Belege:

Auf der einen Seite erklärt der biblische Schöpfungsbericht den Menschen zu Gottes Ebenbild.[3] Unbeschadet seiner Hinfälligkeit liegt ihm, der
»nur wenig geringer als ein Gott« ist, die ganze Schöpfung zu Füßen.[4] Freilich soll er sie nicht ausbeuten, sondern – wie der *Koran* sagt – sich als
»Statthalter Gottes auf Erden« verhalten.[5] Auf der anderen Seite hebt die
säkulare Philosophie der Griechen die Logos-Fähigkeit hervor: die Sprach-
und Vernunftbegabung in der Fülle der technischen, der pragmatischen und
der moralischen Vernunft. Dazu kommt die politische Gemeinschaft des
Guten und Gerechten, nicht zuletzt die Fähigkeit zur nutzenfreien Erkenntnis.

Weil es also für die Sonderstellung zwei grundverschiedene Zugangs-
weisen gibt, den religiösen und den säkularen Zugang, läßt sich der Einwand
entkräften, das Prinzip Menschenwürde sei nur aus religiösen Vorstellungen
oder im Gegenteil bloß mit säkularen Argumenten zu begründen. Dieser
Gegenbefund ist in beide Richtungen wichtig: Weder muß man sich auf Religion oder Weltanschauung berufen, noch kann man sich von den Anforderungen der Menschenwürde mit dem Hinweis entlasten, nur unter Anerkennung derartiger Ansichten ließen sie sich vertreten.

In beiden Begründungsformen, der Religion und der Philosophie, hat
die Sonderstellung zwei Seiten. Ihretwegen drängt sich eine Unterscheidung
auf, die man als zweite Phase und zweite Stufe ansprechen kann: Einerseits
ist die Sonderstellung ein Privileg, das man schon mitbringt, andererseits
handelt es sich um eine Verantwortung, die man noch tragen muß. Die Sonderstellung ist ein Mitbringsel und eine Aufgabe zugleich. Dort liegt eine
Mitgiftwürde vor, hier eine Verantwortungswürde.

---

3   Genesis 1, 26–27.
4   Psalm 8, 6–7.
5   Sure 2, 28.

Noch in einer weiteren Hinsicht stimmen Religion und »heidnische« Philosophie überein. Beide kennen außergewöhnliche Menschen, die Religion beispielsweise Propheten, die Philosophie Naturforscher und Philosophen. Als Ebenbild Gottes oder als vernunftbegabt gilt aber schon der gewöhnliche Mensch. Weder gebührt die Sonderstellung nur den Vornehmen und Reichen noch allein den Erwachsenen oder gar lediglich der damals privilegierten Hälfte der Menschheit, den Männern. Ebensowenig den Mitgliedern der eigenen Religion oder eigenen Sprachgemeinschaft vorbehalten, wird sie schlicht »dem Menschen« zuerkannt, also jedem Exemplar der Gattung.

Schon bei der zweiten Phase findet also keinerlei Selektion statt. Die Sonderstellung wird als universal gültig behauptet, so dass man sie auch als »dem Menschen angeboren« erklären kann. Gemeint ist dann eine Mitgift, die nicht bloß dem in sozialer oder moralischer Hinsicht Würdigen zukommt. Sie gebührt jedem und vor allen individuellen Leistungen. Dass man sie unverlierbar besitzt, bedeutet, dass sie unabhängig von Leistung und Verhalten jedem zu eigen bleibt, selbst wenn er sich moralisch schändlich oder lasterhaft verhält.

Interpretiert man die Sonderstellung als Würde, so steht sie als angeborenes Privileg unverdient allen Menschen zu und muss trotzdem als angeborene Verantwortung noch verdient werden. Sie bedeutet einen besonderen Rang, dessen man durch seine Lebensweise würdig werden soll. Die Menschenwürde ist daher etwas, das die heutige Moralphilosophie kaum noch kennt: eine Pflicht gegen sich. Zugleich ist sie aber auch etwas, das selbst der Unwürdige, sogar der Schwerstverbrecher, nie verliert, womit sich eine Pflicht gegen andere abzeichnet. Die Forderung der Unantastbarkeit wird also in zwei Richtungen erhoben, gegen sich und zugleich gegen andere.

Die Frage, wie weit die interkulturell anerkannte Sonderstellung dem heutigen Verständnis der Menschenwürde vorgreift, hängt von der Blickrichtung ab. Wer auf den Zusammenhang mit der Natur achtet, räumt allem Seienden eine Würde ein, freilich nicht dieselbe. Auch dieser Gedanke, eine Rangordnung oder Stufenleiter der Natur, hängt nicht von spezifisch religiösen Gründen ab, etwa von der jüdisch-christlich-muslimischen Annahme einer göttlichen Schöpfungsordnung. Ihm liegt vielmehr die säkulare Einsicht zugrunde, dass sich die Naturwesen nach Stufen zunehmender Leistungsfähigkeit ordnen lassen.

Gegen eine Sonderstellung des Menschen könnte man einwenden, jede biologische Art sei doch einzigartig. Denn alle Organismen stehen der gleichen Aufgabe gegenüber, in der Welt zu bestehen, ohne bei jeder Gelegenheit das Leben zu riskieren. Und alle lösen diese Aufgabe zwar auf je arteigene Weise, jedoch gleichermaßen perfekt. Insofern ist jede biologische Art wie ein hochartifizieller Seiltänzer, der, auf je anderen Seilen tanzend, sich auf einen je eigentümlichen Tanz versteht. So kommt die Wüstenmaus in ihrer Welt ebenso bestens zurecht wie in den Tropenwäldern das Faultier Aï.

Folglich – geht der Einwand weiter – verdient nicht nur der Mensch, sondern jede biologische Art den Ehrentitel »Krone der Schöpfung«.

Trotzdem liegt in der Rede von Rangstufen keine Willkür. So verstehen sich die Pflanzen auf einen Stoff- und Energiewechsel und einen Formwechsel, was Mineralien verwehrt ist. Tiere wiederum haben Fähigkeiten, die den Pflanzen fehlen, in der Regel Bewegungsvermögen und Empfindungsfähigkeit. Aus der Primatenforschung wissen wir, dass Schimpansen in wohlgeordneten Gemeinschaften leben, über eine gewisse Lern-, sogar Abstraktionsfähigkeit verfügen und Werkzeuge zumindest verwenden, in engen Grenzen auch anfertigen. Drei der klassischen anthropologischen Bestimmungen, das Sozial-, das Lern- und das Werkzeugwesen, treffen also auf sie ebenfalls zu, allerdings höchst rudimentär. Da es selbst Ansätze von Scham gibt, sind die Primaten sogar, freilich erneut nur ansatzweise, moralische Wesen. Was voll entwickelte Moralwesen können, vermögen sie aber nicht: Die Alternative, ehrlich zu sein oder aber zu lügen, ist ihnen nach bisheriger Kenntnis verschlossen.

Die Philosophie kann also lediglich im Blick auf unterschiedliche Leistungsfähigkeiten von Rangstufen einer gestuften Würde sprechen. Die geringste Würde kommt der unbelebten Natur, eine höhere Würde der Pflanzenwelt, eine noch höhere der Tierwelt und in ihrem Rahmen die höchste den Primaten zu. Eine noch höhere Würde besitzt aber das mehr als nur rudimentär vernunft- und moralbegabte Lebewesen: der geistige Aristokrat innerhalb der Natur, der Mensch. Sollten sich freilich andernorts im Universum ebenso vernunftbegabte Wesen finden, so gebührt ihnen dieselbe Würde. Insofern liegt hier nicht, wie manche Kritiker behaupten,[6] ein moralisch fragwürdiger Gattungsegoismus vor.

Im Stufenbau der Natur ist die Sonderstellung kein Relikt ideologischer Willkür. Trotzdem bedeutet sie aber erst einen relativen Rang, während den absoluten Wert niemand besitzt, es sei denn ein Wesen absoluter Vollkommenheit. Das ist allerdings nicht der Mensch, sondern allein »ein Wesen, über das hinaus kein größeres gedacht werden kann«, folglich Gott, allerdings hier nicht der Gott Abrahams, Isaaks und Jakobs, sondern der Gott der Philosophen.

Eine relative Würde gibt es übrigens auch außerhalb der Stufenleiter der Natur, im Rahmen einer gesellschaftlichen Hierarchie. Vor allem vordemokratische Gesellschaften nennen die Inhaber einer hochrangigen Stellung weltliche oder geistliche Würdenträger und meinen damit die Würde eines gesellschaftlichen Standes.

---

6   So zum Beispiel P. Singer (1982), Kapitel 1.

3. Relative und absolute Menschenwürde: interkulturell

Ob »Seinswürde« oder »Standeswürde« – es handelt sich um eine Würde in der Mehrzahl und mit Steigerungsfähigkeit. Es gibt ein »Mehr oder Weniger«, folglich einen Stufenbau von Würden, der noch keine absolute, unantastbare Würde kennt. Selbst dort, wo man die Sonderstellung des Menschen stark macht, sei es in religiöser, sei es in philosophischer Hinsicht, fehlt daher zum Würdebegriff der modernen Rechtsmoral noch viel. Eine Rechtsordnung erkennt erst dann die Menschenwürde an, wenn sie jedem Mensch angeborene und unveräußerliche Rechte, also die Menschenrechte, zuspricht und die Menschenrechte zum festen Bestandteil des positiv geltenden Rechts, zu Grundrechten, macht: Zur Anerkennung der Menschenwürde gehört die Anerkennung von Menschenrechten und Grundrechten.[7]

Diese Anerkennung geschieht keineswegs zu Beginn der europäischen Rechtskultur. Nach alttestamentlichem Verständnis sind *alle* Menschen Gottes Ebenbild, und doch gibt es ein auserwähltes Volk. Hier mögen Theologen überlegen, wie weit sich diese Auserwählung mit dem zur Menschenwürde gehörenden Gedanken der Gleichheit verträgt. Dem Moral- und Rechtsphilosophen sind jedenfalls Zweifel gegen den Umstand erlaubt, dass selbst innerhalb des auserwählten Volkes die Frauen nicht gleichberechtigt sind und dass es Sklaven, sogar hebräische (Schuld-)Sklaven geben darf.[8]

Ähnlich verhält es sich in der Philosophie: Obwohl sie alle Menschen für sprach- und vernunftbegabt hält, vermögen einige – sagt Aristoteles in der *Politik*[9] – lediglich auf die Vernunft anderer zu hören, ohne sie selbst zu besitzen. Wie dort in der Religion, so findet hier in der Philosophie eine mit der gleichen Menschenwürde schwer vereinbare Auswahl statt.

Das Christentum befreit die Auserwählung von jeder ethnischen Begrenzung, worin die dritte Phase und Stufe liegt. Der rechtsmoralische Sprengstoff dieser Entgrenzung wird allerdings erst spät gezündet. Noch lange bleibt nämlich die Ungleichheit der Frau, selbst die Sklaverei, erlaubt. Weder schließen die Theologen aus der Ebenbildlichkeit mit Gott noch die Philosophen aus der Sprach- und Vernunftbegabung auf eine fundamentale Rechtsgleichheit. Dass sich die unantastbare Menschenwürde in universal gültigen Menschenrechten ausbuchstabiert, liegt noch in weiter Ferne.

Erst die Neuzeit, namentlich das Aufklärungsdenken des 18. Jahrhunderts steuert bei, was die vierte Phase begründet: dass die Menschenwürde dem Menschen als Rechtssubjekt zukommt, zwar nicht lediglich dem Rechtssubjekt, diesem aber doch wesentlich.

---

7   Höffe (1989), S. 461ff.
8   Exodus 21, 1–11.
9   Aristoteles (1978), Buch I, 5, S. 52ff.

Das Zeitalter der Globalisierung ruft nach einer Aufgabe, die es recht besehen schon immer gab: Statt dass eine Kultur die anderen besserwisserisch belehre, suche man für Moral und Recht nach gemeinsamen Grundlagen. Die zuständigen interkulturellen Moral- und Rechtsdiskurse[10] werden durch die Verbindung zweier Strategien erleichtert: Einerseits lasse man sich von einem Denken inspirieren, das sich nachdrücklich auf nichts anderes als die allgemeine Menschenvernunft beruft. Andererseits gebe man den verschiedenen Kulturen, einschließlich genuin religiösen Kulturen, das Wort.[11] Denn dass eine Auszeichnung aller Menschen, ihre Würde, nur einigen Kulturen klar geworden sein soll, kann schwerlich überzeugen.

In der Fülle aller Kulturen ist der Philosoph nicht zu Hause. Wer sich kundig macht, findet aber schon sehr frühe und sehr ferne Belege. In einem altbabylonischen Weisheitstext, im *Rat des Schuruppag*, also vor mehr als dreieinhalb Jahrtausenden, heißt es: »Überprüft sei deine Rede, diszipliniert dein Sprechen, das ist die Würde eines Menschen.«[12] Die hier angesprochene Menschenwürde ist freilich nicht die Mitgiftwürde, sondern die Verantwortungswürde. Die an das bloße Menschsein geknüpfte Menschenwürde zeichnet sich noch nicht ab.

Um den Ansprüchen der Menschenwürde zu entkommen, berufen sich ostasiatische Politiker auf die ihrer Kultur angeblich eigentümlichen, »asiatischen Werte.« Beispielsweise kenne der Konfuzianismus statt »des« Menschen nur verschiedene Rollen und Leistungen, so dass schon der Träger der absoluten Würde, »der Mensch«, fehle. In Wahrheit besitzt nach dem zweitwichtigsten Klassiker des Konfuzianismus, nach Meng Zi bzw. Menzius, »jeder einzelne Mensch« eine ihm angeborene »Würde in sich selbst«. Da sie in der dem Menschen vom »Himmel« verliehenen moralischen Natur gründe, könne sie vom irdischen Machthaber weder gewährt noch genommen werden.[13]

Meng Zi erkennt nicht bloß eine absolute, zugleich unveräußerliche Menschenwürde und diese als universale Mitgiftwürde an, denn sie entspringt der Moral*fähigkeit*, nicht der *tatsächlichen* Rechtschaffenheit. Er trifft auch eine Unterscheidung, die für den heutigen demokratischen Gesetzgeber nicht anders als für den damaligen chinesischen Herrscher gültig ist: Als eine »angeborene« Mitgift hat die Menschenwürde einen Geltungsgrund, den keine menschliche Herrschaft aufzuheben vermag. Keine Rechtsordnung vermag die Menschenwürde originär zu gewähren. Selbst für den demokratischen Rechtsstaat ist sie eine Vorgabe, deren Anerkennung er den Bürgern schuldet. Die Menschenwürde kann man lediglich subsidiär gewährleisten.

10   Siehe hierzu auch Höffe (1996), S. 49ff.
11   Höffe (2002b), Kap. 4.4.
12   Römer/Soden (1990), S. 52–53.
13   Meng Zi (1982), S. 163–164.

Nur dann ist die Rechtsordnung moralisch legitim, also gerecht, andernfalls, beim Nichtgewährleisten, ist sie grundlegend ungerecht.

In dieser Aufgabe, in der Menschenwürde als Kriterium für eine gerechte Rechts- und Staatsordnung, deutet sich die vierte Phase an. Das Kriterium wird zwar noch nicht in subjektive Rechte ausbuchstabiert. Eine wesentliche Funktion dieser Rechte wird aber schon erfüllt: der Einspruch gegen die absolutistische Ausdehnung und Überdehnung staatlicher Gewalt.

Der erste abendländische Beleg für die anthropologisch gemeinte Menschenwürde taucht erst mehr als zweieinhalb Jahrhunderte nach Meng Zi auf. In der Schrift *Über die Pflichten* knüpft Cicero an die vernunftbedingte Sonderstellung an und erklärt in Übereinstimmung mit der klassischen Moralphilosophie der Griechen: »körperliche Lust ist der Vortrefflichkeit des Menschen nicht hinreichend würdig.«[14]

Wie dem altbabylonischen Weisheitstext, so geht es auch Cicero nur um die Moral einer Person, nicht wie Meng Zi um die Gerechtigkeit eines Gemeinwesens. Ebenso achtet er nur auf die wirkliche Moral eines Menschen, nicht auf dessen Moralfähigkeit. Cicero beschränkt die Würde aber nicht wie Altbabylon auf den Rechtschaffenen. Vielmehr besitzt aufgrund seiner Vernunftnatur jeder Mensch eine Würde. Diese kann verletzt werden, aber bezeichnenderweise nicht von den Mitmenschen oder dem Staat, sondern vom Subjekt selbst. Damit deutet sich wieder eine Pflicht gegen sich an: Als Verstoß gegen die Vernunftnatur ist eine Lebensform des unbeschränkten sinnlichen Genusses mit der Würde des Menschen unvereinbar.

4. Kant: Die Würde als absoluter Wert

Erst auf dem Höhe- und Wendepunkt der europäischen Aufklärung, bei Immanuel Kant, erreicht die vierte Phase ihre volle Ausprägung. Kant rechtfertigt die menschliche Herrschaft über die Natur; er beruft sich aber ausschließlich auf die Moral. In einer selten beachteten Passage, in der *Kritik der Urteilskraft,* übernimmt Kant den überlieferten Stufenbau der Natur. Wie gewohnt plaziert er den Menschen an die Spitze; er inthronisiert ihn als Herrn über die Natur und erklärt die Herrschaft sogar zu einem moralischen Recht.[15] Den Endzweck der Natur und zugleich ihren »betitelten«, also berechtigten Herrn bildet der Mensch aber nur »als Subjekt der Moralität«. An anderer Stelle sagt Kant:

> »Allein der Mensch, als Person betrachtet, d. i. als Subjekt einer moralisch-praktischen Vernunft, ist über allen Preis erhaben; denn als ein solcher […] ist

---

14 Cicero (1984), I 106, S. 93.
15 Kant (1908), §§ 83, 84, S. 429ff.

er [...] als Zweck in sich selbst zu schätzen, d. i. er besitzt eine Würde (einen absoluten innern Wert).«[16]

Hier stellt sich das Privileg des Menschen nicht als Sonderrecht dar, vielmehr als besondere Verpflichtung. Nur als moralfähiges Wesen verdient der Mensch Vorrechte. Mehr noch: Erst und ausschließlich die Moralfähigkeit begründet seinen Eigenwert.

Lediglich dieses Element erlaubt endgültig, von der relativen zur absoluten Würde überzugehen. Dabei kommt es nicht auf besondere moralische Verdienste oder Leistungen, sondern auf die Moralfähigkeit an. Der unantastbare Eigenwert des Menschen wird ihm wegen seiner Fähigkeit zugesprochen, sowohl moralisch als auch unmoralisch zu handeln, dann freilich Scham und Schuld zu empfinden. Ihretwegen sagt Kant:

> »Der Mensch und überhaupt jedes vernünftige Wesen *existiert* als Zweck an sich selbst, *nicht bloß als Mittel* zum beliebigen Gebrauche für diesen oder jenen Willen, sondern muß in allen seinen sowohl auf sich selbst, als auch auf andere vernünftige Wesen gerichteten Handlungen jederzeit *zugleich als Zweck* betrachtet werden.«

Daraus ergibt sich die bekannte Formulierung des kategorischen Imperativs:

> »Handle so, dass du die Menschheit, sowohl in deiner Person als in der Person eines jeden anderen, jederzeit zugleich als Zweck, niemals bloß als Mittel brauchst.«[17]

Ein Zweck an sich selbst ist keine Sache, für die es einen Marktpreis gibt, auch nicht etwas, das einen Affektionspreis hat, weil es ein mehr oder weniger großes Wohlgefallen findet. Jeder Mensch hat vielmehr einen gegen andere Werte nicht aufrechenbaren Wert. Über allen Preis erhaben, existiert der Mensch um seiner selbst willen und hat deshalb das Recht, aber auch die Aufgabe, sowohl entsprechend zu handeln als auch behandelt zu werden. Die Menschenwürde beinhaltet Pflichten gegen sich und zugleich Pflichten gegen andere.

In der Regel sieht man die Besonderheit des Menschen in der Sprach- und Vernunftbegabung. Kant dagegen unterscheidet innerhalb der Sprach- und Vernunftbegabung zwischen Verstand und Vernunft. Er leugnet nicht, dass sich der Mensch durch den Verstand auszeichnet, dass er sich mit seiner Hilfe selbst Zwecke setzt und dass er im Verlauf der Gattungsgeschichte ein mit allen biologischen Arten unvergleichlich hohes Niveau an technischer und kultureller Leistungsfähigkeit entwickelt. In dieser Hinsicht, als »Tiermensch«, hat der Mensch die unveräußerliche Würde aber noch nicht. Nicht schon der »Verstandesmensch«, sondern erst das praktische Vernunftwesen besitzt den absoluten inneren Wert. Und wegen dieses Wertes darf es von allen Vernunftwesen Achtung abverlangen, ausdrücklich aber nicht bloß von

---

16 Kant (1907), § 11, S. 434–435.
17 Kant (1903), S. 428.

den anderen Vernunftwesen, sondern auch von sich selbst:[18] »Wer im Spiel verliert, kann sich ärgern, wer betrügt, obzwar er gewinnt, muß sich selbst verachten, sobald er sich mit dem sittlichen Gesetz vergleicht.«[19] So hat die Würde des Menschen eine Innen- und eine Außenperspektive oder eine personale und eine soziale Seite. Die Menschenwürde ist Selbstbild und Fremdbild zugleich.

Wer die Menschenwürde bei sich mißachtet, verstößt gegen eine moralische Pflicht gegen sich, wer sie bei anderen mißachtet, gegen eine Pflicht gegen andere. Die Menschenwürde eines anderen zu mißachten, ist bei jedem menschlichen Wesen verwerflich, sowohl bei denen, die für ihre Würde nicht aufkommen können, bei Säuglingen, Geisteskranken und Sklaven, als auch bei denen, die ihre eigene Würde verletzen, indem sie sich etwa einer Sucht hingeben, oder aber die Würde anderer verletzen, bei Verbrechern. Die Zugehörigkeit zur Gattung Mensch genügt, dass man auf die volle Achtung der Menschenwürde Anspruch hat.

Dem, der fürchtet, sich zu sehr von *einem* Philosophen, Kant, abhängig zu machen, sei daran erinnert, dass ein anderer der ganz Großen, Hegel, vom »unendlichen Wert« des Menschen spricht. Er bekräftigt, dass dieser Wert dem Menschen, bloß weil er Mensch ist, zukommt und »nicht weil er Jude, Katholik, Protestant, Deutscher, Italiener u. s. f. ist.«[20]

Diese Aussagen haben die Menschheit so stark überzeugt, dass die *Charta der Vereinten Nationen* schon im Jahr 1945, also vor dem deutschen Grundgesetz, sich auf die Würde und den Wert des Menschen beruft. Und dabei meint sie den absoluten Wert jedes einzelnen Menschen. Nach der Erfahrung mit zwei Weltkriegen und mit den verbrecherischen Regimes, die es leider bis heute noch gibt, hat die Menschheit guten Grund, all denen eine unantastbare Würde zuzusprechen, die Menschenantlitz tragen. Alles andere wäre Willkür, mithin ein Verstoß gegen den unstrittigen Kern der Gerechtigkeit, das Willkürverbot.

---

18 Vgl. Kant (1907), § 11, S. 435.
19 Kant, Akademieausgabe XXXVII, 14.
20 Hegel (1821), § 209, S. 360.

Literatur

Aristoteles (1978): Politik. Übers. v. O. Gigon. München.

Cicero, M. T. (1984): De officiis (Über die Pflichten). Lat./dt. Stuttgart.

Hegel, G. W. F. (1821): Grundlinien zur Philosophie des Rechts. Werke in 20 Bänden, Band VII. Frankfurt a.M.

Höffe, O. (1989): Politische Gerechtigkeit. Grundlegung einer kritischen Philosophie von Recht und Staat. Frankfurt a.M.

Höffe, O. (1996): Vernunft und Recht. Bausteine zu einem interkulturellen Rechtsdiskurs. Frankfurt a.M.

Höffe, O. (2002a): Menschenwürde als ethisches Prinzip. In: Höffe et al. (2002), S. 111–141.

Höffe, O. (2002b): Demokratie im Zeitalter der Globalisierung. München.

Höffe, O. (2002c): Medizin ohne Ethik? Frankfurt a.M.

Höffe, O./Honnefelder, L./Isensee, J./Kirchhof, P. (2002): Gentechnik und Menschenwürde. An den Grenzen von Ethik und Recht. Köln.

Kant, I. (1903): Grundlegung zur Metaphysik der Sitten. In: Gesammelte Schriften, hg. v. d. Königlich Preußischen Akademie der Wissenschaften (AA). Band IV. Berlin [1785], S. 385–463.

Kant, I. (1907): Die Metaphysik der Sitten. Zweiter Teil: Metaphysische Anfangsgründe der Tugendlehre. AA VI. Berlin [1797], S. 373–493.

Kant, I. (1908): Kritik der Urteilskraft. AA V. Berlin [1790], S. 165–485.

Meng Zi (Mong Dsi) (1982): Die Lehrgespräche des Meisters Meng K'o. Köln.

Römer, W. H. P./Soden, W. von (Hg.) (1990): Texte aus der Umwelt des Alten Testaments. Bd. III: Weisheitstexte I. Gütersloh.

Singer, P. (1982): Befreiung der Tiere. Eine neue Ethik zur Behandlung der Tiere. München.

Anmerkung

Der vorliegende Aufsatz ist die überarbeitete und um Literaturhinweise ergänzte Fassung eines Radiobeitrags, der am 27.01.2008 auf SWR2 gesendet wurde.

Markus Rothhaar

Menschenwürde und Menschenrechte in der Bioethik

1. Menschenwürde in der Diskussion

Der Begriff der Menschenwürde ist, man wird das ohne Übertreibung sagen können, bei vielen der großen politischen und gesellschaftlichen Kontroversen in aller Munde, angefangen mit den Debatten um Klonen, Stammzellforschung und Abtreibung über die sozialpolitischen Diskussionen der letzten Jahre oder die Frage nach der Zulässigkeit der sogenannten »Rettungsfolter« bis hin zu Sterbehilfe und Sterbebegleitung. Das ist sicherlich kein Zufall, sondern der spezifischen Stellung des Begriffs der Menschenwürde gedankt. Diese ist durch zweierlei gekennzeichnet: Zu einen ist mit der Menschenwürde ein ursprünglich genuin philosophischer Begriff zu einem Rechtsbegriff erhoben worden, der als solcher natürlich eine eminent praktische Dimension aufweist. Damit wird der Begriff der Menschenwürde für beide Disziplinen anschlussfähig und attraktiv, denn er erlaubt einen Rückbezug auf die Ethik und eine Untermauerung des Rechts durch die Ethik ebenso wie er es umgekehrt ermöglicht, aus dem ethischen Diskurs die Rechtspraxis zu beeinflussen. Zum zweiten ist dieser philosophische Begriff nicht zu irgendeinem Rechtsbegriff erhoben worden, sondern zu dem zentralen Rechtsbegriff überhaupt: einem Rechtsbegriff, der nicht allein eine wesentliche Begründungs- und Legitimierungsfunktion für das Recht überhaupt hat, sondern zugleich offensichtlich als ein Moment absoluter Deontologie innerhalb des Rechts fungiert. Der Satz »Die Würde des Menschen ist unantastbar« entzieht die Menschenwürde nach allen gängigen Verfassungsauslegungen der Rechtsgüterabwägung, die sich als die ansonsten bestimmende Methode der Verfassungsrechtsdogmatik etabliert hat.

Trotz oder gerade wegen dieser Besonderheiten gibt es inzwischen kaum ein ethisches und rechtsphilosophisches Konzept, das derart vielfältige Auslegungen, Begründungs- und Bestimmungsversuche erfährt wie die von Art. 1, Abs. 1 GG evozierte »Würde des Menschen«. Das zeigt sich insbesondere im bioethischen und dem darauf bezogenen verfassungsrechtlichen Diskurs, in dem lange die Frage im Mittelpunkt stand, wem Menschenwürde zukommt, wo inzwischen aber ein zunehmendes Bewusstsein dafür entstanden ist, wie wenig Klarheit und Einigkeit eigentlich darüber besteht, was es in normativer Hinsicht bedeutet, dass einem Wesen Menschenwürde zukommt. Was verbietet der Grundsatz der Menschenwürde – und was erlaubt er?

Welchen Status hat die Menschenwürde innerhalb der Ethik und innerhalb des Rechts? In welchem Verhältnis stehen Menschenwürde und Menschenrechte? Was bedeutet es, dass Menschenwürde »unantastbar« ist, und welche Folgen hat dies? – auf alle diese Fragen gibt es zunehmend vielfältigere und immer weiter auseinander gehende Antworten.

Dieser Umstand führt auch zu einem insgesamt zwiespältigen Befund: Auf der einen Seite spielt die Würde des Menschen in einer Vielzahl von Ländern im öffentlichen Diskurs über Fragen der modernen Medizin und Biologie eine, wenn nicht *die* zentrale Rolle. Die Verfassungen zahlreicher westlicher Länder nehmen Bezug auf den Begriff der Menschenwürde und weisen ihr nicht selten den Status eines oberstes Prinzip des Rechts zu. In vielen wichtigen Dokumenten auf supranationaler und internationaler Ebene, von der *Allgemeinen Erklärung der Menschenrechte* bis hin zur *EU-Grundrechte-Charta*, nimmt die Menschenwürde eine hervorgehobene Position ein. In der *Konvention des Europarats über Biomedizin und Menschenrechte* von 1998 und in der von der UNESCO 2005 verabschiedeten *Allgemeinen Erklärung über Bioethik und Menschenrechte* steht die Achtung der Menschenwürde sogar jeweils an vorderster Stelle der inhaltlichen Ziele. Dieser überwältigenden Präsenz der Menschenwürde im öffentlichen Raum steht eine zunehmende Skepsis in den Fachdiskursen der Angewandten Ethik einschließlich der Medizinethik gegenüber.[1] Ihren Grund hat diese Skepsis nicht zuletzt in dem Eindruck, der Begriff der Menschenwürde habe so wenig greifbaren Gehalt, dass man ihn beliebig für oder gegen jede Position ins Feld führen könne. An kaum einer Stelle wird das so deutlich wie bei der so genannten »aktiven Sterbehilfe«. Auf der einen Seite wird hier die Vorstellung eines »Sterbens in Würde« häufig als Argument für die aktive Sterbehilfe herangezogen. Ein Sterben in Schmerzen und Leid, ein »Dahinvegetieren« unter Verlust der Selbstkontrolle, so diese Auffassung, widerspreche der menschlichen Würde. Der letzte Triumph der Freiheit und Würde des Menschen über die widrigen Umstände seiner Existenz bestehe darin, auch und gerade in einer solchen Situation frei über seinen eigenen Tod entscheiden zu können, selbst wenn dazu die Hilfe eines Dritten benötigt werde. Der Gedanke der Menschenwürde fordere daher eine Legalisierung der aktiven Sterbehilfe. Geht man dagegen von christlich inspirierten Konzepten der Menschenwürde aus, nach denen die Würde eines Menschen gerade in der grundlegenden Unantastbarkeit jedes Menschenlebens besteht, so wird man zum genau entgegengesetzten Resultat kommen. Vergleichbare Konflikt-

---

1 Stellvertretend für viele sei hier Ruth Macklin zitiert: »Although the aetiology may remain a mystery, the diagnosis is clear. Dignity is a useless concept in medical ethics and can be eliminated without any loss of content.« Macklin (2003), S. 1419–1420.

linien zeigen sich auch in anderen Bereichen, von der Debatte um die PID bis hin zur Forschung an Nichteinwilligungsfähigen.

2. Menschenwürde und Menschenrechte

Der Schlüssel zur Beantwortung aller dieser Fragen liegt, wie ich im Folgenden ausführen möchte, in der dritten Frage: der Frage nach dem Verhältnis von Menschenwürde und Grund- bzw. Menschenrechten.[2] Hier gibt es, wie bereits ein kurzer Blick in die Literatur zeigt, zwei grundlegende Positionen, die man mit den Begriffen »reduktionistisch« und »nicht-reduktionistisch« beschreiben kann. Ich beginne mit der reduktionistischen, die in gewisser Weise die greifbarere der beiden ist. Nach der reduktionistischen Position, die insbesondere im philosophischen Nachdenken über Menschenwürde zu finden ist, bildet Menschenwürde nichts anderes als den Geltungsgrund und das Prinzip der Menschenrechte. Die Menschenwürde wird auf der rechts-praktischen Ebene dann einfach geschützt, indem die einzelnen Menschenrechte geschützt werden oder wie es Christoph Enders, einer der wenigen deutschen Verfassungsrechtler, die diese Position vertreten, im Hinblick auf das Grundgesetz prägnant formuliert: »Der Schutz der Menschenwürde wird subjektiv-rechtlich durch die Grundrechte gewährleistet.«[3]

Der »reduktionistischen« Position steht die nicht-reduktionistische Position entgegen, die zwar i. d. R. den Charakter der Menschenwürde als Prinzip und Geltungsgrund der Menschen- bzw. Grundrechte auch bejaht, die darüber hinaus der Menschenwürde aber zusätzlich den Charakter einer spezifischen Rechtsgarantie zuspricht, deren Schutz nicht im Schutz der Menschen- oder Grundrechte aufgeht.[4] »Menschenwürde« im Sinne dieser Position beschreibt einen spezifischen subjektiv-rechtlichen Anspruch des Einzelnen, der einen eigenständigen normativen Gehalt neben und zusätzlich zu den durch die Grundrechte geschützten Rechtsansprüchen aufweist.

---

2   In diesem Zusammenhang ist zu beachten, dass die Begriffe »Menschenrechte« und »Grundrechte« natürlich nicht völlig deckungsgleich sind. So gibt es z. B. Grundrechte, die nicht nur Menschen zukommen können, wie etwa das Eigentumsrecht, das auch juristischen Personen zustehen kann oder Grundrechte, die nicht den Charakter von Menschenrechten, sondern von bürgerlichen Rechten haben wie die diversen Wahlrechte. Gleichwohl können zentrale Grundrechte aber als positivrechtliche Umsetzung von Menschenrechten gelten. Wenn die Begriffe »Grundrechte« und »Menschenrechte« im folgenden synonym verwandt werden, so ist das in diesem Sinn zu verstehen.

3   Enders (1999), S. 503–504.

4   Beispielhaft für viele die Kommentare von Höfling (2002), Art. 1 I, Rn. 1–60; Starck (1999), Art. 1 I, Rn. 1–123; Herdegen (2003), Art. 1 I, Rn. 1–114; Kunig (2000), Art. 1 I, Rn. 1–71.

Art. 1, Abs. 1 GG gewinnt damit letztlich den Charakter eines spezifischen subjektiven »Rechts auf Menschenwürde«. Von anderen Rechten würde sich dieses Recht allerdings wiederum grundlegend dadurch unterscheiden, dass es entsprechend seiner Auszeichnung als »unantastbar« jeder Abwägung gegen andere Grundrechte und jeder Möglichkeit der Ausnahme prinzipiell entzogen wäre. Im Fall eines Konflikts würde das »Recht auf Menschenwürde«, worin immer sein normativer Gehalt genauer bestehen möge, daher jedes andere Grund- oder Menschenrecht ausstechen. An dieser Stelle wird bereits deutlich, dass die Methodik der »Abwägung« die zentrale Problematik des Menschenwürdekonzepts bildet, wie es sich im aktuellen Diskurs präsentiert. Diejenigen Handlungen, die durch die Menschenwürdegarantie verboten sind, sind ohne Rücksicht auf Umstände, Folgen oder andere Rechte verboten. Im Umkehrschluss resultieren nach dieser Lesart aus allen anderen Grundrechten keine kategorischen Ge- oder Verbote. Vielmehr ergibt sich hier erst aus der Abwägung, ob eine spezifische Handlung, ein Gesetz usw. zulässig oder verboten ist.

Was aber ge- oder verbietet die gemäß nicht-reduktionistischer Lesart verstandene Menschenwürdegarantie nun und was lässt sie zu? Anders gesagt: welchen normativen Gehalt hat sie? Innerhalb der juristischen Theoriebildung lassen sich auf diese Frage zwei grundsätzliche Antworten finden: die Dürig'sche »Objektformel« und der »Ansatz beim Verletzungsvorgang«. Der »Ansatz beim Verletzungsvorgang« besagt, vereinfacht gesprochen, der normative Gehalt der Menschenwürdegarantie lasse sich überhaupt nicht bestimmen; vielmehr lasse sich nur jeweils angesichts des konkreten Einzelfalls beurteilen, ob eine Menschenwürdeverletzung vorliegt. Sofern diese Theorie, die es innerhalb der Rechtswissenschaften zu einiger Beliebtheit gebracht hat, nun lediglich meinen sollte, dass der Gehalt eines normativen Satzes vom Charakter eines Verbots in nichts anderem und nichts mehr besteht, als in dem Verbot, das er ausspricht, und dass es mithin für die Erfordernisse der juristischen Praxis einer metaphysischen oder theologischen Definition der Menschenwürde nicht bedarf, wäre dieser Ansatz weitgehend unproblematisch. Er würde dann freilich einer allgemeinen intensionalen Bestimmung des normativen Gehalts des Menschenwürdegrundsatzes auch in keiner Weise entgegenstehen. In der Tat versteht Dürig, auf den der Ansatz beim Verletzungsvorgang teilweise zurückgeht, diesen Ansatz offensichtlich in diesem unproblematischen Sinn, schließt er doch an die Aussage »Der Inhalt dessen, was den unbestimmten Rechtsbegriff der Menschenwürde ausmacht, lässt sich für die Rechtspraxis am besten negativ vom Verletzungsvorgang her begreifen«[5] unmittelbar seine intensionale Bestimmung des normativen Gehalts von Art. 1, Abs. 1 GG durch die Objektformel an, auf die ich gleich noch zu sprechen kommen werde.

---

5   Dürig (1958), Art. 1 I, Rn. 28.

Allerdings hat es den Anschein, dass in der juristischen Theoriebildung häufig mehr gemeint ist, wenn auf den Verletzungsvorgang rekurriert wird, nämlich dass prinzipiell auf eine intensionale Bestimmung der Menschenwürdegarantie verzichtet werden könne und müsse. Die Frage, ob es sich bei einer Tat um eine Verletzung der Menschenwürde handele, könne, so diese Auffassung, gar nicht aufgrund einer Bestimmung des normativen Gehalts der Menschenwürdegarantie festgestellt, sondern nur im jeweiligen konkreten Einzelfall beurteilt werden. An die Stelle der intensionalen Bestimmung des normativen Gehalts der Menschenwürde tritt dann im Sinne der sogenannten »Beispielstechnik« eine extensionale Bestimmung in Form additiver Aufzählungen von Menschenwürdeverletzungen.[6] »Menschenwürde« wird dann zum bloßen Sammelbegriff für mehr oder weniger willkürliche, nicht weiter ausgewiesene Setzungen. Dieser Umstand ist nicht allein im Hinblick auf die Rechtssicherheit problematisch, er beruht auch offensichtlich auf einer Selbsttäuschung. Denn um einen konkreten Fall oder eine bestimmte Fallgruppe als Fall einer Menschenwürdeverletzung überhaupt erkennen zu können, bedarf es irgendeiner Vorstellung davon, worin der normative Gehalt des Menschenwürdeprinzips besteht, sei sie noch so vage und implizit. Der »Ansatz beim Verletzungsvorgang« verzichtet also nicht etwa auf eine intensionale Bestimmung des normativen Gehalts, sondern nur darauf, diese Bestimmung explizit zu machen und rational zu rechtfertigen. Er ist damit weder mit dem Anspruch auf Rechtssicherheit, noch mit dem Erfordernis vereinbar, jede Freiheitseinschränkung intersubjektiv nachvollziehbar und willkürfrei zu begründen.

Anders stellt sich die Sachlage bei Günter Dürigs Versuch dar, den normativen Gehalt der Menschenwürdegarantie mittels der klassisch gewordenen »Objektformel« zu bestimmen. Dürig vertritt zwar eigentlich die Auffassung, bei der Menschenwürde gemäß Art. 1 Abs. 1 GG handele es sich nicht um ein subjektives Recht, sondern um das Konstitutionsprinzip der Verfassung und das Prinzip der Grundrechte. In diesen konkretisiere sich die Würde des Menschen und werde juristisch operabel. Er bleibt dabei aber nicht stehen, sondern versucht, die Menschenwürde dennoch analog zu einem subjektiven Recht für die juristische Praxis operabel zu machen. Der theoretische Schritt, mit dem er dies vollzieht, besteht darin, jedem einzelnen Menschenrecht einen »Menschenwürdekern« zuzusprechen, bei dessen Verletzung die Verletzung des Menschenrechts zugleich eine Verletzung der Menschenwürde darstellt. Als Kriterium dafür, wann es der Fall sei, dass eine Menschenrechtsverletzung den Charakter einer Menschenwürdeverletzung annehme, führt er die stark an Kants zweite Formulierung des Kategorischen Imperativs angelehnte »Objektformel« in die Rechtsdogmatik ein. Ein Verstoß gegen die Menschenwürde liegt demnach immer dann vor, wenn eine

---

6   So etwa bei Podlech (2001), Art. 1 I, Rn. 17ff oder Höfling (2002), Rn. 19–37.

Menschenrechtsverletzung derart beschaffen ist, dass durch sie »der konkrete Mensch zum Objekt, zu einem bloßen Mittel, zur vertretbaren Größe herabgewürdigt wird.«[7] Ausgehend von dieser Definition hat sich in der juristischen wie in der politisch-gesellschaftlichen Debatte – unter Absehung von der ironischerweise von Dürig selbst ausgesprochenen Warnung, die Objektformel sei eigentlich viel zu simplifizierend[8] – vielfach die Auffassung herausgebildet, bei Art. 1 Abs. 1 GG handele es sich um etwas wie ein spezifisches »Recht auf Nicht-Instrumentalisierung« oder »Recht, nicht als bloßes Objekt behandelt zu werden«. In der Tat nimmt praktisch jede Entscheidung, die Art. 1 Abs. 1 GG zur Anwendung bringt, auf eine »Mittel-zum-Zweck«-Formel Bezug, um zu begründen, dass eine Handlung oder ein Gesetz einen »Verstoß gegen die Menschenwürde« darstelle und daher jenseits aller Abwägbarkeit unzulässig sei. Handlung X oder Gesetz Y, so heißt es dann oft in direkter Kant-Paraphrase, sei ein Verstoß gegen Art. 1 Abs. 1 GG, weil durch sie der Mensch »als bloßes Mittel zum Zweck mißbraucht« oder »zum bloßen Objekt staatlichen Handelns degradiert« würde.[9]

Trotz der weitgehenden Akzeptanz, die diese Auslegung der Menschenwürdegarantie gefunden hat, bringt sie doch eine schon fast unübersehbare Reihe von Problemen, Irritationen und offenen Fragen mit sich, von denen ich hier nur einige kurz nennen möchte. Die erste Schwierigkeit betrifft die Frage, in welchem Verhältnis der als Instrumentalisierungsverbot ausgelegte Menschenwürdegrundsatz zu einem sozialen Verständnis der Menschenwürde steht. Zum zweiten wird gelegentlich die Frage aufgeworfen, ob nicht die Unterworfenheit des Bürgers unter Gesetz und Recht bei einer wörtlichen und strengen Lesart der Objektformel bereits eine Menschenwürdeverletzung darstellen müsste, da der einzelne doch da, wo er gezwungen wird, dem Gesetz gemäß zu handeln, ein »bloßes Objekt staatlichen Handelns« sei.[10] Zwar wird diese Frage natürlich üblicherweise nur aufgeworfen, um sie zu verneinen; eine Begründung für dieses »Nein« wird jedoch in der Regel nicht gegeben.

Eine dritte Irritation, die gelegentlich auftaucht, artikuliert sich in der Frage, ob denn im Ausgang von der Objektformel ein Verbrechen, das offensichtlich zweckfrei, um seiner selbst Willen begangen wird, überhaupt als Menschenwürdeverletzung betrachtet werden könne, wenn Menschenwürde doch ein Verbot des Behandelns »als bloßes Mittel zum Zweck« zum norma-

---

7 Dürig (1958), Rn. 28.
8 Ebd.
9 Umfangreiche Nachweise dazu bei Höfling (2002), Rn. 3 und Herdegen (2003), Rn. 26.
10 Diese Überlegung taucht als zentrales Argument auch in der einzigen höchstrichterlichen Entscheidung der bundesrepublikanischen Rechtsgeschichte auf, in der die Objektformel explizit kritisiert wird, dem sogenannten »Abhörurteil« von 1970. BVerfGE 30, 1 (25).

tiven Gehalt habe. Gerade in der Bioethik-Debatte bietet diese Problematik reichlich Stoff für Argumente, denen man einen sophistischen Charakter nicht absprechen kann, etwa wenn die vermeintlich »zweckfreie« Vernichtung eines menschlichen Embryos im Zuge eines Schwangerschaftsabbruchs als »bloßer« Verstoß gegen das abwägbare Tötungsverbot für zulässig, seine Vernichtung zu Forschungszwecken aber als vermeintlicher Verstoß gegen die Menschenwürde für absolut verboten erklärt wird.[11]

Ein vierter Kritikpunkt betrifft nicht allein die Auslegung der Menschenwürde qua Objektformel, sondern im Prinzip alle nicht-reduktionistischen Theorien. Dieser Einwand besagt, dass genau dann, wenn es sich bei der Menschenwürde um eine unabwägbare subjektive Rechtsgarantie handelte, eine Vielzahl von Handlungs- bzw. Entscheidungssituationen streng dilemmatisch würde: nämlich immer da, wo ein solches subjektives »Recht auf Menschenwürde« einer Person mit dem »Recht auf Menschenwürde« einer anderen Person kollidieren würde. In einem solchen Fall gibt es logisch gesehen eigentlich nur die beiden Möglichkeiten, entweder die »Unabwägbarkeit« der Menschenwürde aufzugeben oder die nicht-reduktionistische Interpretation der Menschenwürde.

Man muss allerdings, und damit komme ich zum fünften Einwand, nicht einmal die Kollision der Menschenwürde mit sich selbst bemühen. Auch in der Kollision zwischen Menschenwürde und anderen Rechten liegen unter der Voraussetzung der absoluten Unabwägbarkeit einer als subjektive Rechtsgarantie verstandenen Menschenwürdenorm brisante Probleme. Denn unter jener Voraussetzung würde Menschenwürde sogar über dem in der Rechtsordnung als – vermeintlich – abwägbar gesetzten Recht auf Leben in allen seinen Ausprägungen und damit selbst über seiner Kernausprägung als Verbot der vorsätzlichen Tötung außerhalb von Notwehr- und Nothilfesituationen stehen.[12] Norbert Hoerster macht vor diesem Hintergrund etwa gegenüber der Objektformel geltend, dass es Handlungen bzw. Handlungsweisen gibt, die zwar den Charakter vollständiger »Instrumentalisierung« bzw. eines vollständigen Behandelns als »bloßes Objekt« aufweisen, die zugleich aber

---

11   Vgl. stellvertretend für viele den Abschlussbericht der Enquete-Kommission Recht und Ethik der modernen Medizin des Deutschen Bundestags (2002), S. 19 und Braun (2000), S. 79ff. Diese Position ist freilich vor allem politisch motiviert, insofern sie den Zweck hat, eine Ablehnung der embryonalen Stammzellforschung mit einer Befürwortung des Schwangerschaftsabbruchs kompatibel erscheinen zu lassen. In der Tat handelt es sich aber um den bloßen Schein von Kompatibilität.

12   Bei Matthias Herdegen führt vor dem Hintergrund seiner Auffassung der Menschenwürde als subjektives Recht unter anderem diese Problematik zu einer grundsätzlichen Skepsis gegenüber der Unabwägbarkeit der von ihm als subjektives Recht gedachten Menschenwürde (Vgl. Herdegen (2003), Rn. 22 und Rn. 45).

dennoch ethisch völlig legitim und durch die Rechtsordnung ohne jeden Zweifel gedeckt seien. Als ein Beispiel hierfür nennt Hoerster etwa die Situation, in der ein Bootsbesitzer, der dem Ertrinken eines Kindes tatenlos zusieht, von einem Dritten mit einer Waffe gezwungen wird, zur Rettung des ertrinkenden Kindes beizutragen.[13] Dieser treffende Einwand Hoersters könnte sogar noch zugespitzt werden durch den Hinweis, dass sich auch umgekehrt Handlungen denken lassen, die zwar der Abwehr von Instrumentalisierung dienen, die aber gleichwohl in keiner Weise ethisch zu rechtfertigen sind. Hier wäre etwa an eine Konstellation zu denken, in der eine Person A sich aus einer von einer Person B ausgehenden, ihn im Sinn der Objektformel instrumentalisierenden oder erniedrigenden Situation nur durch einen vorsätzlichen Mord an einem ihn nicht bedrohenden, völlig unschuldigen Dritten C befreien kann. Fasste man nun die Menschenwürdegarantie als ein unabwägbares subjektives Recht auf Nicht-Instrumentalisierung auf und stellte man dieses Rechtsgut, wie es nach fast allen gängigen juristischen Theorien der Fall ist, als »unabwägbares« Rechtsgut über das vermeintlich »abwägbare« Rechtsgut des »bloßen Lebens«, so könnte man problemlos den Schluss ziehen,[14] dass ein solcher Mord aufgrund der Unabwägbarkeit der Menschenwürde legitim und von der Rechtsordnung gedeckt sein könnte[15] – was zweifellos kaum plausibel ist.

3. Kants Begriff der Menschenwürde I: Prinzip der Rechte und Pflichten

Wer die Tragfähigkeit des Menschenwürdekonzepts für Ethik und Recht untersuchen möchte, wird angesichts der aufgeführten Kritikpunkte nicht

---

13 Hoerster (2002), S. 14–15.

14 Zwar ließe sich darauf einwenden, auch ein solcher Mord stelle eine Instrumentalisierung dar und sei insofern gemäß des Menschenwürdegrundsatzes unzulässig, aber erstens ist ein eventueller Intrumentalisierungscharakter üblicherweise nicht das, was wir an einem Mord moralisch falsch finden, und zweitens ergäbe sich in diesem Fall unter der Prämisse der strikten Unabwägbarkeit der Menschenwürde eines jener Dilemmata, auf die bereits hingewiesen wurde: Menschenwürde würde gegen Menschenwürde stehen und die Rechtsordnung dürfte einen solchen Mord folglich weder verbieten, noch dürfte sie ihn nicht verbieten.

15 Für die damit bezeichnete theoretische Problematik ist es zwar beachtenswert, aber nicht zentral, dass ein solcher Fall im Rahmen der Rechtspraxis wohl unter Bezugnahme auf die Rechtsfigur des entschuldigenden Notstandes (§ 35 StGB) entschieden würde. Das gilt zumal, da das Verhältnis der Menschenwürdegarantie zur Rechtsfigur des Notstandes rechtdogmatisch, wie u.a. die jüngste Debatte um die »Rettungsfolter« zeigt, bislang alles andere als abschließend geklärt zu sein scheint.

umhin kommen, das Konzept der Menschenwürde in seiner philosophisch gehaltvollsten Ausformulierung, der Kantischen Ethik, noch einmal im Hinblick auf die durch die verfassungsrechtliche Debatte aufgeworfenen Fragen einer gründlichen Reflexion zu unterziehen. Grundlegend dafür ist in erster Linie die von Dürig rezipierte sogenannte »Zweite Formulierung des Kategorischen Imperativs«, die es verbietet, Menschen als »bloßes Mittel zum Zweck« zu benutzen. Wörtlich lautet sie: »Handle so, dass du die Menschheit sowohl in deiner Person, als in der Person eines jeden anderen jederzeit zugleich als Zweck, niemals bloß als Mittel brauchst.«[16] In zweiter Linie ist sodann auch die Unterscheidung zwischen »Wert« und »Würde« von Bedeutung, mit der Kant seinen Begriff der Menschenwürde weiter expliziert.[17]

In einem auffälligen Gegensatz zur juristischen Theoriebildung und zum politisch-gesellschaftlichen Diskurs spielt die »Mittel-zum-Zweck«-Formel in der einschlägigen philosophischen Kant-Interpretation kaum eine Rolle.[18] Hier wird die »Mittel-zum-Zweck«-Formel in der Regel als nachrangig gegenüber dem Kategorischen Imperativ in der ersten Formulierung[19] verstanden. Allenfalls bilde sie den Grund seiner Geltung, sei aber keine eigenständige Quelle von Normen. Diese Deutung findet ihre Bestätigung bei Kant selbst. So führt Kant, unmittelbar nachdem er die »Mittel-zum-Zweck«-Formel eingeführt hat, aus, »dass der Übertreter der Rechte der Menschen sich der Person anderer bloß als Mittel zu bedienen gesonnen sei, ohne in Betracht zu ziehen, dass sie, als vernünftige Wesen, jederzeit zugleich als Zwecke, d. i. nur als solche, die von eben derselben Handlung auch in sich müssen den Zweck enthalten können, geschätzt werden sollen.«[20]

Diese Beschreibung weist in sehr kondensierter Form zwei verschiedene Ebenen normativer Forderungen auf. Einmal verbietet der »Zweck-an-sich«-Charakter der Person, sie einer Handlung zu unterwerfen, der sie überhaupt nicht zustimmen kann, weil diese Handlung grundsätzlich nicht zustimmungsfähig ist und mithin gegen den Kategorischen Imperativ in der ersten Formulierung verstößt. Zum anderen erlaubt sie eine gegen ihn nicht verstoßende, zur Realisierung eigener Zwecke durchgeführte Handlung genau dann, wenn jede von der Handlung betroffene Person sich den Zweck der Handlung zum eigenen Zweck setzt. In diesem Sinn ist also von der »Mittel-zum-Zweck«-Formel nicht mehr gefordert als die faktische Zustimmung der von einer Handlung betroffenen Person zu dieser Handlung. Diese Forderung

---

16   Kant (1903), S. 429.
17   Ebd., S. 434–435.
18   Beispielhaft dafür seien die Interpretationen von Wolff (1973), Prauss (1983) und Atwell (1986) genannt.
19   Der Vollständigkeit halber sei er hier noch einmal zitiert: »Handle nur nach derjenigen Maxime, von der du zugleich wollen kannst, daß sie ein allgemeines Gesetz werde.« Kant (1903), S. 421.
20   Kant (1903), S. 430.

ergibt sich offensichtlich wiederum aus der Verallgemeinerbarkeitsregel, da die Maxime, man dürfe eine andere Person gegen deren Willen zu etwas zwingen, was nur der Realisierung eigener relativer Zwecke dient, sicher kein verallgemeinerbares Gesetz abgibt.

Die Forderung, einen Menschen nie »als bloßes Mittel zum Zweck zu gebrauchen«, gibt dann als solche keinerlei Maßstab der Legitimität oder Illegitimität, sondern bezieht ihn von anderswoher – nämlich, wie wir nun sehen, aus dem Kategorischen Imperativ in der ersten Formulierung. Was die »Zweck-an-sich«-Formel konkret verbietet oder fordert, ergibt sich danach allein aus der Verallgemeinerbarkeitsregel. Die Würde des Menschen, wie Kant sie versteht, so muss das Zwischenfazit auf der Grundlage dieser Lesart lauten, bildet also im Wesentlichen nichts anderes als das *Moment des Deontologischen* selbst an einer streng deontologisch gedachten Ethik: Sie begründet und umschreibt im Rahmen der Kantischen Moralphilosophie den Umstand, dass – außerhalb von Notwehrsituationen – alle Pflichten gegenüber Menschen kategorisch gelten und alle Rechte von Menschen kategorisch zu respektieren sind, sie liefert aber selbst keine spezifische Pflicht und kein spezifisches Recht, insbesondere kein »unabwägbares Recht auf Nicht-Instrumentalisierung«. Vielmehr begründet Menschenwürde bei Kant gerade die »Unabwägbarkeit« *jeglicher* Pflichten und die Unantastbarkeit *jeglicher* Rechte. Bezieht man das auf die Diskussion um den Status des Menschenwürdegrundsatzes zurück, so entspräche diese Lesart am ehesten der juristischen Mindermeinung, nach der es sich bei der Menschenwürde um das nicht eigenständig anwendbare Prinzip der Menschenrechte handelt. Gegenüber besagter Theorie bestünde ein signifikanter Unterschied allerdings darin, dass bei Kant nicht erst ein Verstoß gegen ein Menschen- oder Grundrecht eine Menschenwürdeverletzung darstellen würde, sondern überhaupt jeder Verstoß – egal von wem vollzogen – gegen eine moralische Pflicht, die sich aus dem Kategorischen Imperativ in der ersten Formulierung ergibt.

Vor diesem Hintergrund kann es im Übrigen auch das im juristischen Diskurs vielfach diskutierte (Schein-)Problem einer Kollision von Rechten und Rechtsgütern miteinander nicht geben, da von vorneherein kein Recht einen Rechtsanspruch auf die Verletzung der Rechte anderer enthält. Rechte können im Rahmen der – in dieser Hinsicht völlig überzeugenden – Konzeption von Rechten und Pflichten nicht miteinander kollidieren, da sie nicht äußerlich »aneinanderstoßen«, sondern immer schon immanente Schranken aufweisen. So gibt es beispielsweise keine Kollision von Lebensrecht und Selbstbestimmungsrecht, die dann in einer konsequenzialistischen »Abwägung« zugunsten des einen oder anderen entschieden werden müsste, sondern das Selbstbestimmungsrecht impliziert von vorneherein kein Recht auf eine Verletzung des Lebensrechts anderer. Für eine wie auch immer geartete Abwägung ist daher kein Platz.

4. Die Unabwägbarkeit der Menschenwürde

Beziehen wir die Befunde, die wir aus der Analyse der »Mittel-zum-Zweck-Formel« gewonnen haben, auf die Frage nach dem rechtspraktischen Umgang mit Menschen- bzw. Grundrechten zurück, so scheinen wir nun unversehens zwischen Scylla und Charybdis gelandet zu sein. Aus einer rein kantianischen Perspektive wäre an dieser Stelle zwar noch der Unterschied zwischen Rechts- und Tugendpflichten zu beachten. Selbst mit dieser Einschränkung scheinen sich uns aber im Rahmen einer reduktionistischen These nur zwei gleichermaßen problematische Theorie-Alternativen zu bieten: Nämlich entweder *mit* Kant *alle* Grund- und Menschenrechte – soweit sie Pflichten entsprechen, die sich aus dem Kategorischen Imperativ in der ersten Formulierung ergeben – als unabwägbar anzunehmen. Oder aber die Menschenwürde zwar als Prinzip und Geltungsgrund dieser Rechte zu verstehen, die einzelnen Rechte aber *gegen* Kant als prinzipiell abwägbar und je nach Umständen und Folgen relativierbar. Man wird sicherlich nicht ganz falsch liegen, wenn man in dieser recht misslichen Alternative das wesentliche Motiv für die anhaltende Unbeliebtheit der »reduktionistischen« These unter Juristen und die vergleichsweise Attraktivität der nicht-reduktionistischen sucht.

Tatsächlich ist die dargelegte Alternative aber natürlich nicht zwangsläufig. Es spricht nichts dagegen, die Menschenwürde nicht als Moment der Unabwägbarkeit generell *aller* Rechte und Pflichten zu begreifen, sondern vielmehr als Moment der Unabwägbarkeit und Unbedingtheit einer bestimmbaren Teilmenge von grundlegenden Rechten bzw. Pflichten.[21] Darunter würden diejenigen Rechte fallen, die Handlungen abwehren, welche einen Menschen nicht bloß in einer spezifischen äußerlichen Hinsicht des Vollzugs seiner Personalität, sondern in seinem Mensch- und Personsein überhaupt negieren: Rechte also, die nicht auf äußere Güter reduzibel sind bzw. Ansprüche schützen, die äußere Güter betreffen. Diese unbedingt geltenden Rechte sind in erster Line die beiden Rechte, die auch im GG unmittelbar an die Menschenwürdegarantie des Art. 1 anschließen, nämlich das Recht auf Leben und körperliche Unversehrtheit und das Verbot der Benachteiligung aufgrund Rasse, Religion etc. Die Besonderheit des Lebensrechts zeigt sich relativ deutlich im Kontrast beispielsweise zum Eigentumsrecht. Bei einer Verletzung des Eigentumsrechts verfügt der Verletzer über ein dem Verletzten selbst äußerliches Gut, das diesem lediglich aufgrund bestimmter Konventionen zugesprochen ist, er maßt sich aber kein Verfügungsrecht über dessen Personalität schlechthin an wie es beim Mord, beim Totschlag oder der Vergewaltigung geschieht.

---

21 Dass mit einem solchen Ansatz der Rahmen der Kantischen Moralphilosophie verlassen wird, versteht sich von selbst.

Anders sieht die Begründung beim Gleichbehandlungsgrundsatz aus. Dessen Verletzung stellt einen Menschen in einer anderen Hinsicht in seiner Personalität grundsätzlich in Frage als die Tötung, nämlich in der Hinsicht, dass der Betreffende lediglich als Mitglied und Repräsentant einer Gruppe beurteilt und behandelt wird, nicht aber als individuelle Person. Enteignungen, die allein gegen die Angehörigen einer bestimmten religiösen oder ethnischen Gruppe gerichtet sind – etwa die »Arisierungen« des NS-Regimes oder die Enteignung und Vertreibung von 14 Mio. Deutschen 1945 – sind die kategorisch zu verurteilenden Menschenwürdeverletzungen, die sie sind, dementsprechend gerade nicht wegen der Verletzung des Eigentumsrechts, sondern aufgrund der religiösen bzw. ethnischen Selektivität der Eigentumsrechtsverletzung.

Während die Identifikation von Gleichbehandlungsgrundsatz und Menschenwürde größtenteils unbestritten sein dürfte, wird die von mir vorgenommene Identifikation von Lebensrecht und Menschenwürdegarantie im aktuellen verfassungsrechtlichen Diskurs größtenteils bestritten, obgleich sie einer weit verbreiteten lebensweltlichen Intuition entspricht und im Übrigen nicht zuletzt auch bei Kant zu finden ist. Die Gründe für diese Ablehnung sind nach dem bislang Ausgeführten leicht zu benennen.

Erstens: die irrige nicht-reduktionistische These, die Art. 1, Abs. 1 GG einen spezifischen normativen Gehalt in Form eines »Instrumentalisierungsverbots« zuspricht. Das Verhältnis von Menschenwürde und Lebensrecht ist dementsprechend rechtsdogmatisch nicht mehr sinnvoll bestimmbar und wird entweder verstanden als beziehungsloses Nebeneinander oder als Voraussetzungsverhältnis, wonach das Lebensrecht insofern von der Menschenwürde mitgeschützt sei, als das Leben die biologische Voraussetzung der Würde sei.[22] Das letztere steht allerdings mit der ansonsten behaupteten Überordnung der Menschenwürde über das Lebensrecht im logischen Widerspruch, da die conditio sine qua non der Würde logischerweise ein höheres Gut sein müsste als diese Würde selbst. Die erstere Auffassung dagegen – Menschenwürde und Lebensrecht als »die beiden Höchstgüter der Verfassung« – führt bei Konflikten zwischen vermeintlich abwägbarem Tötungsverbot und vermeintlich unabwägbarem »Instrumentalisierungsverbot« nicht nur immer wieder zu kontraintuitiven und lebensweltlich kaum vermittelbaren rechtsdogmatischen Auflösungen, sondern ist auch, wie weiter oben bereits illustriert, Ausgangspunkt und Ermöglichungsbedingung vielfach abenteuerlicher

---

22 So das BVerfG an prominenter Stelle im ersten Urteil zum Schwangerschaftsabbruch von 1975: »Das menschliche Leben stellt, wie nicht näher begründet werden muß, innerhalb der grundgesetzlichen Ordnung einen Höchstwert dar; es ist die vitale Basis der Menschenwürde und die Voraussetzung aller anderen Grundrechte.« BVerfGE 39,1 (42).

Sophistik im Bereich Angewandter Ethiken, allen voran der Medizin- und Bioethik.

Zweitens: der Einwand, das Lebensrecht sei in unserer Rechtsordnung keineswegs »unabwägbar«, sondern gerade abwägbar, wie es auch im Gesetzesvorbehalt des Art. 2 zum Ausdruck käme. Als Argument wird hier wiederum einerseits der Umstand angeführt, der Staat schütze Leben nicht um jeden Preis und in allen Fällen. So hat beispielsweise Roman Herzog – immerhin Alt-Bundespräsident und Verfassungsgerichtspräsident a. D. – im Zusammenhang der Stammzelldebatte sein Plädoyer für die Zulassung der embryonalen Stammzellforschung allen Ernstes damit begründet, dass das Lebensrecht nach der deutschen Verfassungsordnung klarerweise abwägbar sei, was sich nicht zuletzt daran zeige, dass der Staat schließlich den Autoverkehr nicht verbiete, obwohl jedes Jahr tausende Menschen bei Verkehrsunfällen ums Leben kämen.[23] Ungeachtet der Frage, ob man nun menschlichen Embryonen im frühsten Stadium tatsächlich bereits den Status von Menschenrechts- und Menschenwürdesubjekten zuspricht, haben sie damit zugleich ein weiteres Beispiel für die erwähnte Sophistik, die sich in den bioethischen Diskursen in Deutschland breit gemacht hat. Was hier geschieht ist natürlich leicht durchschaubar: das Lebensrecht wird nach der Seite hin genommen, nach der in der Tat überhaupt kein Recht unabwägbar sein kann, nämlich nach der Seite des Anspruchsrechts oder der positiven Pflicht, um dann zu folgern, es sei generell, also auch nach der Seite des Abwehrrechts – oder kantisch gesprochen: der negativen Pflicht – ebenfalls abwägbar. Genau für diesen Schluss gilt aber: non sequitur. Gleichwohl ergibt sich an dieser Stelle eine erste wichtige Präzisierung dahingehend, dass die qua Menschenwürde bestehende Unabwägbarkeit des Lebensrechts »nur« als Unabwägbarkeit des Tötungsverbots, d. h. des Lebensrechts in seiner abwehrrechtlichen Hinsicht, zu verstehen ist.

Selbst dieses sei aber, so das zweite, schon ernster zu nehmende Argument, schließlich nicht unabwägbar, wie die Zulässigkeit von Notwehr und Nothilfe zeige. Dieses Argument beruht allerdings offensichtlich auf einer Verwechslung von »Abwägung« und »Ausnahme«. Denn die Zulässigkeit von Notwehr und Nothilfe ergibt sich klarerweise nicht aus einer Abwägung zwischen den Rechtsgütern des Angegriffenen und des Angreifers, sondern aus einer gerechtigkeits- und verantwortungstheoretischen Gedankenfigur, die mit Abwägung nicht das mindeste zu tun hat. Allenfalls kann das Notwehrrecht nachträglich, im Sinne einer Verhältnismäßigkeitserwägung, durch eine Abwägung »gemildert« werden. Prinzipiell ist sein Geltungsgrund aber nicht eine abstrakte Abwägung zwischen Rechten. Denn wäre das der Fall, so wäre eine Notwehrhandlung, die beispielsweise einen Dieb in seiner körperlichen Unversehrtheit verletzt, aufgrund der Überordnung des Rechts auf

---

23 Herzog (2001).

körperliche Unversehrtheit über das Eigentumsrecht unzulässig. Sie ist aber rechtlich wie moralisch zulässig, und zwar genau deshalb, weil ihre Legitimität nicht auf einer Abwägung beruht, sondern auf der Gerechtigkeitserwägung, dass – wie es in einem auf die Rechtsphilosophie des Deutschen Idealismus zurückgehenden Grundsatz richtig heißt – »das Recht dem Unrecht nicht weichen muss« und auf der der verantwortungstheoretischen Erwägung, dass im Falle einer Notwehrhandlung die Verantwortung für diese Handlung dem Täter und nicht dem Opfer zuzuschreiben ist.

Auch Notwehr und Nothilfe können daher nicht als ein Argument für eine vermeintliche »Abwägbarkeit« des Lebensrechts herhalten, die eine Engführung von Menschenwürde und Tötungsverbot ausschließen und die Unabwägbarkeit des Tötungsverbots in Frage stellen würden. Zugleich sind Notwehr bzw. Nothilfe aber auch die einzigen Ausnahmen vom Tötungsverbot, die überhaupt denkbar und begründbar sind, einfach weil es sich um die einzigen Fallkonstellationen handelt, bei denen die beschriebene Übertragung der Verantwortung stattfindet und bei denen eine vorsätzliche Tötung nicht fundamentalsten Gerechtigkeitsprinzipien widerspricht. In seiner Kernausprägung als Verbot der vorsätzlichen Tötung Unschuldiger, d. h. außerhalb von Notwehr- oder Nothilfesituationen, ist das Lebensrecht damit im Umkehrschluss absolut gültig und unabwägbar und die Menschenwürde ist Prinzip und Geltungsgrund seiner Unabwägbarkeit. Dasselbe gilt auch für alle weiteren Rechte, die in die Kategorie unabwägbarer Rechte gehören: Sie sind unabwägbar. Dies allerdings jeweils nur außerhalb von Notwehr- und Nothilfesituationen, die dann aber wiederum die einzige denkbare Ausnahme von deren absoluter Gültigkeit bilden.

Menschenwürde ist mithin in doppelter Hinsicht Prinzip und Geltungsgrund: einmal Prinzip und Geltungsgrund aller Menschenrechte überhaupt und zum zweiten Prinzip und Geltungsgrund der unbedingten Geltung unbedingter Rechte. Diese Konzeption kommt dem Ansatz Dürigs durchaus wieder nahe. Sie unterscheidet sich von ihm aber insofern auch signifikant, als die Menschenwürdeverletzung in der Tradition Dürigs immer dann und nur dann gegeben ist, wenn eine Menschen- bzw. Grundrechtsverletzung eine spezifische, zur Rechtsverletzung selbst noch hinzutretende Handlungsmodalität aufweist, nämlich die der Instrumentalisierung oder des Behandelns als »bloßes Objekt«. Diese Konstruktion beruht aber zum einen offensichtlich auf einem falschen Verständnis der kantischen »Mittel-zum-Zweck«-Formel«. Zum zweiten ist sie weder rechtsphilosophisch, noch ethisch wirklich plausibilisierbar und zum dritten zu vage, willkür- und sophistikanfällig, um mit den Erfordernissen der Rechtssicherheit vereinbar zu sein. Die hier vorgeschlagene Alternative weist alle diese Schwierigkeiten nicht auf.

Obgleich diese Alternative zunächst vielleicht wenig spektakulär klingen mag, hat es doch im Bereich der Medizin- und Bioethik gravierende Folgen, die hier nur kurz angerissen werden können: Da Menschenwürde die kategorische Unantastbarkeit zumindest der zentralen, auf Leib und Leben bezogenen Menschenrechte vorschreibt, bildet sie zum einen eine absolute Schranke des Handelns, die durch keinerlei Kasuistik, durch kein konsequenzialistisches Nutzen-Kalkül und auch durch keine Abwägung zwischen »vier Prinzipien der biomedizinischen Ethik« außer Kraft gesetzt werden kann. Zum anderen ist sie unvereinbar mit einer Entkopplung von Menschenwürde und Lebensrecht, wie sie vor allem in Deutschland immer wieder in die Diskussion gebracht wird, indem z. B. vorgeschlagen wird, menschlichen Embryonen zwar Menschenwürde, aber kein Lebensrecht zuzusprechen[24] oder umgekehrt ein – dann freilich bloß abgestuftes – Lebensrecht, aber keine Menschenwürde.[25] Denn sofern Menschenwürde Prinzip und Geltungsgrund der Unabwägbarkeit der zentralen Menschenrechte bildet, ist es nicht möglich, dass einem Lebewesen, dem Menschenwürde zukommt, eines dieser zentralen Menschen- und Grundrechte nicht; ebenso wie es umgekehrt unmöglich ist, dass einem Lebewesen, dem eines dieser Rechte zukommt, keine Menschenwürde zukommt.

5. Kants Begriff der Menschenwürde II: homo phaenomenon und homo noumenon

Neben der im vorigen Kapitel dargestellten Ausdeutung des Menschenwürde-Prinzips als Geltungsgrund des Kategorischen Imperativs in der ersten Formulierung wendet Kant selbst die »Mittel-zum-Zweck«-Formel mehrfach auch direkt als ethische Norm an. Prominent geschieht das an einer Stelle, die gerade für die Medizin- und Bioethik einschlägig ist, da sie einen unmittelbaren Bezug zur Frage der »aktiven Sterbehilfe« hat. In seiner Diskussion der moralischen Bewertung der Selbsttötung nämlich, lehnt Kant diese mit dem Argument ab, beim Suizid benutze der Mensch sich selbst als ein bloßes Mittel zum Zweck der Vermeidung von Leid und Schmerz:

> »Das Subjekt der Sittlichkeit in seiner eigenen Person zernichten, ist eben so viel, als die Sittlichkeit selbst ihrer Existenz nach, so viel an ihm ist, aus der Welt zu vertilgen, welche doch Zweck an sich selbst ist; mithin über sich als bloßes Mittel zu ihm beliebigen Zweck zu disponieren, heißt die Menschheit in seiner Person (*homo noumenon*) abwürdigen, der doch der Mensch (*homo phaenomenon*) zur Erhaltung anvertraut war.«[26]

Nun bildet die Unterscheidung zwischen dem Menschen als einem Wesen der natürlichen Erscheinungswelt, das der natürlichen Kausalität unterworfen ist – der *homo phaenomenon* –, und dem Menschen als einem Wesen, das dem

---

24 Zahlreiche Beispiele für diese Position werden angeführt bei Picker (2002).
25 Diese Position vertritt etwa Bundesjustizministerin Brigitte Zypries, siehe Zypries (2003).
26 Kant (1907), S. 422.

intelligiblen Reich der Freiheit angehört und allein den Gesetzen der praktischen Vernunft unterworfen ist – der *homo noumenon* – bekanntlich das
theoretische Rückgrat der gesamten Kantischen Moralphilosophie. In den
Überlegungen zum Suizid gewinnt diese Unterscheidung aber eine spezifische Pointe, da sie hier den eigentlichen Sinn der »Mittel-zum-Zweck«-For-
mel enthüllt. Bei den Zwecken nämlich, von denen in der »Mittel-zum-
Zweck«-Formel die Rede ist, handelt es sich, wie nun deutlich wird, allein
um die Zwecke des phänomenalen Menschen, d. h. des Menschen als eines
unfreien, seinen Naturtrieben unterworfenen Sinnenwesens. Diesem steht der
noumenale Mensch gegenüber, dem allein Respekt und Achtung gebührt.
Nur weil der Mensch nach einer Seite hin dem noumenalen »Reich der Freiheit« angehört, kommt ihm und seiner Existenz überhaupt der Achtungsanspruch zu, der sich im Begriff der Menschenwürde ausdrückt. Worauf die
»Mittel-zum-Zweck«-Formel in dieser Lesart also hinausläuft, ist die grundsätzliche Inkommensurabilität der Zwecke und Wertsetzungen des phänomenalen Menschen mit dem absoluten Wert des noumenalen Menschen. An
vorderster Stelle fordert der aus diesem Wert resultierende Achtungsanspruch
für Kant ohne Zweifel die absolute Achtung vor dem Leben jedes Menschen,
die letztlich auch die Achtung vor dem eigenen Leben einschließt. Diese
Engführung von Menschenwürde und kategorischem Tötungsverbot wird
allein schon daran deutlich, dass Kant den Begriff des »Zweck-an-sich« dort,
wo er ihn zum ersten Mal gebraucht, als dasjenige bezeichnet »dessen Dasein
an sich selbst absoluten Wert«[27] hat.[28] Etwas überspitzt könnte man dann
sagen, einen *Selbst*mord gebe es für Kant eigentlich gar nicht. Vielmehr wäre
jeder Selbstmord im kantischen Verständnis eigentlich ein Mord, den der
homo phaenomenon aus selbstsüchtigen Motiven am *homo noumenon* begeht. Aktive Sterbehilfe wäre nach dieser Sichtweise dementsprechend so
etwas wie ein vom *homo phaenomenon* erteilter »Auftragsmord«.

Die Dichotomie von *homo noumenon* und *homo phaenomenon* spielt
noch an einer anderen Stelle, die für die Medizin- und Bioethik von zentraler
Bedeutung ist, eine große Rolle. Nämlich da, wo es um die Frage geht, wer
eigentlich Träger von Menschenwürde und Menschenrechten ist. In der Beantwortung dieser Frage wird Kant von den sogenannten »Lebensschützern«
ebenso massiv in Anspruch genommen wie von den sogenannten »Libera-
len«. So beruft sich der Berliner Philosoph Volker Gerhardt ausdrücklich auf
Kant, wenn er sagt: »Vom Menschen auszugehen heißt: von einem erwachsenen, selbstverantwortlichen und vernünftigen Menschen, der nicht nur

---

27 Kant (1903), S. 428.
28 Auch nach dieser Auslegung ist darum eine Entkopplung von Menschenwürde
    und Lebensrecht undenkbar. Vielmehr führt Kant beide so eng wie nur irgend
    möglich.

Gründe haben und Gründe verstehen, sondern auch Gründen folgen kann.«[29] Da die Menschenwürde für Kant in der Befähigung des Menschen zu vernünftiger Moralität begründet sei, könne – so Gerhardt und viele andere Theoretiker – einem menschlichen Embryo, der weder ein Bewusstsein seiner selbst, noch Eigenständigkeit und Selbstverantwortlichkeit aufweise, auch kein Träger von Menschenwürde und Menschenrechten sein. Kleinkinder und geistig Schwerbehinderte, so wird man hinzufügen müssen, dann allerdings auch nicht.

Auch Avishai Margalit geht in seiner Arbeit über die »Politik der Würde« von derselben Kantdeutung aus; anstatt sich positiv auf Kant zu beziehen, formuliert er darauf aufbauend aber eine Kritik. Kant, so Margalit, mache die Menschenwürde an einer Reihe von Eigenschaften fest, darunter insbesondere an der Fähigkeit, moralisch zu handeln und sich frei von der Naturkausalität eigenen Gesetze zu geben. Diese Eigenschaften aber, so Margalit weiter, »besitzen verschiedene Menschen in verschiedenem Maße; so gleicht etwa das Vermögen des einen als Gesetzgeber seiner selbst nicht dem eines anderen. Diese Eigenschaften kommen den Menschen in unterschiedlichen Graden zu und begründen folglich nicht, was Kant ursprünglich begründen wollte: gleiche Achtung vor allen Menschen allein aufgrund der Tatsache, dass sie Menschen sind.«[30]

Erstaunlicherweise ist Margalit wie Gerhardt dabei das Offensichtliche entgangen, nämlich dass Kant die Menschenwürde gerade nicht in konkreten Akten moralischen Handelns und der faktischen – biologischen, sozialen oder psychologischen – Befähigung dazu verortet, sondern in der prinzipiellen Befähigung zu moralischen Handlungen, die nach Kant als transzendentale Qualität jedem Menschen eignet. An diesem Punkt ist nun aber besondere Präzision gefordert. Menschenwürde kommt dem Menschen nach der kantischen Konzeption in der Tat genau deshalb zu, weil er nach einer Seite seines Wesens *homo noumenon* ist, d. h. die freie, nur der allgemeinen Gesetzgebung der Vernunft unterworfene Person. Als *homo phaenomenon*, also der Naturkausalität unterworfenes Sinnenwesen, besitzt er demgegenüber keine Auszeichnung gegenüber (anderen) Tieren. Nur nach der noumenalen Seite hin ist der Mensch also »Zweck-an-sich« und besitzt Menschenwürde. *Homo noumenon* zu sein ist aber selbstverständlich keine, wie Margalit zu meinen scheint, empirische Eigenschaft, die es »in verschiedenem Maße« oder »unterschiedlichen Graden« gibt, sondern eine Bestimmung, die jedem Menschen als Menschen zukommt.

Für die Frage nach dem Status ungeborener menschlicher Lebewesen aus kantischer Perspektive ist es dann aber von entscheidender Bedeutung,

---

29 Gerhardt (2004), S. 130. Ähnliche Überlegungen finden sich bei Trapp (2002), S. 85–128.
30 Margalit (1997), S. 84.

was unter diesem »als Mensch« zu verstehen ist; ob also bereits Ungeborene darunter zu rechnen sind oder nicht. Für Kant selbst scheint es relativ unstrittig, dass diese Frage mit einem »Ja« zu beantworten ist. Ein Beleg dafür sind bereits Kants Überlegungen zum Selbstmord, die er mit der Bemerkung einleitet, dass ein Selbstmord unter Umständen nicht nur ein Verbrechen gegen die eigene Person, sondern auch eines gegen andere Personen sein könnte, nämlich genau dann, wenn eine Schwangere sich umbringe.[31] Noch deutlicher wird Kant in der Rechtslehre, in der er recht beiläufig den Beginn des Personenstatus und der Rechtssubjektivität auf den Zeitpunkt der Zeugung festlegt:

> »Denn da das Erzeugte eine Person ist, und es unmöglich ist, sich von der Erzeugung eines mit Freiheit begabten Wesens durch eine physische Operation einen Begriff zu machen: so ist es eine in praktischer Hinsicht ganz richtige und notwendige Idee, den Akt der Zeugung als solchen anzusehen, wodurch wir eine Person ohne ihre Einwilligung auf die Welt gesetzt und eigenmächtig in sie herüber gebracht haben. […] Sie [die Eltern] können ihr Kind nicht gleichsam als ihr Gemächsel (denn ein solches kann kein mit Freiheit begabtes Wesen sein) und als ihr Eigentum zerstören oder es auch nur dem Zufall überlassen, weil an ihm nicht bloß ein Weltwesen, sondern ein Weltbürger in einen Zustand herüber gezogen, der ihnen nun nach Rechtsbegriffen nicht gleichgültig sein kann.«[32]

Zwar geht es in dieser Passage primär darum, überhaupt so etwas wie eine elterliche Fürsorgepflicht zu begründen, gleichwohl lässt Kant keinen Zweifel darüber aufkommen, dass er der Auffassung ist, menschlichen Lebewesen sei ab dem Augenblick der Zeugung der Status von homines noumenales mit Menschenwürde zuzusprechen.[33] Die Begründung dafür ist allerdings weniger trivial als dies auf den ersten Blick bei einer so beiläufig auftauchenden Stelle zu vermuten ist. Vielmehr vermag die Beiläufigkeit dieser Passage nicht zu verdecken, dass Kant hier über ein Grundproblem seiner transzendentalphilosophischen Anthropologie stolpert, nämlich über das Problem des Zusammenhangs der dichotomen Seiten von phänomenalem und noumenalem Menschen. Dieses Problem taucht hier im Gewand der Frage auf, wie man sich einen Anfang der Existenz eines noumenalen Wesens in der phä-

---

31 Vgl. Kant (1907), S. 422.
32 Ebd., S. 280–281.
33 Volker Gerhardt allerdings bestreitet dies, indem er die Stelle dahingehend ausdeutet, der Embryo sei vorgeburtlich nur dann Person, wenn die Eltern ihn in einem Akt der Freiheit, der dem zur Zeugung führenden freien Akt der Liebe entspreche, als Person anerkennen würden. Gerhardts Interpretation hat freilich den Nachteil, dass sie in den Text genau das Gegenteil dessen hineininterpretiert, was er offensichtlich sagt. Sie beruht im Übrigen wesentlich darauf, Kant einen völlig un-kantischen, romantisierenden Freiheitsbegriff zu unterschieben. Insofern handelt es sich eher um eine hermeneutische Vergewaltigung als um einen in Freiheit vollzogenen hermeneutischen Liebesakt, vgl. hierzu Gerhardt (2004), S. 122–127.

nomenalen Welt überhaupt denken könne. Kants Antwort darauf ist ebenso simpel wie folgerichtig: man kann sich einen solchen Anfang gar nicht denken. Folgerichtig ist diese Antwort deshalb, weil die Zeugung tatsächlich eine »physische Operation« ist, d. h. ein natürlicher Vorgang in der phänomenalen Welt, der den Naturgesetzen, der Kausalität und den Anschauungsformen von Raum und Zeit unterworfen ist. Der *homo noumenon* aber, vermöge dessen allein dem Menschen Würde zukommt, steht gerade jenseits der phänomenalen Welt. Er kann daher prinzipiell nicht als ein Wesen gedacht werden, das durch einen Vorgang entstanden ist, der nach der Kategorie der Kausalität strukturiert ist und in Raum und Zeit stattfindet. Besonders wegen des letzteren kann seine Entstehung genau genommen eigentlich nicht einmal als Entstehung gedacht werden, da jede Entstehung, jeder Vorgang überhaupt, ein zeitliches Vorher oder Nachher voraussetzt.[34]

Auf der anderen Seite ist es aber evident, dass Menschen in der phänomenalen Welt nicht immer schon existieren, sondern offensichtlich entstehen und vergehen. Der Widerspruch, der sich damit ergibt, ist im Rahmen der Kantischen Philosophie selbst nicht mehr theoretisch auflösbar, sondern – eine häufige Gedankenfigur bei Kant – nur noch durch eine »praktische Idee« überbrückbar. Das geschieht, indem die Zeugung als Anfang der Existenz des noumenalen Menschen gesetzt wird. Diese Setzung ist aber, und darauf legt Kant offenbar großen Wert, nicht willkürlich und in das Belieben des Einzelnen gestellt, sondern, wie er betont, eine »richtige und notwendige«: eine Setzung also, die seiner Auffassung nach für jedes Vernunftwesen unabweisbar und damit auch moralisch verpflichtend ist. Die Schwierigkeit des Textes besteht nun darin, dass Kant genau dafür selbst keine weitere Begründung mehr angibt. Sie lässt sich m. E. aber zumindest ansatzweise rekonstruieren.

Tatsächlich scheint es nämlich einfach die Abwesenheit von Entwicklungsmomenten und Vorbedingungen zu sein, die die Zeugung als den »notwendigen« Punkt des Beginns der Existenz der Person erscheinen lässt. Da der noumenale Mensch außerhalb der Anschauungsform der Zeit steht und nicht der Naturkausalität unterworfen ist, kann seine Entstehung jedenfalls nicht als zeitliche Entwicklung gedacht werden. Jede Zäsur, der erst noch eine biologische oder soziale Entwicklung in der Zeit z. B. vom Embryo zum Fötus oder vom ungeborenen zum geborenen Menschen vorausgeht, scheidet damit aus. Da die Geltung der Menschenwürde als einer transzendentalen Größe weiterhin logischerweise nicht von empirischen Bedingungen – wie Hirntätigkeit, extrauteriner Lebensfähigkeit usw. – abhängig sein kann, die

---

34   Vgl. dazu die Erläuterungen Kants in der Fußnote zum oben zitierten § 28 der Rechtslehre, in denen er sogar so weit geht zu sagen, die Nicht-Unterworfenheit der noumenalen Seite des Menschen unter die Anschauungsform der Zeit lasse es im Grunde nicht einmal zu, den homo noumenon als durch Gott erschaffen zu denken!

per definitionem der phänomenalen Welt angehören, muss weiterhin der Punkt des Anfangs hinsichtlich empirischer Bedingungen so bedingungs- und voraussetzungslos sein wie möglich sein bzw. die Bedingung der Geltung der Menschenwürde muss, wenn es denn eine gibt, nach Möglichkeit nicht-empirischer Art sein.

Der einzige Naturvorgang, auf den beide Kriterien gleichzeitig zutreffen, ist die Zeugung. Die Zeugung ist erstens trotz ihrer gewissen zeitlichen Erstreckung ein Vorgang, dem keine natürliche Entwicklung in zeitlicher Perspektive vorausgeht. Sie ist ein Vorgang, der eine unhintergehbare Diskontinuität markiert, nämlich die zwischen Existenz und Nicht-Existenz eines menschlichen Lebewesens. Genau eine solche Diskontinuität und Zeitlosigkeit ist von der praktischen Vernunft aber per Analogieschluß für den unhintergehbaren Anfang der noumenalen Existenz gefordert.

Zweitens gilt für die Festlegung bei der Zeugung, dass keine empirischen Sachverhalte wie Hirntätigkeit oder extrauterine Lebensfähigkeit die Vorbedingung für die Geltung der Menschenwürde bilden, sondern allein das Menschsein als solches. Zwar könnte man an dieser Stelle einwenden, die Zugehörigkeit zur Gattung »Mensch« sei selbstverständlich eine empirische Eigenschaft. Im Rahmen der Kantischen Philosophie wäre ein solcher Einwand aber nicht plausibel, da dies eben nur die phänomenale Seite des Menschseins betrifft, das sich vor anderen, empirischen Konditionen ja gerade dadurch unterscheidet, dass es eine phänomenale und eine noumenale Seite aufweist. Aber selbst wenn man diese Antwort nicht mitträgt, wäre die Festlegung auf das bloße Menschsein von Kants Prämissen her gleichwohl noch als »richtig und notwendig« zu charakterisieren, da das Mensch-Sein dann immerhin noch die allgemeinste, leerste und voraussetzungsärmste der möglichen empirischen Bestimmungen wäre. Insofern erfüllt das einfache Mensch-Sein als einziges das zweite oben formulierte Postulat der praktischen Vernunft, wonach für die Geltung der Menschenwürde keine oder nur eine voraussetzungsärmste empirische Bedingung, die denkbar ist, aufgestellt werden darf.

Zu bemerken ist, dass beiden Postulaten etwas zu Grunde liegt, was man »transzentalpragmatische Analogieschlüsse« von der noumenalen auf die phänomenale Welt und von der theoretischen auf die praktische Hinsicht nennen könnte: Da die Existenz eines noumenalen Menschen in theoretischer Hinsicht weder als zeitförmig, noch als bedingt gedacht werden kann, muss für die Setzung des Anfangspunkts in praktischer Hinsicht notwendigerweise derjenige Naturvorgang gewählt werden, der in der phänomenalen Welt das nächstliegende Analogon zu empirischer Unbedingtheit und zeitlicher Diskontinuität bildet. Und dieser ist eben die Zeugung.

Es ist vor diesem Hintergrund nicht verwunderlich, dass eine ganze Reihe renommierter, an Kant orientierter Philosophen und Verfassungsrechtler in Deutschland in der Diskussion um den Status Ungeborener dezidiert auf der pro-life-Seite zu finden sind. Als Beispiele seien nur Gerold Prauss[35], Reinhard Brandt,[36] Christian Starck,[37] Wolfgang Wieland[38] und Otfried Höffe[39] zu nennen. Und augenscheinlich ist ihre Kant-Deutung, anders als die von Gerhardt, Trapp, Margalit etc. auch richtig. Häufig taucht die kantische Remineszenz, auch dies lässt sich nun leicht erklären, in Form des sogenannten Potenzialitäts-Arguments auf, das hier freilich eine spezifische Wendung erfährt. Grund für die Zuschreibung der Menschenwürde könne, so etwa der Heidelberger Philosoph und Arzt Wolfgang Wieland,[40] offensichtlich nicht der aktuelle Vollzug moralischer Handlungen, sondern nur die prinzipielle Befähigung zu moralischem Handeln sein. Diese Fähigkeit eigne aber jedem menschlichen Lebewesen qua Menschsein und komme daher bereits menschlichen Embryonen oder Föten zu, auch wenn sie in diesem Stadium noch nicht in der Lage seien, ihre Fähigkeit zu aktualisieren. In einer durch und durch kantianischen Zuspitzung ergänzt Robert Spaemann dieses Argument, indem er die Unterscheidung zwischen »potenziellen« und »aktuellen« Personen grundsätzlich zurückweist. Der Mensch, so Spaemann, sei von der Zeugung bis zum Tod immer aktuelle Person und nie bloß potentielle, denn »aktuelle Person« sei jeder, der prinzipiell das Potenzial zu moralischem Handeln habe. Die Rede von »bloß potenziellen« Personen sei daher ein philosophisches Unding.[41] Dieses Argument beruht natürlich unausgesprochen auf Kants Unterscheidung zwischen *homo phaenomenon* und *homo noumenon*. Aktuelle Person, so muss man es offenbar explizieren, ist jedes menschliche Lebewesen in jedem Stadium seiner Existenz, weil es in jedem Stadium unveränderlich *homo noumenon* ist, während alle biologischen und sozialen Veränderungen oder Entwicklungen, denen es unterworfen ist, nur die für die Zuschreibung von Menschenwürde irrelevante phänomenale Seite seiner Existenz betreffen.

6. Fazit

Die vorangegangenen Überlegungen zeigen deutlich die Reichweite wie die Schwierigkeiten des Menschenwürde-Konzepts. In einer Hinsicht lässt sich die Menschenwürde-Konzeption für die Medizin- und Bioethik fruchtbar machen, ohne dass man sich dabei stark rechtfertigungsbedürftige Prämissen einhandeln würde. Versteht man nämlich entsprechend dem in Abschnitt 4

---

35   Prauss (2001).
36   Brandt (2003).
37   Starck (2002)
38   Wieland (2002), S. 149–168.
39   Höffe (2002), S. 70ff.
40   Vgl. zum folgenden Wieland (2002).
41   Spaemann (1998).

skizzierten Vorschlag unter Menschenwürde das Prinzip und den Geltungsgrund der Menschenrechte sowie zugleich Prinzip und Geltungsgrund der
Unabwägbarkeit der zentralen Menschenrechte, so erweist sich eine Vielzahl
der Probleme, die die Bioethik und das Verfassungsrecht mit einer als subjektives »Recht auf Nicht-Instrumentalisierung« missverstandenen Menschenwürde haben, als Scheinprobleme. Zugleich wird in die Angewandte
Ethik ein Prinzip absoluter Deontologie eingeführt, das eine wirksame und
notwendige Schranke gegenüber den in der Medizin- und Bioethik inzwischen fast schon allgemeinverbindlichen kasuistischen und anti-normativisti-
schen Ethikmodellen setzt.

In einer anderen Hinsicht enthält das Menschenwürdekonzept, bezieht
man es auf Kant zurück, aber auch durchaus Momente, die einer kritischen
Prüfung bedürfen. Dazu gehört insbesondere die strenge Dichotomie von
phänomenaler und noumenaler Seite des Menschen, die nicht erst für uns
Heutige problematisch ist, sondern bereits zu Kants Zeiten einer der wichtigsten Anstöße für Revisionen der Kantischen Philosophie war. So fremd
uns zwar Kants Theorie der Aufspaltung des Menschen in eine phänomenale
und eine noumenale Seite heute (und damals) erscheinen mag, muss doch
irgendeine Form der Eigenständigkeit geistiger Prozesse angenommen werden, um überhaupt Phänomene wie Selbstbewusstsein und Moralfähigkeit
des Menschen erklären und um moralische Rechte bzw. Pflichten begründen
zu können. Die Frage ist also nicht, ob man eine solche Unterscheidung vornimmt, sondern wie man sie genau bestimmt, um nicht in die Aporien der
kantischen Dichotomie zu verfallen.

Für die Medizinethik besonders brisant wird diese Dichotomie, wenn
entweder die »Mittel-zum-Zweck«-Formel wie im Fall des Suizids unmittelbar als Quelle von Normen gebraucht wird oder wenn die Dichotomie von
homo noumenon und *homo phaenomenon* herangezogen wird, um den Gel-
tungsbereich der Menschenwürde zu bestimmen. Wo das geschieht, wird die
besagte Dichotomie zu einem echten, auch medizin- und bioethischen Problem. Innerhalb des Rahmens der Kantischen Philosophie selbst gibt es für
dieses Problem, wie bereits gesagt, keine theoretische Auflösung, sondern
nur eine praktische Überbrückung der Kluft. Will man dafür, wie dies z. B.
der Deutsche Idealismus versucht hat, eine Alternative entfalten, so wird man
den Rahmen der Transzendentalphilosophie verlassen müssen. Die Perspektive, die sich damit im Ausgang von Hegel oder Schelling eröffnen könnte,
bestünde darin, das Verhältnis von noumenaler und phänomenaler Seite des
Menschen in eine plausible, auch zeitlich strukturierte Entwicklungsperspektive zu bringen, ohne dabei in einen platten materialistischen Reduktionismus
zu verfallen.

Literatur

Atwell, J. E. (1986): Ends and Principles in Kant's Moral Thought. Dordrecht.

Brandt, R. (2003): Natürlich sind Embryonen Personen. In: Frankfurter Allgemeine Zeitung vom 19.02.2003.

Braun, K. (2000): Menschenwürde und Biomedizin. Frankfurt a.M., New York.

Breuninger, R. (Hrsg.) (2002): Leben – Tod – Menschenwürde. Positionen zur gegenwärtigen Bioethik. Bausteine zur Philosophie, Band 19. Ulm.

Damschen, G./Schönecker, D. (Hrsg.) (2002): Der moralische Status menschlicher Embryonen. Berlin, New York.

Denninger, E. et al. (2001): Alternativkommentar zum Grundgesetz für die Bundesrepublik Deutschland (AK-GG) (Stand 2001). München.

Dürig, G. (1958): Kommentar zu Art. 1 GG. In: Maunz et al. (1958).

Enders, C. (1999): Die Menschenwürde in der Verfassungsordnung. Freiburg.

Enquete-Kommission Recht und Ethik der modernen Medizin des Deutschen Bundestags (2002): Abschlussbericht, Bundestags-Drucksache 14/9020. Berlin.

Gerhardt, V. (2004): Die angeborene Würde des Menschen. Berlin.

Herzog, R. (2001): Ich warne vor absoluten Verboten (Interview). In: Die Welt, 28. Mai 2001.

Herdegen, M. (2003): Kommentar zu Art. 1 GG. In: Maunz et al. (2003).

Hoerster, N. (2002): Ethik des Embryonenschutzes. Ein rechtsphilosophischer Essay. Stuttgart.

Höffe, O. (2002): Medizin ohne Ethik. Frankfurt a.M.

Höfling, W. (2002): Kommentar zu Art. 1 GG. In: Sachs (2002)

Kant, I. (1903): Grundlegung zur Metaphysik der Sitten. In: Gesammelte Schriften, hg. v. d. Königlich Preußischen Akademie der Wissenschaften (AA). Band IV. Berlin [1785], S. 385–463.

Kant, I. (1907): Die Metaphysik der Sitten. Zweiter Teil: Metaphysische Anfangsgründe der Tugendlehre. AA VI. Berlin [1797], S. 373–493.

Kunig, P. (2000): Kommentar zu Art. 1 GG. In: Münch/Kunig (2000).

Macklin, R. (2003): Dignity is a useless concept. In: British Medical Journal 327, S. 1419–1420.

Mangoldt, H. von/Klein, F./Starck, C. (1999): Kommentar zum Bonner Grundgesetz I (Stand 1999). 4. Aufl., München.

Margalit, A. (1997): Politik der Würde. Berlin.

Maunz, T./Dürig, G. et al. (1958): Grundgesetz. Kommentar (Stand 1958). München.

Maunz, T./Dürig, G. et al. (2003): Grundgesetz. Kommentar (Stand 2003). München.

Münch, I. von/Kunig, P. (2000): Grundgesetz. Kommentar (Stand 2000). 5. Aufl., München.

Picker, E. (2002): Menschenwürde und Menschenleben. Stuttgart.

Podlech, A. (2001): Kommentar zu Art. 1 GG. In: Denninger et al. (2001).

Prauss, G. (1983): Kant über Freiheit als Autonomie. Frankfurt a.M.

Prauss, G. (2001): Geprägte Form, doch zweckbewusst zerstückelt. In: Frankfurter Allgemeine Zeitung vom 28.11.2001.

Sachs, M. (2002): Grundgesetz. Kommentar (Stand 2002). 3. Aufl., München.

Spaemann, R. (1998): Personen. Versuch über den Unterschied zwischen »etwas« und »jemand«. Stuttgart.

Starck, C. (1999): Kommentar zu Art. 1 GG. In: Mangoldt et al. (1999).

Starck, C. (2002): Der kleinste Weltbürger. Person, nicht Sache: Der Embryo. In: Frankfurter Allgemeine Zeitung vom 25. April 2002.

Trapp, R. (2002): Verbrauchende Embryonenforschung – ein Verstoß gegen die »Menschenwürde«? In: Breuninger (2002), S. 85–128.

Wieland, W. (2002): Pro Potentialitätsargument: Moralfähigkeit als Grundlage von Würde und Lebensschutz. In: Damschen/Schönecker (2002), S. 149–168.

Wolff, R. P. (1973): The Autonomy of Reason. New York.

Zypries, B. (2003): »Vom Zeugen zum Erzeugen? Verfassungsrechtliche und rechtspolitische Fragen der Bioethik«. Rede beim Humboldt-Forum am 29.10.2003. http://www.bmj.bund.de/enid/0,46baee706d635f6964092d09393038093a095f7472636964092d0935323933/Reden/Brigitte_Zypries_zc.html (15.04.2009).

Torsten Lucas

Dual loyalty: Ethische Interessenkonflikte im ärztlichen Handeln – Folgen für die Menschenrechte

Ärzte sind in ihrem Handeln weltweit im Sinne der Problematik doppelter Loyalität beständig mit einem breiten Spektrum ethischer Grenzsituationen wie auch mit persönlichen Interessenkonflikten konfrontiert. Hierbei geht es neben ihrer Rolle als Heiler und Begleiter kranker Patienten, die ihnen großes Vertrauen entgegenbringen, um ihre gesellschaftliche Rolle, ihr Ansehen, ihre berufliche Perspektive und ihre Entlohnung, aber auch um ihre professionelle Identität und persönliche Integrität sowie ihre Sicherheit. Ärzte sind nicht nur Diagnostiker und Behandler, sondern auch Forscher, Lehrende, Gutachter und Personen öffentlichen Interesses. Ihre berufsethische Grundhaltung der Gleichbehandlung von Patienten, unabhängig von deren ethnischer oder religiöser Zugehörigkeit, sozialer Marginalisierung oder politischer Überzeugung, und einem Patienten nicht zu schaden, birgt erhebliches Konfliktpotenzial. Hinzu kommt, dass gewissenhafte Ärzte, die in ihrer beruflichen Funktion häufig als Erste oder Einzige Kenntnis von Verstößen gegen die Menschenrechte erlangen, unter massiven Druck geraten, wenn Regierungen Verhörtechniken und Sanktionen legalisieren und anwenden, die grundlegende Standards medizinischer Ethik und internationalen Rechts eklatant verletzen. Andere Mediziner erliegen dagegen der Versuchung bzw. dem Druck, unter Preisgabe ethischer Standards Vorteile oder Schutz zu erlangen, brechen ihre Schweigepflicht, lassen sich für Versuche der Legitimierung schwerer Menschenrechtsverletzungen instrumentalisieren oder forschen an wehrlosen und nicht einwilligungsfähigen Probanden.

Wie die Stellungnahmen führender Politiker, ihre Anweisungen an Geheimdienste und Sicherheitskräfte sowie die öffentlichen Diskussionen seit dem 11. September 2001 gezeigt haben, sind nicht nur repressive, totalitäre Regime, sondern weiterhin auch demokratisch legitimierte Regierungen in diesem Sinne gefährdet, beispielsweise das absolute Folterverbot zu relativieren und Angehörige der Heilberufe zu missbrauchen. Ärzte, die sich diesem Missbrauch widersetzen, sind selbst gefährdet und haben ein Anrecht auf Unterstützung und Schutz. Medizinern, die sich an Zwangsamputationen, Folter oder Hinrichtungen beteiligen, sollte dagegen – auch wenn diese Maßnahmen im jeweiligen Land legalisiert wurden und eine Strafverfolgung dort zunächst nicht möglich ist – die Approbation weltweit entzogen werden.

1.   Hippokrat oder Hypocrite? – Ärzte zwischen Gewissen, Vorteilsnahme, Komplizenschaft und Gefährdung

»Wenn ich das niederschreibe, tut sich die Hölle für mich auf«, soll ein mutiger Arzt gesagt haben, der sich nach Durchführung der Autopsie eines Häftlings entschlossen hat, statt des geforderten »Herzversagens« wahrheitsgemäß »Spuren äußerlicher Gewalt durch Fremdeinwirkung« zu konstatieren. Viele seiner Kollegen gehen einen anderen Weg. Sie schützen sich, schauen lieber nicht so genau hin, konstatieren, der Patient sei ja ohnehin nicht mehr zu retten und werden für ihre Kooperation mit materiellen Vorteilen und Karriereperspektiven belohnt.

Infolge ihrer beruflichen Aufgaben und ihrer gesellschaftlichen Stellung sind Ärzte weltweit von jeher in unterschiedlicher Weise besonders häufig mit Menschenrechtsverletzungen konfrontiert, und zwar in Situationen, in denen diese drohen, stattfinden, dokumentiert und behandelt werden können oder aber vertuscht und verleugnet werden sollen. Häufig sind sie die einzigen Außenstehenden, die Zugang zu misshandelten Gefangenen haben und werden durch staatliche Sicherheitskräfte massiv unter Druck gesetzt, Grundsätze medizinischer Ethik zu verletzen und somit ihre Patienten zu verraten.[1]

Nicht immer ist der ärztliche Rollenkonflikt derart offensichtlich und dramatisch zugespitzt. Die Ökonomisierung von Medizin und Gesundheitswesen, die Rationierung von Diagnostik, Behandlung und Zuwendung, die sog. *Triage* von Notfall- oder Intensivpatienten, das Belohnen oder Bestrafen (un)erwünschter Vorgehensweisen und Haltungen durch materielle bzw. karrierebezogene Vor- oder Nachteile, von der subtilen Einflussnahme bis hin zur druckvollen Konditionierung ärztlichen Verhaltens, sind dagegen wohl allen Medizinern aus eigener alltäglicher Anschauung bekannt. Wo positioniert sich aber der einzelne Arzt zwischen opportunistischer Anpassung und aufrührerischem Heldentum, zwischen altruistischer Selbstaufgabe und narzistischer Selbstgefälligkeit, zwischen ›Abzocke‹ und ›Burnout‹?

Traumatisierte Flüchtlinge, Menschen, die Krieg und Folter überlebt haben, sitzen weltweit als Patienten in ärztlichen Wartezimmern und liegen auf den Stationen der Krankenhäuser, meist ohne ihre unaussprechlichen Erlebnisse mitzuteilen, vielfach nicht einmal den Ärzten und Pflegenden. Oft leiden sie unter unspezifischen psychosomatischen Beschwerden mit Ängsten, Schlafstörungen, Alpträumen und Schmerzen. In Situationen besonderer Belastung nehmen ihre Symptome zu, bis hin zu *Flashbacks*, dem überwältigenden Wiedererleben einer (lebens-)bedrohlichen traumatischen Situation als innerer Film, gerade so, als geschähe sie jetzt. Eine solche psychische Destabilisierung tritt oft im engen zeitlichen Zusammenhang mit dem bevor-

---

1   Vgl. Amnesty International (1989), (2000), British Medical Association (1992), Lucas/Pross (1995), International Dual Loyalty Working Group (2002).

stehenden Auslaufen ihrer Duldung auf, in Momenten, die durch die intensive Angst vor einer drohenden Abschiebung zurück an den Ort der erlebten Verfolgung gekennzeichnet sind. Im Rahmen einer solchen Reaktualisierung erleben behandelnde Ärzte und Psychotherapeuten häufig eine akute Verschlechterung des Gesundheitszustandes ihrer Patienten. Wenn sie nun noch aufgefordert werden, deren Reisefähigkeit zu bescheinigen, geraten sie in heftige Konflikte.[2]

Der hippokratische Eid steht als Inbegriff einer Jahrtausende alten Tradition der Ärzteschaft dafür, dass Ärztinnen und Ärzte – ihrem Gewissen folgend – Leben und Wohlergehen ihrer Patienten über alle anderen Interessen stellen, auch über die der Obrigkeit. Zentral steht hierbei die ärztliche Verschwiegenheit. Die Schweigepflicht bezieht sich insbesondere auf den Schutz erlangter Kenntnisse über Krankheiten, Persönlichkeit und Privat- sowie Intimsphäre des Patienten und ist Voraussetzung für die exklusive Vertrauensbeziehung, die allein es dem Patienten ermöglicht, sich dem Arzt zu eröffnen. Der Patient ist also auf die Loyalität des Arztes angewiesen, und Ärzte verpflichten sich als Teil ihrer beruflichen Sozialisation als Heiler dazu, ihren Patienten diese Loyalität entgegenzubringen und zuzusichern.

Wie sieht nun die Realität des Arztberufs im dritten Jahrtausend aus und welche Konsequenzen hat dies? Der Arzt ist täglich nicht nur mit den Erwartungen seiner Patienten konfrontiert. Auch Kollegen, Angehörige, Vorgesetzte, Kostenträger, Gesetzgeber, Behörden und Andere stellen vielfach widersprüchliche Anforderungen an den Mediziner. Häufig geht es dabei um Interessen, die nicht dem Wohl des Patienten dienen, sondern ihm sogar schaden können. »Der Arzt als Diener zweier Herrn« oder gar: »Wess' Brot ich ess', des Lied ich sing«?

Umfang und Ausprägung der skizzierten Problematik doppelter Loyalität wird hier, teils anhand konkreter Fallbeispiele aus dem In- und Ausland, in Vergangenheit und Gegenwart veranschaulicht, bei denen es sich keinesfalls um Einzelfälle handelt. Die *Physicians for Human Rights*, die *British Medical Association*, die *American Association for the Advancement of Science* und das *Health-Professionals-Network* von *Amnesty International* sowie weitere Ärzteorganisationen haben die Schicksale von Hunderten von Ärztinnen und Ärzten detailliert dokumentiert, die an der gewissenhaften Ausübung ihres Berufs gehindert wurden, selbst in Gefahr gerieten und verfolgt wurden. Auch die Verstrickung von Ärzten in Verstöße gegen die medizinische Ethik, die zugleich schwere Menschenrechtsverletzungen darstellen, wurde von den genannten Organisationen vielfach dokumentiert.[3]

---

2   Vgl. Lucas/Pross (1998), Lucas (2001), Korzilius/Rabbata (2004).
3   Vgl. Stover/Nightingale (1985), Amnesty International (1989), (2000), British Medical Association (1992), Lucas/Huber (2002), International Dual Loyalty Working Group (2002).

Ursachen und Ausmaß der Verstrickung, Komplizen- und Täterschaft von Ärzten, aber auch schwere Verfolgungsschicksale von Heilberuflern werden – auch anhand von Beispielen – exemplarisch dargestellt und dabei wesentliche Themenbereiche der *Dual-Loyalty*-Problematik vertieft.

Wie hier gezeigt werden soll, ist eine Verinnerlichung der hippokratischen Grundhaltung des Arztes als Teil seiner Ausbildung und beruflichen Sozialisation essenzielle Voraussetzung dafür, dass er sich in ethisch potenziell problematischen Situationen richtig positionieren und gegen Druck behaupten kann. Anderenfalls kann es leicht geschehen, dass sein Selbstverständnis als fürsorglicher Heiler schon primär unzureichend ausgebildet und gefestigt und anschließend in problematischen Situationen Schritt für Schritt ausgehöhlt wird, bis er ›abgleitet‹ und sich für Interessen benutzen lässt, die dem Wohl seines Patienten fundamental entgegenstehen.[4]

2. Doppelte Loyalität vs. Ärztliche Identität – Spektrum resultierender Konflikte und Menschenrechtsverletzungen

Der Begriff der sogenannten doppelten Loyalität des Arztes steht für ein durch Widersprüche und Ambivalenzen gekennzeichnetes Spannungsfeld, das ethische Maximen und gesellschaftliche Normen, persönliche Interessen des Arztes, aber auch ökonomische Interessen des Arbeitgebers oder politische Interessen von Gesellschaft und Staat umfasst. *Dual Loyalty* beinhaltet somit ein umfangreiches Spektrum von Themen, das im Folgenden beleuchtet werden soll: Der Begriff umfasst Identitäts- und Rollenkonflikte in der alltäglichen ärztlichen Arbeit, etwa zwischen dem Arzt als zugewandtem Heiler und geduldiger Vertrauensperson auf der einen und dem effizienten Diagnostik-, Dokumentations- und Behandlungsmanager des gewinnorientierten Unternehmens Krankenhaus oder Praxis auf der anderen Seite. Hier wird ihm zunehmend das Selbstverständnis eines kundenorientierten Dienstleisters abverlangt, der Gesundheit als Ware feilbietet und Patienten kategorisiert oder gar selektiert. Dabei wird von ihm vermehrt erwartet, je nach Finanzkraft bzw. Versicherungsstatus des ›Kunden‹ das Ziel der bestmöglichen Hilfe und Zuwendung für einen bedürftigen Kranken im Sinne der Gewinnmaximierung situationsabhängig auf das Ziel einer umfassenden medizinischen (Über-)Versorgung oder aber einer möglichst kostengünstigen Minimalversorgung zu reduzieren.

Es geht somit um Fragen der Gleichbehandlung der Patienten, der Ökonomisierung des Gesundheitswesens, des zunehmenden Drucks hin zu einer maximalen Effektivität und Effizienz medizinischer Leistungen, des wirtschaftlichen Überlebens von Praxen und Krankenhäusern, aber auch des Schutzes der Intimsphäre von Patienten bei diagnostischen und therapeuti-

---

4   Vgl. Lucas (1995), S. 11.

124

schen Prozeduren, des Schutzes sensibler persönlicher Daten und der Wahrung der ärztlichen Schweigepflicht.

Ein Interessenkonflikt besteht bereits im Falle einer ärztlichen Begutachtung, etwa zum Grad einer Behinderung oder zur Berufsunfähigkeit. Bedeutend problematischer wird es, wenn die Freiwilligkeit und Kooperation des Betroffenen nicht gewährleistet ist, etwa bei einer angeordneten Blutentnahme zur Untersuchung auf Alkohol oder Drogen zum Zweck der Strafverfolgung im Straßenverkehr und bei der Zwangsernährung im Strafvollzug. Bei Versuchen der Gewinnung potenziell geschluckter Drogen als Beweismittel durch zwangsweise unter ärztlicher Beteiligung medikamentös hervorgerufenes Erbrechen bei Personen, die des Drogenhandels verdächtigt wurden, kam es in Hamburg 2001 und in Bremen 2004 zu Todesfällen. Nachdem 2006 ein Urteil des Europäischen Gerichtshofs für Menschenrechte gegen Deutschland erging, wurde diese Praxis in Hamburg eingestellt.[5]

Im Extrem können an Ärzte gestellte Anforderungen die ›Verführung‹ und freiwillige Kooperation, aber auch die Erpressung von Ärzten zu Tätigkeiten bzw. Verhaltensweisen umfassen, die die ärztliche Ethik und insbesondere das Prinzip, dem Patienten vor allem nicht zu schaden (*nil nocere*), in eklatanter Weise verletzen. Hierzu gehört auch die Legitimation und angebliche Humanisierung menschenunwürdiger staatlicher Sanktionen im Bereich des Strafvollzugs oder von Vorgehensweisen etwa bei der Terrorbekämpfung durch die Beteiligung angesehener und anscheinend wissenschaftlich legitimierter Träger weißer Kittel. Regierungen versuchen zunehmend, Bestrafungen, den Vollzug der Todesstrafe und sogenannte ›verschärfte‹ Verhörmethoden bis hin zur Folter durch die Einbindung von Ärzten und Psychologen weiter zu entwickeln, zu ›verfeinern‹ und zu legitimieren.[6] Curran und Casscells bezeichnen dies als eine »Korrumpierung und Ausbeutung der gesellschaftlichen Rolle der Heilberufe«.[7] Annas fügt hinzu, die Durchführung medizinischer Forschung, mit dem Ziel, eine humanere oder weniger schmerzhafte Art der Durchführung »lethaler Injektionen« zu erreichen, wäre eine ähnliche Perversion der ärztlichen Berufsausübung.[8]

Die Verstrickung beginnt mitunter bereits bei der Behandlung Gefangener und geht über deren Untersuchung und Stabilisierung nach und zwischen Verhören bis hin zur Anwesenheit während der Folter. Auch die ärztliche Beteiligung an staatlich legitimierten grausamen, unmenschlichen und erniedrigenden Bestrafungen wie Auspeitschungen, der Zwangsamputation gesunder Gliedmaßen sowie an Hinrichtungen ist vielfach belegt; ebenso an der Entwicklung sogenannter ›humaner‹ Hinrichtungsmethoden beim Voll-

---

5   Vgl. Hamburger Abendblatt (2006).
6   Vgl. Lucas/Pross (1998).
7   Curran/Casscells (1980).
8   Vgl. Annas (2008), S. 1517.

zug der Todesstrafe oder dem Zur-Verfügung-Stellen medizinischer Expertise mit dem Ziel, Hinrichtungen in einer Form zu vollziehen, die das anschließende Gewinnen von Organen für Transplantationszwecke ermöglicht. Mediziner haben sich außerdem vielfach der Fälschung von Befunden und unwahrer Angaben über eine vorgeblich ›natürliche‹ Todesursache bei Menschen schuldig gemacht, die offensichtlich Opfer organisierter staatlicher Gewalt geworden waren.[9]

Es handelt sich also bei der Frage, ob der Arzt in erster Linie dem Patienten, eigenen Interessen oder aber denen des Arbeitgebers, der Gesellschaft oder des Staates dient, einerseits um Fragen des wirtschaftlichen Auskommens und der Existenzsicherung sowie des beruflichen Erfolgs in Praxis, Klinik, Forschung und Lehre, im Extrem jedoch um eine Gratwanderung zwischen Gewissen und Berufsethik auf der einen und eigener, teils massiver Gefährdung auf der anderen Seite im Rahmen der Instrumentalisierung durch ein repressives Regime.

Ärzte und andere Heilberufler können bei Menschenrechtsverletzungen auf vielerlei Weise zu Zeugen, Komplizen, Opfern oder aber zu Tätern werden. Viele geraten unvorbereitet, mit Ohnmachtsgefühlen und schutzlos in massive innere und äußere Konflikte, die das Potenzial bergen, Verstöße gegen die Menschenwürde zu verhindern oder öffentlich zu machen, allzu oft aber auch erhebliche Gefahren, bis hin zur Bedrohung von Leib und Leben der beteiligten Ärzte.

Ärzte, aber auch andere Mitarbeiter im Gesundheitswesen in vielen Ländern sind bei der gewissenhaften Ausübung ihres Berufes regelmäßig Opfer gravierender Menschenrechtsverletzungen, bis hin zu ›Verschwinden lassen‹, ›Folter‹ und ›extralegalen Hinrichtungen‹. Auch sind sie durch das Androhen von Repressalien bis hin zu gewalttätigen Übergriffen ihren Ehepartnern, Kindern oder anderen Angehörigen gegenüber potenziell erpressbar.[10]

Ursache hierfür ist, dass Medizinern bei der Aufdeckung oder Vertuschung schwerer Verstöße gegen die Menschenrechte eine Schlüsselrolle zukommt. Wie ein Blick in die Jahresberichte namhafter Menschenrechtsorganisationen wie *Amnesty International* und *Human Rights Watch* zeigt, haben Menschenrechtsverletzungen mit gravierenden gesundheitlichen Folgen epidemische Ausmaße. Durch die Behandlung Folterüberlebender, die Durchführung der Leichenschau oder andere berufliche Aufgaben werden Ärzte, Psychologen wie auch Pflegende zu Mitwissern. Sie geraten so in Gewissenskonflikte und in Situationen, in denen ihnen unter Umständen nur

---

9   Vgl. Amnesty International (1989), (2000), British Medical Association (1992), Lucas (1998), Lucas/Huber (2002), International Dual Loyalty Working Group (2002), Miles (2004).

10   Vgl. Amnesty International (1989), (2000), British Medical Association (1992).

die Wahl bleibt, entweder zu Komplizen der Täter zu werden oder aber ihre Familien zu gefährden und eigene Verfolgung in Kauf zu nehmen.

3. Menschenversuche, Tötungen und medizinische Forschung an Wehrlosen und nicht Einwilligungsfähigen

Deutschland nimmt bei der Darstellung dieser Problematik in historischer Perspektive in mehrfacher Hinsicht eine Sonderrolle ein:

»1946 mussten sich vor dem Amerikanischen Militärgerichtshof in Nürnberg 23 Ärzte, SS-Offiziere und Verwaltungsbeamte wegen ihrer Beteiligung an Menschenversuchen in Konzentrationslagern und Forschungsinstituten und an der Tötung von psychisch Kranken im Rahmen der ›Euthanasie‹ verantworten. Wie spätere Forschungen ergaben, zeigte dieser Prozess nur die Spitze eines Eisberges. Schon Alexander Mitscherlich, der den Prozess im Auftrag der Westdeutschen Ärztekammer beobachtete, fiel auf, dass in diesem Prozess ständig die Namen hochrangiger Wissenschaftler und Universitätsprofessoren fielen, die vielleicht nicht eigenhändig Verbrechen begangen, aber das grausame Schicksal wehrloser Menschen ausgenutzt hatten.«[11]

»Mitscherlich konstatierte, dass der Arzt im Dritten Reich ›erst in der Kreuzung zweier Entwicklungen‹ zum konzessionierten Mörder und öffentlich bestellten Folterknecht werden konnte: dort, wo sich die Aggressivität seiner Wahrheitssuche mit der Ideologie der Diktatur traf. Es ist fast dasselbe, ob man den Menschen als ›Fall‹ sieht oder als Nummer, die man ihm auf den Arm tätowiert – doppelte Antlitzlosigkeit einer unbarmherzigen Epoche.«[12]

Als Konsequenz aus den medizinischen Verbrechen im Nationalsozialismus wurde 1947 der Nürnberger Ärztekodex veröffentlicht, der ethische Prinzipien für die Durchführung wissenschaftlicher Forschung formulierte. Auf den Nürnberger Kodex folgte 1948 das Genfer Ärztegelöbnis des Weltärztebundes. Bloche merkt hierzu an:

»Man kann mit gewisser Berechtigung sagen, dass die bioethische Revolution in Deutschland begann, und zwar als Reaktion auf die von Nazi-Ärzten verübten Greuel. Die Enthüllung dieser Schrecken führte zur Abfassung des Nürnberger Kodex für medizinische Versuche und zur allgemeinen Auffassung, dass eine klare Definition der ärztlichen Verantwortung in ethisch-problematischen Situationen erforderlich sei. Die Gerichtsverfahren gegen führende Nazi-Ärzte schafften auch einen Präzedenzfall von großer Tragweite für die juristische und soziale Beurteilung von ärztlichem Verhalten.«[13]

Bei der Betrachtung der jüngeren deutschen Geschichte soll auch die noch in der Aufarbeitung befindliche Rolle von Ärzten in der DDR hier knappe Er-

---

11 Mitscherlich/Mielke (1947), wiedergegeben in: Lucas/Pross (1998), S. 1987.
12 Ärztekammer Berlin/Bundesärztekammer (1998).
13 Bloche (1996), S. C-118–119.

wähnung finden: Während in der DDR eine übergroße Mehrheit der Ärzte Distanz zum SED-Staat wahrte und Spitzeltätigkeiten für den Staatssicherheitsdienst verweigerte, konnte die STASI, die großes Interesse an der »Zielgruppe Ärzteschaft« hatte, mit 3 bis 5 % der Ärzte immerhin einen höheren Prozentsatz als in anderen Berufsgruppen als inoffizielle Mitarbeiter (IM) des Ministeriums für Staatssicherheit der DDR anwerben. Die große Mehrheit der IM-Ärzte sei mit der Bespitzelung ihrer Berufskollegen beauftragt worden und habe dies aus politischer Überzeugung getan. Einige seien auch erpresst worden. Daten über Patienten gaben laut Weil immerhin 28 % der in die Studie einbezogenen IM-Ärzte weiter, unter Bruch der ärztlichen Schweigepflicht.[14]

Die Rolle von Ärzten, die als reguläre Mitarbeiter staatlicher Sicherheitsdienste der DDR aktiv an deren Aktivitäten beteiligt waren, befindet sich noch in der Erforschung. In der ehemaligen Sowjetunion wurden zahlreiche Ärzte, die sich dem politischen Missbrauch der Psychiatrie widersetzten wie Dr. Anatoli Korjagin und Dr. Semjon Gluzman, selbst Opfer langjähriger staatlicher Verfolgungen.[15]

Leider handelt es sich bei der Problematik unmoralischer Forschung im Bereich von Menschenversuchen nicht um ein gelöstes Problem der Vergangenheit. Die Problematik der Verfügbarkeit, Abhängigkeit und Beeinflussbarkeit von Probanden für Studien sowie der Erarbeitung ethisch einwandfreier Studienprotokolle und deren Überprüfung hat unveränderte Bedeutung und Aktualität. Die Notwendigkeit unabhängiger Untersuchungen sowie der Ahndung von Verstößen gegen die medizinische Ethik wurde durch Enthüllungen über Menschenversuche nach 1945 erneut unterstrichen. Unter anderem wurden zwischen 1945 und 1975 von amerikanischen Regierungsbehörden an Testpersonen ohne deren Wissen und Zustimmung Dutzende von geheimen Experimenten mit radioaktiver Strahlung durchgeführt. Mediziner, die den Nürnberger Ärztekodex kannten, wirkten an diesen zu militärischen Zwecken organisierten Studien an Strafgefangenen, Krebspatienten und an Hunderten schwangerer Frauen mit. Der starke öffentliche Druck veranlasste Präsident Clinton fast 50 Jahre nach dem Beginn der Experimente dazu, eine Untersuchungskommission einzusetzen.[16]

Zahlreiche weitere empörende Menschenversuche in den USA wurden bekannt. Trotzdem werden bereits erreichte Standards biomedizinischer Forschung von Wissenschlaftlern, die sich in ihrem Forscherdrang und ihren Karriereperspektiven eingeschränkt fühlen immer wieder als übertrieben, überflüssig und die Forschung erschwerend in Frage gestellt.

---

14   Vgl. Weil (2007), zusammengefasst und zitiert in: Richter-Puhlmann (2008), S. A-3307.
15   Vgl. British Medical Association (1992), S. 151–153.
16   Vgl. Lucas/Pross (1998), S. 1988.

4.　Ärzte im Dienst der Obrigkeit

Bei Gerichtsmedizinern und Amtsärzten, die in besonders sensiblen Bereichen begutachten müssen, etwa zur Frage, ob die bei einem Gefangenen festgestellten Verletzungen oder gar die Ursache seines Todes in einem natürlichen bzw. einem unfallbedingten Geschehen oder aber in Misshandlung bis hin zur Folter liegt, besteht eine besondere Problematik darin, dass ihr Arbeitgeber der Öffentliche Dienst und somit eine staatliche Institution ist. Dies kann zu einem ausgeprägten Loyalitätskonflikt führen. Noch zugespitzter ist die Problematik bei Polizei- oder Militärärzten, da diese als Angehörige staatlicher Sicherheitskräfte mit Dienstgrad und Uniform unmittelbar den Weisungen ihres Dienstherrn unterstellt und zudem vielfach in den sogenannten ›Corps-Geist‹ ihrer Einheit eingebunden sind, in der Kritik am Vorgehen der Sicherheitskräfte unter Verweis auf Standards medizinischer Ethik und internationalen Rechts oder auf menschenrechtliche Kodices schlicht als ehrenrührige Nestbeschmutzung verstanden und geahndet würde. Wie nachfolgend gezeigt werden soll, gilt dies nicht nur für Diktaturen, sondern sind in diesem Sinne durchaus auch Ärzte, Psychologen und sogenannte *Paramedics*, die ihren Dienst im Rahmen der Sicherheitsorgane demokratisch legitimierter Regierungen verrichten, anfällig.[17]

Im Gegensatz zur modernen, therapeutisch orientierten Psychotraumatologie ist die Militärpsychiatrie historisch von der Sichtweise geprägt, den traumatisierten Soldaten (früher: ›Kriegszitterer‹) als Störfaktor im militärischen Getriebe anzusehen, ihn möglichst wieder ›funktionsfähig‹ zu machen oder, soweit dies nicht möglich ist, von der Truppe fern zu halten. Diese Ärzte bezeichnen Riedesser und Verderber als »unkritisch und ideologisch verblendet mit den jeweiligen militärischen Apparaten und deren Zielen identifiziert [...] gegen die Überlebensinteressen traumatisierter Soldaten gewendet«.[18] Auch wenn eine neue Generation von Militärpsychiatern und Militärpsychologen herangewachsen sei, habe sich in der Funktion dieser Disziplinen doch nichts Entscheidendes geändert:

> »Es sind immer noch Disziplinen, deren Aufgabe darin besteht, die Einsatzfähigkeit von adoleszenten bzw. spätadoleszenten Soldaten zu ermöglichen und im Falle einer psychischen Dekompensation die Rückkehr des Betroffenen in den militärischen Einsatz anzustreben. Soweit dies innerhalb eines freiwilligen *informed consent* geschehen würde, wäre der Vorwurf der offenen oder subtilen Manipulation weniger zulässig als in einer Situation, in der Soldaten gegen ihren Willen eingezogen und unter massivem Druck auch der Militärgerichtsbarkeit zu den jeweiligen Einsatzorten und -formen gezwungen werden. Letzteres

---

17　Vgl. Amnesty International (2000), British Medical Association (1992), Lucas/ Pross (1995), Lucas (1998), International Dual Loyalty Working Group (2002), Miles (2004), (2006).

18　Riedesser/Verderber (2004), S. 6.

hat in der Geschichte dabei bei weitem überwogen. Diese Militärpsychiater, welche die Aufgabe gerne übernommen hatten, Soldaten, die durch ihre Symptomatik von der Front ›geflüchtet‹ waren, wieder ans Trommelfeuer zurückzutherapieren, nannte Freud ›Maschinengewehre hinter der Front‹.«[19]

5. Ärzte, Verhöre, Misshandlung und Folter – Vom Behandler oder Gutachter zum Ausbilder der Folterer?

»Wer der Folter erlag, kann nicht mehr heimisch werden in dieser Welt«, formulierte Jean Améry als selbst Betroffener.[20] Folterfolgen sind zwar behandelbar, aber – besonders im seelischen Bereich – nicht heilbar. Das ganze Spektrum menschlicher Genialität tritt bei der Folter in pervertierter Form zu Tage. Es gibt wohl keine vorstellbare Art, Menschen zu quälen, von der Folterer noch nicht Gebrauch gemacht hätten. Die zugefügte Erniedrigung, der Schmerz, das ohnmächtige Ausgeliefertsein und die Todesangst hinterlassen unauslöschbare Spuren. Die tiefe Kränkung und Entwurzelung, das zerbrochene Urvertrauen und die Unmöglichkeit, das Durchlittene mitzuteilen, schaffen ein Gefühl der Fremdheit. Fremdheit zu ehemals vertrauten Menschen, zum Alltag, zum eigenen Körper, der seinem Besitzer zu wenig mehr als einer Quelle des Schmerzes und der Qual wurde, und zu den eigenen Gefühlen von Scham, Angst und Versagen. Wo Heilung aber nicht möglich ist, muss Prävention zum höchsten Ziel ärztlichen Handelns werden.

›Folter zerstört Menschen‹. Wenn Regierungen Folter als Mittel des Machterhaltes einsetzen, beginnt auch für Ärzte eine Gratwanderung. Wer durch die Behandlung gefolterter Gefangener zum Mitwisser geworden ist und geschwiegen hat, ist bereits Komplize der Täter. Der nächste verhängnisvolle Schritt kann folgen, wenn die Folterer versuchen, unter Drohungen eine gefälschte ärztliche Bescheinigung über den ›natürlichen‹ Tod eines zu Tode Gefolterten zu erpressen. Von der stillschweigenden Behandlung Gefangener in den Pausen zwischen Folterungen ist es nicht mehr weit bis zur Anwesenheit des Arztes während der Folter. Selbst wenn der in eine Foltersituation verstrickte Arzt seine Aufgabe einzig darin sieht, den Tod des Opfers zu verhindern, wird er zum Ausbilder der Folterer, die unter ärztlicher Aufsicht erproben, wie weit sie mit ihren Qualen gehen können, ohne zu töten. Schritt für Schritt wird der Arzt, der nicht wagt, sich zu widersetzen, zum Mittäter.[21]

Auch die Beteiligung von Ärzten am Vollzug grausamer, unmenschlicher und erniedrigender Strafen, die häufig mit körperlicher Züchtigung oder Entstellung einhergehen, wurde vielfach dokumentiert:

---

19 Ebd., S. 6–7.
20 Lucas (1995), S. 11.
21 Ebd., S. 14.

So wurde in Singapur vorgeschrieben, die Prügelstrafe im Beisein von Ärzten zu vollstrecken; in Pakistan wurden Vorschriften erlassen, die die Anwesenheit eines Arztes bei öffentlichen Auspeitschungen und bei Zwangs- amputationen gesetzlich festlegten. Unter dem Militärregime Präsident Nu- meirys wurde im Sudan als sogenannte »islamische Strafe« u. a. die »Über- kreuz-Amputation« gesunder Gliedmaßen eingeführt, bei der zahlreichen Verurteilten die Hand der einen und der Fuß der anderen Seite ohne medizi- nische Indikation amputiert wurden. Im Iran erging ein Urteil zur chirurgi- schen Enukleation, also zur operativen Entfernung eines gesunden Auges, einzig mit dem Ziel der Bestrafung des Betroffenen. Im Irak wurde die Am- putation von Händen und Füßen sowie das Abschneiden der Ohren und das Brandmarken der Stirn als Strafmaßnahmen eingeführt. Im Herbst 1994 wur- den im Irak mindestens neun Ärzte festgenommen, weil sie sich weigerten, dazu verurteilten gesunden Menschen Gliedmaßen zu amputieren, mindes- tens ein Arzt sei hingerichtet worden.[22]

Rasmussen berichtete über Ergebnisse einer eigenen Untersuchung bei 200 Folterüberlebenden aus 18 Ländern. Ein Fünftel (41) der Befragten gab an, medizinisches Personal sei an ihrer Folter beteiligt gewesen. In zehn Fäl- len seien Ärzte während der Folter anwesend gewesen.[23]

1999 erhielt dagegen das unter maßgeblicher Mitarbeit der Ärzte der Türkischen Menschenrechtsstiftung (s. 5.3) erarbeitete sog. *Istanbul Proto- koll* (*Manual on the Effective Investigation and Documentation of Torture and other Cruel, Inhuman or Degrading Treatment or Punishment*) als Do- kument der Vereinten Nationen offiziellen Status als ›Gold-Standard‹ ärztli- chen Vorgehens bei möglicher Demütigung, Misshandlung oder Folter.[24]

Zur Veranschaulichung und Vertiefung der Darstellung folgen nun eini- ge Länder- und Fallbeispiele:

5.1 Gefängnisarzt Dr. Lang (Südafrika)

Am 6. September 1977 wurde Steve Biko, der Führer der südafrikanischen *Black Consciousness Movement*, festgenommen. Am nächsten Morgen rief die Geheimpolizei den Gefängnisarzt Dr. Ivor Lang zu Biko, weil dieser sich eigenartig benehme. Trotz Bikos äußerlich sichtbarer Verletzungen und ob- wohl seine Bewegungen unkoordiniert waren und er nicht sprechen konnte, bescheinigte Dr. Lang auf das Drängen des örtlichen Polizeichefs hin, er habe »keine Anzeichen einer Anomalie oder Pathologie« gefunden. Auch nach- dem durch eine Lumbalpunktion Blut im Liquor nachgewiesen worden war,

---

22 Vgl. British Medical Association (1992), Kloppenburg (1996), S. B-2476, Lucas/Pross (1998), S. 1986f, Amnesty International (2000), Lucas (2001).
23 Vgl. Rasmussen (1991), S. 26–28.
24 United Nations (1999).

widersprachen Dr. Lang und sein Vorgesetzter, Dr. Benjamin Tucker, Bikos weiterem Verbleib in Haft nicht. Als Steven Biko am 11. September bewusstlos angetroffen wurde, stimmte Dr. Tucker einem unbegleiteten Transport im Auto über 750 Meilen zu, bei dem Biko ohne medizinische Hilfe verstarb.

1985 brach die in Port Elizabeth unter Leitung von Dr. Lang arbeitende Ärztin Dr. Wendy Orr das Schweigen, nachdem ihre Vorgesetzten trotz ihrer wiederholten Berichte über schwere Misshandlungen von Gefangenen durch die Polizei nichts unternommen hatten. Sie sagte vor dem Obersten Gericht aus, eine große Zahl ihrer Patienten habe ihr glaubhaft und in Übereinstimmung mit den erhobenen Befunden berichtet, sie seien gefoltert worden. Dr. Orrs Aussage fand internationale Beachtung und führte u. a. zu einer einstweiligen Verfügung mit dem Ziel, die Misshandlung Gefangener durch Polizisten zu verhindern. Dr. Orr wurde jedoch in eine geriatrische Abteilung versetzt und anonym bedroht, bis sie sich entschloss, Port Elizabeth zu verlassen.[25]

Dr. Orr ist in Südafrika weiterhin aktiv für die Menschenrechte eingetreten und hat unter anderem an der *International Dual Loyalty Working Group* mitgearbeitet.[26]

5.2 Die Rolle der Militärärzte (Uruguay)

Trotz der persönlichen Gefährdung, die dies bedeutete, begann Dr. Gregorio Martirena noch während des Militärregimes in Uruguay gemeinsam mit Dr. Hugo Sacchi, der selbst gefoltert worden war, mit einer detaillierten Dokumentation der Rolle von Militärärzten unter der Diktatur. Wie in vielen anderen Ländern erließen die für Menschenrechtsverletzungen Verantwortlichen auch in Uruguay rechtzeitig vor dem Sturz der Gewaltherrschaft Amnestiegesetze, die ihre juristische Strafverfolgung verhinderten. Das Engagement der uruguayischen Ärzteschaft bewirkte jedoch, dass die Militärärzte Dr. Eduardo Saiz Pedrini, Dr. Nelson Fornos Vera, Dr. Vladimir Bracco, Dr. Hugo Diaz Agrelo und Dr. Nelson Marabotto nach einer Untersuchung ihrer Verfehlungen durch die *Nationale Uruguayische Kommission zur Medizinischen Ethik* vorgeladen, schwerer Verstöße gegen die medizinische Ethik für schuldig befunden und aus den ärztlichen Berufsorganisationen ausgeschlossen wurden. Dr. Saiz Pedrini wurde u. a. vorgeworfen, den gewaltsamen Tod des Arztes Dr. Vladimir Roslik unter der Folter durch gefälschte Befunde der körperlichen Untersuchung und der Autopsie verschleiert zu haben. Dr. Saiz, der seinen ermordeten Kollegen bei dessen Inhaftierung zunächst in gutem Gesundheitszustand untersucht und kurz darauf nach schweren Misshandlun-

---

25   Vgl. Amnesty International (1989), Dowdall (1991), S. 52, Lucas/Pross (1995), S. 109.

26   Vgl. International Dual Loyalty Working Group (2002), S. 6.

gen noch lebend wiedergesehen hatte, bestätigte trotz multipler und offensichtlicher Anzeichen von äußerer Gewalteinwirkung eine natürliche Todesart.[27]

5.3 Militärärzte vs. Ärzte der Menschenrechtsstiftung (Türkei)

Der Direktor des türkischen Ärztebundes Dr. Ugur Cilasun stellte bei einem Symposium im norwegischen Tromsø unter dem Titel »Folter und die Beteiligung von Ärzten« 1990 die Bemühungen und Schwierigkeiten seiner Organisation dar, die Beteiligung türkischer Ärzte an Folterungen aufzudecken, zu ahnden und zu verhindern. Nach dem Staatsstreich von 1980 wurde eine eigene Medizinische Hochschule des Militärs gegründet, in der Studenten, »in erster Linie Soldaten und nur in untergeordneter Funktion Ärzte« sind, wie es der Führer der Junta formulierte. Der Gehorsam gegenüber Vorgesetzten erhielt damit eindeutig Priorität gegenüber Gewissensfragen und Grundsätzen medizinischer Ethik. Aufgrund der kritischen Haltung des türkischen Ärztebundes (TRB) in dieser Frage wurde es Militärärzten wenig später verboten, Mitglied des TRB zu werden.[28]

Die Ärzte der Türkischen Menschenrechtsstiftung (TIHV) hatten den ungewöhnlichen Mut, im Verfolger-Staat Türkei seit 1990 in vier Städten Dokumentations- und Behandlungszentren für Folterüberlebende zu betreiben und wurden deshalb selbst verfolgt. In seiner damaligen Funktion als Menschenrechtsbeauftragter der Ärztekammer Berlin, hatte der Autor im Juli 1996 die Gelegenheit, sich als Teilnehmer an einer internationalen Menschenrechtsdelegation – gemeinsam mit anderen Vertretern europäischer und amerikanischer ärztlicher Berufsverbände – im Rahmen einer Rundreise durch die Türkei ein differenziertes Bild der dortigen Menschenrechtssituation und ihrer Folgen für die Gesundheit der Bevölkerung und die Rahmenbedingungen der ärztlichen Berufsausübung zu machen. So sollten der in Adana angeklagte Arzt Dr. Tufan Köse und weitere Mitarbeiter der TIHV eingeschüchtert und trotz ihrer Weigerung gezwungen werden, ihre Schweigepflicht zu brechen und der türkischen Polizei Daten und Krankenakten ihrer gefolterten Patienten zu übergeben. Dies hätte verhindert, dass Patienten weiter das Vertrauen gehabt hätten, dort ärztliche Hilfe zu suchen und somit verhindert, dass das Ausmaß der praktizierten Folter weiterhin durch ärztliche Befunde belegt werden könnte.[29]

»Besonders beeindruckend waren auch die Berichte über die Einflußnahme von Polizei- und Militärangehörigen auf medizinische Gutachten und Autopsiepro-

---

27 Vgl. Martirena (1991), S. 24–25, Lucas/Pross (1995), S. 109.
28 Vgl. Cilasun (1991), S. 21f, Lucas/Pross (1995).
29 Vgl. Ärztekammer Berlin (1996), S. 1, Penteker et al. (1996), S. 34.

tokolle und die Zeugnisse der Angehörigen von Menschen, die nach ihrer Verhaftung durch Sicherheitskräfte spurlos verschwunden sind.«[30]

5.4 Chefarzt und Ärztekammer-Präsident Dr. Seyfettin Kizilkan (Türkei)

Die Delegation hatte 196 auch Gelegenheit, Dr. Kizilkan im südostanatolischen, zumeist kurdisch besiedelten Diyarbakir persönlich kennen zu lernen, dessen Prozeß durch die Ärztekammer Berlin und andere Ärzteorganisationen beobachtet wurde. Dr. Kizilkan genoß aufgrund seines Eintretens für eine bessere medizinische Versorgung und für demokratische Rechte im Ausnahmezustandsgebiet großes Ansehen. Kurz nach seiner Wiederwahl als Kammerpräsident und einer öffentlichen kritischen Äußerung wurde seine Wohnung polizeilich durchsucht und er selbst wegen Mitgliedschaft in einer terroristischen Vereinigung angeklagt. In seiner Wohnung seien – auf dem Balkon vor dem Kinderzimmer der Familie – zwei Bomben und Propagandamaterial einer verbotenen Organisation gefunden worden. Die Wohnungsdurchsuchung wies erhebliche Verfahrensfehler auf (es wurden erst nach 20 Minuten Zeugen hinzugeholt und die Polizei lehnte es ab, Fingerabdrücke von den Bomben zu nehmen). Ein besonders bemerkenswertes Beweismittel der Verteidigung, das auf ein Komplott hindeutete, war dagegen ein dem Polizei-präsidium zugesandtes Schriftstück: Es enthielt Fotos der beiden angeblich dort vorgefundenen Bomben und den handschriftlichen Vermerk einer Uhrzeit 13 Stunden vor der Hausdurchsuchung.

Bei dieser Fülle an Beweismaterial gegen die erhobene Anklage hatten die Prozeßbeobachter einen Freispruch erwartet. Anstelle der beantragten 10-15 Jahre Haft wurde Dr. Kizilkan infolge der im In- und Ausland geschaffenen Öffentlichkeit durch die Richter – unter ihnen ein Militär – zunächst ›nur‹ zu drei Jahren und neun Monaten Haft verurteilt und schließlich in einen entlegenen Teil des Landes verbannt.[31]

5.5 Folter in Guantanamo und Abu Ghraib (USA/Irak)

Nach den menschenverachtenden Terror-Anschlägen des 11. September 2001 war angesichts der eingetretenen Verunsicherung, Kränkung und Ängstigung insbesondere seitens der Supermacht USA unter Präsident Bush jr. ein Rückgriff auf archaische Drohgebärden, Kommunikationsmuster und Handlungsreflexe aus Zeiten des Kalten Krieges zu beobachten, die sich an stark vereinfachenden Freund-Feind- und Gut-Böse-Schemata orientierten und es anscheinend erlaubten, dem Gegner jegliche menschlichen Züge und damit

---

30   Vgl. Ärztekammer Berlin (1996), S. 2, Iacopino (1996), S. 396.
31   Vgl. Penteker et al. (1996), S. 33, Ärztekammer Berlin (1996), S. 2.

auch Würde und Menschenrechte abzusprechen. So ist das Außer-Kraft-Setzen der *Genfer Konventionen* und die Einschränkung des absoluten Folterverbots durch eine demokratisch legitimierte Regierung hochgradig alarmierend und öffnet dem Missbrauch der Medizin und Psychologie Anfang des dritten Jahrtausends, gut 60 Jahre nach dem *Nürnberger Ärztekodex* und mehr als 30 Jahre nach der *Deklaration von Tokio* des Weltärztebundes, die Ärzten jegliche Beteiligung an Folter und entwürdigender Behandlung strikt untersagt, erneut Tür und Tor.[32]

Durch die zeitlich unbegrenzte Inhaftierung Verdächtiger im sog. »Kampf gegen den Terror«, ohne Anklage und Prozess und den Ausschluß von Angehörigen, Anwälten oder Beobachtern, entstand im US-Lager Guantanamo ein rechtsfreier Raum, der sich jeglicher demokratischen Kontrolle entzog. Psychiater und Psychologen erstellten unter Nutzung vertraulicher Patientenakten Persönlichkeitsprofile Gefangener, um – mit dem Ziel, den Willen Gefangener zu brechen – eine individuelle Strategie zur Erzeugung von maximalem Stress in der Verhörsituation auszuarbeiten.[33]

Die schockierenden Bilder mit inszenierter Siegerpose über nackte, misshandelte und gedemütigte muslimische Gefangene triumphierender US-Soldaten im irakischen Militärgefängnis Abu Ghraib gingen 2004 um die Welt, veränderten das Bild der USA in der übrigen Welt drastisch und nachhaltig und verstörten viele Amerikaner. Miles spricht von »tiefer Scham« und einer »geteilten Nation«.[34]

Steven Miles, Internist und Professor für Bioethik an der Universität von Minnesota ging angesichts der Misshandlungen von Gefangenen der Frage nach Haltung und Mitverantwortung der Gefängnisärzte und des medizinisch-pflegerischen Personals in Abu Ghraib und anderen Haftanstalten der US-Armee und der CIA nach und veröffentlichte seine Ergebnisse nach der Sichtung zahlloser offizieller Dokumente und Quellen. Gefängnisärzte mussten die zahllosen misshandlungsbedingten Verletzungen, die Angst und Verzweiflung der Häftlinge bemerkt haben. Ihre Berufsethik und internationale Kodizes verpflichteten sie dazu, Folter zu verhindern bzw. öffentlich zu machen. Warum hatten sie versagt?[35]

Das Ergebnis war wie der Titel des von Miles veröffentlichten Buches »Verratener Eid – Folter, ärztliche Komplizenschaft und der Kampf gegen den Terror«[36] wiedergab, erschütternd: Ärzte, Krankenschwestern und Sanitäter schwiegen nicht nur, als Gefangene misshandelt wurden. Ärzte und Psy-

---

32   Vgl. Pross (2004), S. B-2430–2431.
33   Vgl. Miles (2004), S. 726, (2006), persönliche Mitteilung (2008), Pross (2004), S. B-2431.
34   Miles (2006).
35   Vgl. Miles (2004), S. 726, Miles (2006), Pross (2004).
36   Miles (2006).

chologen halfen zudem mit ihrer ›Expertise‹ bei der gezielten Ausarbeitung einer individuellen Verhörstrategie, samt der Entscheidung, welche Art der Misshandlung beim jeweiligen Gefangenen unter Berücksichtigung seiner emotionalen und physischen Stärken und Schwächen am effektivsten erscheine und welches Ausmaß er aushalten könne. Sie waren sogar während der von Verteidigungsminister Rumsfeld befürworteten und von Präsident Bush genehmigten sog. »verschärften Verhörtechniken« anwesend, nachdem sie diese vorab genehmigt hatten. Ein Verhörbericht gab die Empfehlung eines Verhörpsychologen wieder, gezielt Demütigung, Schlafentzug, sexuelle Erniedrigung, den Gebrauch von Hunden und Kälte-Exposition einzusetzen. Die Unterkühlung durch entsprechende Einstellung der Klimaanlage führte zu einer Bradykardie, die wiederum vom medizinischen Personal behandelt wurde, das anschließend durch eine Infusion den unkontrollierten Abgang von Urin herbeiführte.[37] Auch Schläge, Verbrennungen, Aufhängen, Erstickungsversuche und vieles mehr gehörte zu den praktizierten Foltermethoden. Zur Demütigung wurden Gefangene gezwungen, den Islam zu verhöhnen und seine Riten zu verletzen. Die Regierung Bush hatte einen permanenten Ausnahmezustand und ein Klima der Missachtung von Rechtsnormen wie UN-Konventionen auf allen Ebenen der Befehlshierarchie geschaffen.[38]

Die systematische Untersuchung von Krankenakten misshandelter und von Autopsieberichten verstorbener Gefangener in Abu Ghraib, Guantanamo und in weiteren derartigen US-Haftanstalten ergab ein Muster von medizinischer Vernachlässigung und der Unterstützung von Maßnahmen zur Vertuschung von Misshandlung, Folter und resultierenden Todesfällen etwa durch erst verzögert ausgestellte und gefälschte Untersuchungsbefunde und Leichenschauscheine. So verweigerten Pathologen der Streitkräfte bei Todesfällen infolge von Folter routinemäßig die Herausgabe von Leichenschauscheinen und schwiegen, wenn Beamte des Pentagons wahrheitswidrig verlautbarten, diese Häftlinge seien eines natürlichen Todes gestorben. Hierdurch wurde ein Frühwarnsystem außer Kraft gesetzt, das die Öffentlichkeit hätte mobilisieren können.[39]

Insgesamt zeigte sich somit eine von höchster staatlicher Stelle genehmigte und befürwortete Strategie systematischer Folter unter aktiver Nutzung medizinischer und psychologischer bzw. verhaltenswissenschaftlicher Erkenntnisse und Fertigkeiten durch die Streitkräfte und Geheimdienste der USA. Um die Voraussetzungen hierfür zu schaffen, formulierte das US-Verteidigungsministerium eigene Standards, die – abweichend von denen der

---

37 Vgl. Miles (2006) und persönliche Mitteilung (2008).
38 Vgl. Miles (2004), (2006), Pross (2004), S. B-2430.
39 Vgl. Miles (2004), persönliche Mitteilung (2008), Pross (2004), S. B-2430–2431.

American Medical Association und der *American Psychiatric Association* sowie international gültigen Kodizes, die eine solche Beteiligung strikt untersagten – für Militärpsychiater und -psychologen eine Rolle während der Verhöre Gefangener definierten.[40]

Die Tragweite des massiven Tabubruchs, der Folter wieder Legitimität zu verleihen, gerade durch die demokratisch legitimierte Supermacht USA, die den weltweiten Schutz der Menschen- und Bürgerrechte auf ihre Fahnen geschrieben hatte, wird uns noch lange beschäftigen. EU-Länder haben illegale Gefangenentransporte in Verhörzentren der CIA geduldet bzw. unterstützt und unter Folter zustande gekommene Geständnisse als Beweismittel ihrer Rechtsprechung zugelassen. Ärzte, Psychologen und Pflegende, vernachlässigten massiv ihre beruflichen Aufgaben und ihre Pflicht, die Einhaltung der Menschenrechte zu überwachen und wurden Teil des Systems, das die Folter Unschuldiger legitimierte und dem Kampf gegen den Terror unterordnete.[41]

6. Zwischen Staatsraison und Patientenwohl – Behandlung, Begutachtung und ›Abschiebung‹ von Flüchtlingen

6.1 Asylbewerber, Ärzte und ›Abschiebungen‹

Um nicht aufzufallen, verzichten Flüchtlinge ohne Papiere (*Sans Papiers*) in Deutschland und anderen Zufluchts- bzw. Exilländern oft auf Arztbesuche und verschleppen Krankheiten so lange, bis sie lebenbedrohlich werden. Für viele ist die fehlende Chipkarte der Krankenkasse eine unüberwindliche Hürde. Nach Schätzungen von Flüchtlingsorganisationen hielten sich in Deutschland zwischen 500.000 und 1,5 Millionen ›heimliche Migranten‹ auf. »Ohne Papiere und damit auch ohne Krankenversicherungsschutz leben sie oft jahrzehntelang in einer Schattenwelt – meist unauffällig und sozial angepasst.« Sie meiden jeglichen Kontakt mit staatlichen Stellen, um nicht gemeldet zu werden, und wenn sie schwer erkranken, haben sie Angst ins Krankenhaus zu gehen, da sie dort ihre Identität preisgeben müssten und dies zu ihrer Abschiebung führen könnte.[42]

Die Bestimmungen des Asylbewerber-Leistungsgesetzes rationieren zudem in Deutschland das Recht auf Gesundheit de facto in Abhängigkeit vom Aufenthaltsstatus der Flüchtlinge, im Sinne einer Minimalversorgung dieser besonders vulnerablen Patientengruppe einzig in Situationen akuter Krankheits- oder Schmerzzustände. Sie bringen Ärzte damit in massive ethische Konflikte und wurden von Deutschen Ärztetagen wiederholt vehement kriti-

---

40 Vgl. Miles (2004), S. 725 und persönliche Mitteilung (2008).
41 Vgl. Miles (2004), (2006) und persönliche Mitteilung (2008), Pross (2004).
42 Vgl. Korzilius/Rabbata (2004), S. 2878, Rabbata (2005), S. 1379.

siert. Auch die Ausführungsbestimmungen des Ausländerrechts tragen vielfach und erheblich dazu bei, dass Menschen, die trotz ihrer Traumatisierung durch Krieg oder Verfolgung noch die Kraft hatten zu fliehen, durch eine weitere traumatische Sequenz im Exil (in Analogie zur sequenziellen Traumatisierung nach Keilson, 1979) vielfach jede Perspektive der Genesung oder auch nur der nachhaltigen Stabilisierung einbüßen.[43]

Da Kinder alters- und kontextabhängig einen gewissen Schutz vor Abschiebungen erhalten, unterstellen die Behörden vor allem unbegleiteten jugendlichen Flüchtlingen regelmäßig, dass ihre Altersangaben falsch sein könnten. In diesem Zusammenhang wird trotz der Unsicherheit angewandter Methoden vielfach eine Altersfeststellung unter Zuhilfenahme von Ärzten angestrebt. Diese zumeist gegen den erklärten Willen des Betroffenen erfolgende ›Begutachtung‹ unbescholtener Menschen muss als höchst fragwürdig und mit der ärztlichen Ethik nicht vereinbar gelten. Das gilt um so mehr für die medizinisch nicht indizierte und potenziell schädliche Anwendung von Röntgenstrahlung bei der Anfertigung eines Röntgenbildes zur Bestimmung des Knochenalters, zumal Normalwerte der jeweiligen Population bzw. Ethnie zumeist fehlen, was die Aussagekraft der Methode stark einschränkt. Zu Gutachten gedrängte, mit dem Ausländerrecht nicht vertraute Ärzte gehen zudem vielfach davon aus, dass es sich bei Menschen in Abschiebehaft um Strafgefangene handelt, während es in der Realität ausreichen kann, dass eine auslaufende Duldung nicht verlängert wird. Auch die oft sehr belastenden Umstände und die vielfach schlechte ärztliche Versorgung in der Abschiebehaft sind wenig bekannt.[44]

Im Transitbereich des Frankfurter Flughafens wurden in einem ehemaligen Frachtgebäude bis zu 200 Erwachsene und Kinder untergebracht, die das sogenannte Flughafenverfahren durchliefen und bis zur häufig langwierigen Entscheidung über ihren Asylantrag das Flughafengelände nicht verlassen durften.

> »Wie groß der psychische Druck auf die Menschen in Gebäude 182 ist, lässt die Statistik ahnen. Allein in den vergangenen 3 Jahren gab es 18 Suizidversuche. Erst im Mai dieses Jahres hat sich eine Frau, die angab, aus Algerien zu stammen, aus Angst vor ihrer drohenden Zurückweisung im Duschraum erhängt. Sie hatte zu diesem Zeitpunkt bereits 8 Monate in der Einrichtung verbracht. Ihr Asylbegehren war abgewiesen worden.«[45]

In einem Beschluß des 102. Deutschen Ärztetages 1999 wurde festgelegt, »dass Abschiebehilfe durch Ärzte in Form von Flugbegleitung, zwangsweiser Verabreichung von Psychopharmaka oder Ausstellung einer Reisefähigkeits-

---

43 Vgl. Lucas et al. (2000/2001), S. 398–399, Lucas (2001), Möller et al. (2005), S. 19–21 und S. 38.
44 Vgl. Möller et al. (2005), Rabbata (2005).
45 Korzilius (2000), S. 1339–1342.

bescheinigung mit den ethischen Grundsätzen der ärztlichen Berufsordnung nicht vereinbar sind.« In der Begründung heißt es unter anderem, dass bei Widerstand des Abzuschiebenden bisweilen Fesselungen in atembehindernden Stellungen vorgenommen würden, die allein in den USA in 86 Fällen zum Erstickungstod geführt hätten.[46]

6.2 Der Fall Kola Bankole: Tod bei ›ärztlich begleitetem‹ Abschiebungsversuch (Frankfurt)

»Am Frankfurter Flughafen kommen nicht nur täglich Asylbewerber an. Über Frankfurt läuft ein großer Teil der Abschiebungen von abgelehnten Aslybewerbern. Auch dabei wird vielfach auf ärztlichen Sachverstand zurückgegriffen, sei es um die Reise- oder Flugfähigkeit des Abzuschiebenden zu beurteilen oder ihn ärztlich begleiten zu lassen.«

Die Abschiebung des Nigerianers Kola Bankole war bereits mehrfach an dessen Gegenwehr gescheitert.

»Der Bundesgrenzschutz (BGS) hatte daher bei einem erneuten Abschiebungsversuch im August 1994 einen Arzt als Begleitung angefordert, ›um Schaden von Bankole abzuwenden‹, wie sich ein Flughafenarzt erinnert. Dieser hatte es offenbar als medizinisch indiziert angesehen, Bankole, der völlig außer sich gewesen sei, ein Beruhigungsmittel zu verabreichen. Aufgrund seiner heftigen Gegenwehr hätten zeitweilig bis zu sieben Beamte des Bundesgrenzschutzes versucht, den Mann gewaltsam zu bändigen, berichtet der Arzt.«

Die medizinische Maßnahme wurde nach dem Tod Bankoles heftig kritisiert, da sie offenbar der Erleichterung der Abschiebung und nicht dem Wohl des Patienten gedient habe.

»Vor dem Hintergrund dieses Falles haben die Ärzte am Frankfurter Flughafen beschlossen, nicht mehr mit dem Bundesgrenzschutz zu kooperieren, auch nicht in Fragen der Reise- oder Flugtauglichkeit. ›Wir können uns nicht zum Sündenbock des Staates machen lassen, und wir sind auch nicht dazu da, Leute transportfähig zu spritzen‹, sagt einer der Ärzte. ›Im Fall von Bankole hat sich der Arzt von den Behörden missbrauchen lassen, ohne es zu sehen.‹«[47]

6.3 Traumatisierung, Begutachtung und Polizeiärzte

Von subjektiv oft existenzieller Bedeutung für die Betroffenen ist angesichts einer drohenden sogenannten ›Abschiebung‹ die unfreiwillige Begutachtung von Flüchtlingen auf Traumatisierung und sogenannte ›Reisefähigkeit‹. Hier werden Ärzte und Psychologen für die Legitimierung staatlicher Politikvorgaben und Verwaltungsziele instrumentalisiert. Nicht selten resultieren Ver-

---

46   Ebd., S. 1342–1343.
47   Ebd.

stöße gegen professionelle und ethische Prinzipien heilberuflichen Handelns.[48]

Symptome von Folter und insbesondere die schwerwiegenden und vielfach anhaltenden psychischen Folgen werden von Ärzten noch immer unzureichend erkannt. Ihre diagnostische Einordnung im Rahmen der posttraumatischen Belastungsstörung (PTBS) nach der Internationalen Klassifikation der Erkrankungen (ICD-10 nach WHO) sowie geeignete Behandlungsmöglichkeiten sind lediglich Psychiatern vertraut.[49]

Besonders bei eingeschränkten Fragestellungen, wie der nach sogenannter ›Flugfähigkeit‹, deren medizinische Relevanz zu Zeiten, wo sogar intubierte und beatmete schwerstkranke Patienten transportiert werden können, zunehmend irrelevant erscheint, drängt sich der Eindruck auf, Ärzte sollten hier dazu dienen, politische Entscheidungen zu legitimieren. Müsste der Arzt doch bei einer sinnvollen Beurteilung zumindest auch die Schwere der Erkankung, die psychische Gesundheit und das Vorhandensein ausreichender Behandlungsmöglichkeiten im aufnehmenden Land berücksichtigen. Deutsche Ärztekammern haben allerdings auch in Fällen klaren ärztlichen Fehlverhaltens Schwierigkeiten, diese zu ahnden, da die betroffenen Ärzte meist Amtsärzte sind oder der (Bundes-)Polizei angehören und nicht dem Disziplinarrecht der Ärztekammern unterstehen.[50]

Auf Weisung des Berliner Innensenats überprüfte der dortige Polizeiärztliche Dienst ab Anfang 1999 systematisch sämtliche vorgelegten fachärztlichen Atteste, die eine Traumatisierung bescheinigten. Dabei kamen die Polizeiärzte und -psychologen in fast allen Fällen (rund 300) zu einem Ergebnis, das von dem der behandelnden Fachärzte abwich: Es liege keine posttraumatische Belastungsstörung vor. Häufig wurde gleich auch die ›Reisefähigkeit‹ bescheinigt, sodass einer Abschiebung aus Sicht der Behörden nichts mehr entgegenstand. Die betroffenen psychiatrischen Patienten reagierten oft mit erneuten starken Belastungssymptomen bis hin zur Retraumatisierung. Ohnehin hatten deren Behandler beobachtet, dass sich der Gesundheitszustand ihrer traumatisierten Patienten umso stärker verschlechterte, je länger deren unsicherer Aufenthaltsstatus andauerte.

Behandlern wurde aufgrund ihrer Atteste zudem vorgeworfen, Gefälligkeitsgutachten zu erstellen, wodurch sie sich quasi i. S. von Schleuserkriminalität strafbar machten. Dies führte zu Ermittlungen der Berliner Staatsanwaltschaft. In zehn von zehn untersuchten Fällen wurde der Vorwurf der Gefälligkeitsatteste durch gerichtlich bestellte Sachverständige widerlegt. Trotzdem fand eine polizeiliche Durchsuchung der betreffenden Praxis samt Beschlagnahmung sensibler Patientenakten statt. Auch gegen die betroffenen

---

48   Vgl. Lucas et al. (2000/2001), S. 397 und S. 401f.
49   Vgl. Möller et al. (2005), S. 19–21.
50   Vgl. Lucas (2001), Möller et al. (2005).

Patienten wurde unter dem Vorwurf ermittelt, unrichtige Gesundheitszeugnisse zu gebrauchen und damit gegen das Ausländergesetz zu verstoßen.[51]

Die Kritiker des damals in Berlin praktizierten Verfahrens, darunter die Berliner Ärztekammer, forderten, eine Überprüfung von Attesten auf begründete Einzelfälle zu beschränken. Zudem sollten Zweitgutachter, um über jeden Vorwurf mangelnder Unabhängigkeit erhaben zu sein, über eine spezielle fachliche Qualifikation in der Begutachtung traumatisierter Flüchtlinge verfügen. Die unsensible und potenziell retraumatisierende Vorgehensweise des polizeiärztlichen Dienstes wurde dagegen gerügt, das Verwaltungsgericht Berlin kam zu dem vernichtenden Urteil: »Dass die eingesetzten Ärzte die erforderliche fachliche Qualifikation für eine solche Begutachtung besitzen, kann nicht festgestellt werden.« Und: »In allen Fällen, in denen auf richterliche Anordnung ein ›Drittgutachten‹ angefertigt wurde, hat der gerichtlich bestellte Sachverständige die Diagnose der niedergelassenen Fachärzte über das Vorliegen einer Tramatisierung bestätigt.«[52]

Das Gericht kritisierte zudem, dass bei den Untersuchungen des polizeiärztlichen Dienstes keine professionellen Dolmetscher eingesetzt worden seien. In einem Fall habe die 8-jährige Tochter einer Bosnierin als Übersetzerin gedient, obwohl die Möglichkeit in Erwägung habe gezogen werden müssen, dass die betroffene Mutter über eine im Rahmen des Krieges vielfach von Bosnierinnen erlittene Vergewaltigung berichten würde. »Eine solche Verfahrensweise müsse ›als offensichtlicher, durch nichts zu rechtfertigender ärztlicher Kunstfehler‹ angesehen werden.«[53]

Dem Deutschen Ärzteblatt gegenüber sah sich der Polizeiärztliche Dienst im Juni 2000 nicht in der Lage, zu den vielfältigen Vorwürfen Stellung zu nehmen. Zur detaillierten Dokumentation und Überprüfung des Vorgehens wurden in einer Studie des Behandlungszentrums für Folteropfer in Berlin von der Psychologin Angelika Birck angesichts der großen Zahl diskrepanter Begutachtungsergebnisse Stellungnahmen niedergelassener Fachärzte mit den polizeiärztlichen Attesten der gleichen Patienten verglichen. Die Studie kam zu dem niederschmetternden Ergebnis, die Gutachten des Polizeiärztlichen Dienstes in Berlin orientierten sich nicht an internationalen Diagnose- und Qualitätsstandards, seien in ihrer Argumentation und Schlussfolgerung inkonsistent, widersprüchlich und aus medizinischer und psychologischer Sicht fachlich nicht nachvollziehbar. Die Argumente der Polizeiärzte und Psychologen machten nur in einem politischen Kontext Sinn, »der die Durchsetzung der Abschiebung fordert«. Die Polizeiärzte argumentierten entweder, die untersuchte Person sei gesund, oder aber es bestehe kein Zusammenhang zwischen ihrer Erkrankung und traumatischen Erlebnissen und kein

---

51 Vgl. Korzilius (2000), S. 1344, Lucas et al. (2000/2001).
52 Korzilius (2000), S. 1344–1345.
53 Ebd., S. 1344.

entsprechender Behandlungsbedarf. Soweit dieser nicht geleugnet werden könne, bekundeten die sogenannten Gutachter, die Behandlung sei auch im Herkunftsland möglich. Dagegen belegten zahlreiche Stellungnahmen kundiger Organisationen, dass dies damals nicht den Tatsachen entsprach. Das geschilderte Vorgehen beinhaltete zudem die Gefahr einer Retraumatisierung schwerkranker Menschen, die erneute Belastungsreaktionen auslösten und im Extremfall bis hin zu akuter Suizidalität führten. Nachdem der Berliner Innensenator zunächst hatte verbreiten lassen, es bestünden keine Zweifel an der Kompetenz des eingesetzten Fachpersonals, wurde das Vorgehen erst verändert, nachdem von den Kritikern allmählich immer mehr Details öffentlich gemacht und von den Medien aufgegriffen wurden.[54]

6.4 Ärztlich-therapeutische Behandlung traumatisierter Flüchtlinge – Konflikte der Behandler

Die Behandlung traumatisierter Flüchtlinge findet – vor allem soweit deren Aufenthaltsstatus nicht längerfristig gesichert ist und eine Abschiebung droht – in einem komplexen Spannungsfeld statt, das sich auch auf die Behandler auswirkt. Sie werden regelmäßig gebeten, durch Stellungnahmen eine Abschiebung zu verhindern und geraten dadurch in Loyalitäts- und Rollenkonflikte. Auch erleben sie eigene Ohnmacht angesichts des hohen Schutz- und Hilfebedarfs dieser besonders belasteten und vulnerablen Patienten, deren Gesundung durch Behördenentscheidungen vielfach erschwert oder nahezu unmöglich gemacht wird. Dies kann zu einer schweren Chronifizierung führen, die insbesondere Kinder ihrer Entwicklungsperspektive beraubt und das Erleben, passives Opfer zu sein, auf Dauer in ihnen verfestigt.[55]

Die Behandlung setzt weiterhin spezifische Fachkompetenzen unter Einschluß der Psychotraumatologie und der Psychosomatik sowie Interesse an interkultureller Begegnung und spezielle Kenntnisse und Fertigkeiten im Bereich der transkulturellen Psychiatrie voraus. Dazu gehört insbesondere die psychotherapeutische Arbeit mit Sprachmittlung durch Dolmetscher.

Auch sollten Behandler mit üblichen Formen der Verfolgung, Fluchtursachen und -abläufen, Grundlagen des Ausländerrechts und der Behördenpraxis sowie den Realitäten der Flucht und Einreise vertraut sein. Sie sollten Asylverfahren, die Praxis bei Abschiebungen und die häufig in diesem Zusammenhang auftretenden Ängste, Reaktualisierungen und psychischen Destabilisierungen kennen, um wesentliche äußere Wirkfaktoren und innere Konflikte in der aktuellen Lebenssituation ihrer Patienten bzw. Klienten zu verstehen.

---

54 Vgl. Korzilius (2000), S. 1344f, Pross (2000a), (2000b), S. 102, Lucas et al. (2000/2001), Lucas (2001).
55 Vgl. Lucas et al. (2000/2001), S. 397, Möller et al. (2005), S. 19–21 und S. 38.

Diese hohen Anforderungen bergen, neben der Problematik doppelter Loyalität, den Patienten, aber – angesichts der oft ungesicherten Kostenübernahme – auch Vorgesetzten oder Trägern gegenüber, die Gefahr einer Überforderung der Behandler bis hin zum *Burnout*. Sie sind wohl nur im Rahmen der wenigen spezialisierten Behandlungseinrichtungen für Folterüberlebende und Flüchtlinge zu erfüllen, die wiederum Probleme haben, ihre Angebote und Finanzierung nachhaltig zu sichern. Daher sollte dringend die Finanzierung dieser Spezialeinrichtungen und ihre Integration in die Regelversorgung angestrebt werden. Dabei müsste allerdings gewährleistet sein, dass auch Patienten ohne gültige Aufenthaltspapiere behandelt werden können, ohne dass ihre Identität gegenüber Behörden preisgegeben wird (siehe 6.1).[56] Zur Veranschaulichung folgen zwei Fallbeispiele:

6.5 Davut Karayilan (Berlin)

»Am 24. November 2000 machte sich Davut Karayilan auf den Weg zu einem Therapiegespräch bei Xenion. In der U-Bahn fällt er bei einer Fahrausweiskontrolle auf. Als die Polizei gerufen wird, reagiert der damals 17-jährige panisch. Wenige Monate zuvor war der junge Kurde nach schweren Misshandlungen in türkischen Gefängnissen nach Deutschland geflohen, gezeichnet von deutlich sichtbaren körperlichen Folterspuren. Sein Asylbegehren wurde indes abgelehnt. Ihm drohen Abschiebung in seine Heimat und weitere elf Jahre Gefängnis. Davut Karayilan flieht vor der herbeieilenden Polizei in die Räume von Xenion. Die Beamten folgen dem Flüchtigen und verschaffen sich mit gezogenen Waffen Einlass in das Therapiezentrum. Xenion-Leiter Koch und seine Sekretärin versuchen vergebens die Polizisten aufzuhalten. In einer Kurzschlusshandlung springt Davut Karayilan aus einem Fenster im dritten Stock des Gebäudes und verletzt sich lebensgefährlich an der Wirbelsäule. Davut K. überlebt – leidet aber noch heute an den Folgen des Sprungs.«[57]

Dietrich Koch kritisierte insbesondere die unverhältnismäßige Härte des Polizeieinsatzes. Das Risiko von Panikreaktionen der Traumatisierten bei erneuter Traumaexposition sei unter Experten unstrittig. Die öffentliche Aufmerksamkeit brachte Bewegung in das Asylverfahren. Das Gericht kam nun nach gründlicheren Recherchen zu dem Schluß, dass Davut Karayilans Angaben über eigene Verfolgung und Folter in der Türkei der Wahrheit entsprachen. Er war als 15-Jähriger in der Türkei gefoltert und zu 12 ½ Jahren Gefängnis verurteilt worden. Der Kurde ist nun anerkannter Asylbewerber. Der Preis für sein Bleiberecht war hoch. Sein Therapeut Dietrich Koch und dessen Sekretärin dagegen wurden wegen ›Widerstands gegen Vollstreckungsbeamte‹ angeklagt.[58] Der Prozeß zog sich über fast drei Jahre hin.

---

56   Vgl. Möller et al. (2005), Korzilius (2000), (2004).
57   Rabbata (2002), S. 2407.
58   Ebd.

Nachdem klar wurde, dass es – anders als anfangs behauptet – weder einen Haftbefehl, noch Handgreiflichkeiten gegeben hatte, plädierte nun sogar die Berliner Staatsanwaltschaft für den dann vom Richter beschlossenen Freispruch.

6.6 Suneya Ayari (Frankfurt)

In Frankfurt/Main wurde am 02.02.2004 die tunesische Asylbewerberin Suneya Ayari in Begleitung eines Arztes von sechs Beamten des Bundesgrenzschutzes von der psychiatrischen Station des behandelnden Markus-Krankenhauses abgeführt, um sie von einem Amtsarzt begutachten zu lassen. Die Patientin kehrte nicht mehr ins Krankenhaus zurück und wurde am folgenden Tag abgeschoben. Für Schlagzeilen sorgte in diesem Zusammenhang nicht nur die Klinikleitung, die widerstandslos eine Patientin abführen ließ, sondern auch der ärztliche Gutachter, der der psychisch kranken und offenbar suizidgefährdeten Tunesierin im Auftrag des Bundesgrenzschutzes ›Reisefähigkeit‹ bescheinigte. Auch ein zweiter Mitarbeiter am Westfälischen Zentrum für forensische Psychiatrie und andere Ärzte sahen sich in ähnlichen Fällen mit Vorwürfen mangelnder ärztlicher Sorgfalt bis hin zu berufsrechtlichen Prüfungen der Vorwürfe durch die zuständige Ärztekammer konfrontiert.[59]

7. Mediziner und Todesstrafe – schwere Verstrickung in einen legalisierten Verstoß gegen die Menschenrechte

In zahlreichen Ländern wird die Verhängung der Todesstrafe noch immer als legitime staatliche Sanktion angesehen. Auch Mediziner sind direkt oder indirekt an Exekutionen beteiligt. Die Einbeziehung von Ärzten findet vor allem mit dem Ziel statt, die gesellschaftliche Akzeptanz der Todesstrafe zu vergrößern; stehen Ärzte doch für hohe ethische Maßstäbe und suggeriert ihre Teilnahme eine legitime, saubere und ›schmerzlose‹ Hinrichtung. Die größte praktische Hürde in der Umsetzung sei nach Ansicht von Richter Alito vom *U. S. Supreme Court* die medizinische Ethik.[60]

Ärztliche Tätigkeiten in Zusammenhang mit der Todesstrafe können viele Facetten haben: die Begutachtung Angeklagter bezüglich Zurechnungsfähigkeit bzw. psychischer Krankheit oder geistiger Behinderung, die Behandlung zum Tode Verurteilter bis zum Zeitpunkt der Hinrichtung, die Beurteilung der sogenannten »Hinrichtungsfähigkeit«, aber auch die Beteiligung medizinischen Personals an der Vorbereitung und Durchführung von Hin-

---

59   Korzilius/Rabbata (2004), S. 2878.
60   Vgl. Curfman et al. (2008), Annas (2008), S. 1512–1513.

richtungen, der Feststellung des Todes sowie an anschließenden Organentnahmen zum Zwecke der Transplantation. Historisch gesehen haben Ärzte bei der Entwicklung und Verfeinerung von Hinrichtungstechniken eine Schlüsselrolle gespielt.[61]

7.1 ›Sanfte, humane Hinrichtung‹?

»Ein Arzt erfand die Guillotine als Instrument, das menschlicher sein sollte, als die Axt, und der elektrische Stuhl wurde von einem Zahnarzt erfunden. Während des 19. und frühen 20. Jahrhunderts haben Henker häufig Ärzte um Rat gefragt, wie lang ihre Stricke sein sollten. Ein zu kurzer Strick bedeutete Tod durch Erwürgen mit dem entsprechenden Todeskampf. Ein zu langer Strick führte häufig zur Enthauptung.«[62]

Ein Urteil des *US-Supreme Court* führte 1976 zu neuen Bestimmungen, die den Vollzug von Hinrichtungen ›humaner‹ gestalten sollten. Ärzte waren erneut an der Entwicklung einer neuen Methode, der sogennanten *lethal injection*, beteiligt und wurden aufgefordert, bei ihrer Anwendung mitzuwirken. Dies löste erstmals harte Kritik auch von führenden Vertretern der Ärzteschaft aus: Durch die Verabreichung von tödlichen Pharmaka, das Legen von Injektionskathetern und die Schulung von Gefängnispersonal für derartige Aufgaben verletzten Angehörige der Heilberufe ihre Pflicht, ›keinen Schaden zuzufügen‹. Diese Kritik wurde ausgeweitet: Medizinern, die nach oder während der Hinrichtung den Tod feststellten, wurde vorgehalten, unmoralisch zu handeln, weil ihre Feststellung, dass der Verurteilte noch lebte, einen weiteren Exekutionsversuch bedingen würde.[63]

Zu erwarten wäre, dass Informationen über die Durchführung der Todesstrafe – aufgrund ihrer gesetzlichen Legitimierung – leichter zugänglich sind, als dies bei anderen Formen von Menschenrechtsverletzungen der Fall ist. Dass dem nicht so ist, legt den Schluss nahe, dass Regierungen und andere Befürworter der Todesstrafe die Kritik ihrer Gegner fürchten und selbst bemüht sind, das Ausmaß der Brutalität zu verdrängen, das ihre Position mit sich bringt. Gibt es doch – auch wenn dies derzeit noch nicht als völkerrechtlich etablierter Standard gelten kann – hinreichende Argumente für die Auffassung, die Todesstrafe sei letztlich eine folterähnliche Form legalisierter grausamer und unmenschlicher Bestrafung, die mit der gezielten Tötung des Verurteilten im Auftrag eines Staates endet, der vorgibt, Leben zu schützen.

Diese Sichtweise drängt sich vor allem denjenigen auf, die zum Tode Verurteilte sowie deren Angehörige medizinisch und seelisch betreuen. Die

---

61   Vgl. The American College of Physicians, Human Rights Watch, National Coalition to Abolish Death Penalty, Physicians for Human Rights (1994).
62   Bloche (1996), S. C-118.
63   Ebd.

Verhängung und Vollstreckung eines Todesurteils führt nicht nur bei der verurteilten Person selbst zu unzumutbaren psychischen und körperlichen Leiden, sie ruft auch bei anderen, in diesen Prozess einbezogenen Menschen Symptome einer teils massiven Traumatisierung hervor. Besonders bei öffentlichen Hinrichtungen, aber auch durch die Berichterstattung moderner Massenmedien wird letztlich die gesamte Gesellschaft durch die traumatisierenden Folgen ihrer eigenen »Recht«-Sprechung geprägt.[64]

7.2 USA

Publizierte Untersuchungen über die Todesstrafe befassen sich häufig mit den USA. Über die Praxis in anderen Ländern ist zumeist weniger bekannt. Dies gilt umso mehr für die Erforschung medizinischer Aspekte bzw. der Rolle von Ärzten und medizinischem Personal. Das hierzu vorliegende Material bezieht sich größtenteils auf die USA, zunehmend aber auch auf Transplantationen und Hinweise auf einen Organhandel nach Hinrichtungen in China sowie die zunehmende Verbreitung der Injektion von Medikamenten in tödlichen Dosen (*lethal injection*) als sogenannter ›sanfter Hinrichtungsmethode‹. Aktuell wird sie von 36 Bundesstaaten und der Zentralregierung angewandt.[65]

In den Vereinigten Staaten von Amerika – einer von wenigen Demokratien, in denen weiterhin die Todesstrafe verhängt und vollstreckt wird – sind Ärzte und Pflegende regelmäßig an der staatlich sanktionierten Tötung von Menschen beteiligt. In zahlreichen Bundesstaaten wird eine ärztliche Anwesenheit, Supervision oder direkte Beteiligung bei der Exekution erwartet oder ist diese gesetzlich vorgeschrieben. Gefängnisärzte, die sich weigerten, bei Hinrichtungen den Tod festzustellen, wurden mit Disziplinarstrafen belegt. Vielfach wurde die Todesstrafe – im Widerspruch zu internationalen Konventionen bei psychischer Krankheit, aber auch bei geistiger Behinderung sowie bei Minderjährigen – verhängt. In zahlreichen Fällen sprechen Indizien zudem dafür, dass Unschuldige hingerichtet worden sind.[66]

7.3 Taiwan

Das Justizministerium Taiwans beschloss im Oktober 1990 auf Empfehlung von Ärzten, zum Tode Verurteilte künftig durch Kopfschuss statt durch

---

64   Vgl. Lucas/Huber (2002).
65   Vgl. Annas (2008), S. 1512.
66   Vgl. The American College of Physicians, Human Rights Watch, National Coalition to Abolish Death Penalty, Physicians for Human Rights (1994) sowie Lucas/Huber (2002), S. 225.

Herzschuss exekutieren zu lassen, um ihre Organe für Transplantationen und zu Forschungszwecken nutzbar zu machen. Führende taiwanesische Ärzte verteidigten diese Praktiken bei schriftlicher Nachfrage gegenüber der *British Medical Association* mit dem Hinweis, Gefangene würden die Gelegenheit zur Sühneleistung begrüßen und in einem »Reueakt« ihre Organe spenden. Dr. Lin Yeon Feong, Mitglied der taiwanesischen Menschenrechtsvereinigung und entschiedener Gegner dieses Verfahrens erklärte dagegen: »In einem totalitären Land wie Taiwan ist ein Richter nicht immun gegen politischen Druck«. Ähnlich wie er äußerte auch der britische Ärzteverband seine Sorge, »[...], dass Gefangene zu Organspenden gezwungen würden und dass im Interesse Tausender von Patienten, die in Taiwan auf Organverpflanzungen warteten, Druck zum Erlass von mehr Todesurteilen [...] erzeugt werden könnte.« Nach Angaben des Justizministeriums wurden bis Ende Juli 1991 die Organe von 22 Hingerichteten zur Transplantation entnommen. Um auch nach der Hinrichtung eine ausreichende Sauerstoffversorgung der Organe zu gewährleisten, waren Verurteilte zuvor intubiert und anschließend künstlich beatmet worden. Der britische Ärzteverband befürchtete gar, die Anerkennung dieser Praktiken könne dazu führen, »[...] Hinrichtungen und die Auswahl hinzurichtender Gefangener nach chirurgischen Erfordernissen einzuplanen«.[67]

7.4 China

In der Volksrepublik China unterliegen viele Aspekte der Todesstrafe – darunter die Organentnahme – als Staatsgeheimnis strenger Geheimhaltung. Die chinesische Rechtsprechung ist in einer Reihe grundlegender Fragen außerdem so weit von international gültigen Standards entfernt, dass politische Einflussnahme oder durch Misshandlung seitens der Polizei erpresste Geständnisse nach Einschätzung von Menschenrechtsorganisationen wie *Amnesty International* oft ausschlaggebender für den Prozessverlauf gewesen seien als die tatsächliche Faktenlage. Wie *Amnesty International* weiter berichtete, soll in China die Verwendung von Organen hingerichteter Gefangener die Hauptquelle für Transplantationsorgane gewesen sein. Der Anteil transplantierter Nieren, der von Hingerichteten stamme, sei auf 90 % geschätzt worden. In Nachbarländern Chinas sei es ein offenes Geheimnis, dass in China eine Transplantation gegen Geld sehr schnell arrangiert werden könne. Die Organentnahme erfolge bei Hingerichteten – entgegen offizieller Dementies – oft ohne vorherige Einwilligung und wecke angesichts des lukrativen Organhandels die Sorge, dass die Verhängung der Todesstrafe sowie der Zeitpunkt der Hinrichtungen von der Notwendigkeit, den Bedarf an Transplantationsorganen zu decken, bestimmt werden könne. Das Verfahren der

---

67 British Medical Association (1992), Lucas/Huber (2002), S. 226–227.

Organentnahme samt vorbereitender ärztlicher und von Laborunter-
suchungen, die noch zu Lebzeiten und oft ohne Kenntnis des Untersuchungs-
zweckes durch den betroffenen Gefangenen durchgeführt würden, verstoße
gegen maßgebliche Bestimmungen wie die WHO-Grundsätze zur Organ-
transplantation. Bereits 1990/91 gab es Berichte aus mehreren seriösen Quellen über Krankenhäuser in Hongkong, denen zufolge Chirurgen Transplantationen mit Organen durchführten, die von der Volksrepublik China gekauft
wurden und von hingerichteten Gefangenen stammten. Während die chinesische Regierung lediglich das »vereinzelte« Stattfinden der Transplantation
von Organen Hingerichteter »mit deren Einverständnis« eingeräumt hatte,
machte der chinesische Chirurg und frühere Spezialist am Krankenhaus der
paramilitärischen Polizei in Tianyin, Dr. Wang Guoui, im Juni 2001 vor dem
Untersuchungsausschuss für internationale Beziehungen und Menschenrechte
der amerikanischen Regierung folgende Aussage: »Es war meine Aufgabe,
die Haut und Hornhaut von über 100 Leichen hingerichteter Gefangener zu
entfernen.« Mehrfach seien Opfer »absichtlich verpfuschter Hinrichtungen«
darunter gewesen, und nach einer Episode, in der einem nach der Hinrich-
tungsprozedur noch lebenden Gefangenen die Nieren entnommen worden
seien, habe er »schreckliche wiederkehrende Alpträume« gehabt. Als er diese
Tätigkeit habe beenden wollen, sei er unter Drohungen gezwungen worden,
zu geloben, dass er diese Methode der Organgewinnung und den hochprofi-
tablen Handel mit diesen Organen niemals öffentlich machen werde. Der
bekannte Dissident und Direktor der Laogai-Forschungsstiftung, Harry Wu,
sagte aus, China habe seit dem Beginn der Dokumentation durch *Amnesty
International* im Jahr 1993 jedes Jahr mehr Gefangene hingerichtet als alle
übrigen Länder zusammen. Finanzielle wie organisatorische Aspekte der
Organgewinnung bei Exekutierten unterstünden der chinesischen Regierung.
Die Behauptung, Hingerichtete hätten bezüglich der Organentnahme zuvor
»freiwillig ihr Einverständnis erklärt«, sei Heuchelei. Prof. Dr. Nancy She-
per-Hughes, Direktorin der Organisation *Organ Watch*, übergab dem Untersuchungsausschuss für internationale Beziehungen und Menschenrechte der
amerikanischen Regierung einen Bericht mit dem Titel »Neuer Kannibalis-
mus: der globale Handel mit menschlichen Organen«. Der Bericht beschreibt
– am Beispiel amerikanischer Patienten, die mit frisch transplantierten Nieren
hingerichteter chinesischer Gefangener zurückkehren, die manchmal wegen
so geringer Delikte wie Steuerhinterziehung verurteilt wurden – den lukrativen staatlich geförderten Handel mit menschlichen Organen.[68]

---

68   Vgl. British Medical Association (1992), Lucas/Huber (2002), S. 227–229.

7.5 Fallbeispiele einer absurden Realität

Zur Veranschaulichung der Absurdität und Außerordentlichkeit der Situation, in der sich Ärzte bei Hinrichtungen befinden, sollen nun beispielhaft einzelne authentische Szenen beschrieben werden, wie sie sich im Rahmen von Exekutionen ereignet haben:[69]

Bei der ersten Hinrichtung auf dem elektrischen Stuhl 1890 riet Dr. Carlos MacDonald dem Wärter nach eigenen Angaben, den Stromstoß über einen Zeitraum von etwa 20 Sekunden aufrecht zu erhalten. Dr. E. C. Spitzka, der nach 17 Sekunden die Anweisung gab, den Strom abzuschalten, entdeckte anschließend, dass der Verurteilte, Wilhelm Kemmler, noch lebte, und rief: »Schalten Sie den Strom sofort wieder ein. Der Mann ist nicht tot«. Bei dem anschließenden tödlichen Elektroschock stieg dann Rauch von dem verbrannten Körper auf.[70]

Am 07.12.1982 wurde Charles Brooks als erster zum Tode Verurteilter durch Injektion eines Pharmakons hingerichtet. Da es zu diesem Zeitpunkt keine Vorerfahrungen mit diesem Verfahren gab, wurde das Pharmakon in der Krankenhausapotheke hergestellt und legten der Leiter des Gefängniskrankenhauses und einer seiner Assistenten persönlich die Kanüle und führten die Injektion durch. Die beteiligten Ärzte hörten während der Injektion die Herztöne von Charles Brooks ab und untersuchten seine Pupillenreaktion. Dr. Ralph Gray kommentierte nach fünf Minuten, bezogen auf die Injektionsdauer: »Noch ein paar Minuten« und schließlich: »Ich erkläre diesen Mann für tot.«[71]

Am 12.12.1984 wurde Alpha Otis Stephens in Georgia auf dem elektrischen Stuhl hingerichtet. Ein erster Stromstoß tötete ihn nicht, er wurde daraufhin ärztlich untersucht, ein weiterer Stromstoß führte ebenfalls nicht zum Tode, der Verurteilte rang nach Luft. Die daraufhin wiederum erfolgte eingehende ärztliche Untersuchung führte schließlich zu der Aufforderung, einen dritten Stromstoß zu geben, der den Verurteilten dann tötete.[72]

Am 24.01.1992 wurde in Arkansas Ricky Ray Rector mittels Injektion hingerichtet. Da sie keine Vene finden konnten, half der Verurteilte den Ärzten bei der Venenpunktion; der Vorgang dauerte 45 Minuten. Die Schwere seines Hirnschadens wird durch Rectors vor der Hinrichtung gemachte Be-

---

69   Vgl. British Medical Association (1992), The American College of Physicians, Human Rights Watch, National Coalition to Abolish Death Penalty & Physicians for Human Rights (1994), Lucas/Huber (2002), zu detaillierten Quellennachweisen siehe dort.
70   Lucas/Huber (2002), S. 230.
71   Ebd.
72   Ebd., S. 230–231.

merkung veranschaulicht, er könne seine Mahlzeit ja unterbrechen und dann anschließend weiteressen.[73]

Im April 1991 wurde ein Verurteilter in Taiwan nach Kopfschuss in das mit der Organentnahme beauftragte Krankenhaus eingeliefert. Dort wurde festgestellt, dass er noch lebte. 34 Stunden nach dem ersten Kopfschuss wurde er aus dem Krankenhaus zu einer erneuten Erschießung wiederum an die Hinrichtungsstätte gebracht.[74]

Die Medizinalisierung der Hinrichtung, wie sie überall praktiziert wird, bis hin zu einem beinahe sterilen und an einen Operationssaal erinnernden Ambiente der Exekution, vermittelt sowohl den beteiligten Ärzten als auch dem Gefängnispersonal und der Öffentlichkeit den Eindruck, es würde eine medizinische Handlung – quasi eine Operation – durchgeführt. Diese bewusste ›Versachlichung‹ des Vorgangs dient offenbar dazu, Affekte wie Mitleid, Identifikation mit dem Opfer oder Trauer zu vermeiden, sodass es auch den beteiligten Medizinern ermöglicht wird, sich die Auffassung zu eigen zu machen: »[...] kann jedoch eine Hinrichtung nicht abgewendet werden, sollten es humanitäre Überlegungen gebieten, dass von der am wenigsten anstößigen Form der Hinrichtung gebrauch gemacht wird [...].«[75]

Auch die Rahmenbedingungen bei Verurteilungen zum Tode sind, wie folgende Beispiele zeigen, hochproblematisch und vielfach im Widerspruch zu internationalen Standards der Rechtsprechung:[76]

Der 17-jährige Christopher Burger wurde vor seiner Hinrichtung am 07.12.1993 in den USA von einem Rechtsanwalt vertreten, der nie zuvor einen Mordfall verhandelt hatte. Weder sein Selbstmordversuch vor der Tat noch Gehirnschäden aufgrund massiver Misshandlungen im Kindesalter oder eine diagnostizierte psychische Krankheit des Angeklagten wurden vor Gericht auch nur erwähnt.[77]

Anthony Porter sollte am 23.09.1998 für einen 1982 begangenen Doppelmord hingerichtet werden. Eine Untersuchung ergab einen Intelligenzquotienten von 51, was einer deutlichen geistigen Behinderung entspricht (Normalbereich 85 bis 115). Porters Leben wurde durch Journalismus-Studenten gerettet, deren Recherchen Beweismaterial zu Tage förderten, die einen anderen Mann belasteten. Dieser Fall führte, zusammen mit denen von einem Dutzend anderer in Illinois unschuldig zum Tode Verurteilter dazu, dass der

---

73   Ebd., S. 231.

74   Ebd.

75   Sheless (1987). In: Lucas/Huber (2002).

76   Vgl. The American College of Physicians, Human Rights Watch, National Coalition to Abolish Death Penalty & Physicians for Human Rights (1994), Lucas/Huber (2002), zu detaillierten Quellennachweisen siehe dort.

77   Vgl. Lucas/Huber (2002), S. 229.

Gouverneur des Staates im Januar 2000 für Illinois ein *Todesstrafen-Moratorium* erklärte.[78]

Für den 17-jährigen Gary Graham aus Texas bedeutete es das Todesurteil, dass sein Pflichtverteidiger entlastendes Beweismaterial nicht vorlegte. Obwohl zwei der Geschworenen nach der Verhandlung eidesstattliche Erklärungen abgaben, dass sie gegen das Todesurteil votiert hätten, wenn ihnen das Material bekannt gewesen wäre, wurde Graham im Jahr 2000 – 19 Jahre nach dem Richterspruch – durch Giftinjektion hingerichtet.[79]

Nachdem seine Exekution zweimalig wenige Minuten vor dem festgelegten Zeitpunkt ausgesetzt worden war, wurde der an einem Verfolgungswahn (paranoide Schizophrenie) leidende Jay Scott am 14.06.2001 in Ohio hingerichtet. Seine psychische Verfassung wird durch Scotts Mitteilung beim Abschiedsbesuch seiner Angehörigen veranschaulicht, er freue sich auf das – am Tag nach der Hinrichtung stattfindende – Basketballspiel.[80]

7.6 Behandler im Todestrakt oder ›Facharzt für Hinrichtungen‹?

Mediziner können im Verlauf des gesamten juristischen Vorgangs, der schließlich zur Exekution des Verurteilten führt, Berührungspunkte mit diesem haben. Schon während der Beweisaufnahme kann der Psychiater Stellung nehmen zur Frage, ob der Angeklagte auch weiterhin eine beständige Gefahr für die Gesellschaft sein würde. Während des Gefängnisaufenthaltes werden psychische Krisen bei zum Tode Verurteilten ebenso wie körperliche Krankheiten in der Regel von im Krankenhaus angestellten Ärzten behandelt.

Der psychiatrische Versorgungsbedarf unter den Todeskandidaten, die zum Teil 15 Jahre oder länger auf die Vollstreckung ihres Urteils warten, ist immens. Nach Selbstmordversuchen werden sie bei fortbestehender Möglichkeit einer Begnadigung durch Ärzte wiederbelebt. In den USA warten mehrere Tausend Gefangene auf ihre Exekution. »Eine Hinrichtung ist nicht die Strafe für ein besonders schweres Verbrechen, sondern für einen besonders schlechten Anwalt« wird der Menschenrechtler Stephen Bright zitiert. Laut Statistiken des *Death Penalty Information Center* spielen bei der Verhängung von Todesurteilen ethnische Zugehörigkeit (»Rasse«), sozialer Status, Geschlecht und Herkunft eine entscheidende Rolle. »Zudem mussten in den letzten 25 Jahren 75 Menschen aus den Todestrakten entlassen werden, weil sie unschuldig waren. Einen wissenschaftlichen Nachweis für die abschreckende Wirkung der Todesstrafe gibt es nicht.«[81]

---

78 Vgl. Lucas/Huber (2002), S. 229.
79 Ebd.
80 Ebd., S. 230.
81 Korzilius (1999), S. A-1191.

Für beteiligte Ärzte ist die Frage, welche Konsequenzen ihr Verhalten für die anstehende Hinrichtung hat, oft völlig ungeklärt. Einerseits sollen Ärzte sich zur Frage der sogenannten »Hinrichtungsfähigkeit« (*fitness for execution*) äußern, andererseits wird von ihnen notfalls eine Behandlung des Verurteilten zur Herstellung der Hinrichtungsfähigkeit erwartet. Hintergrund dieser Forderung ist die Ansicht, Voraussetzung einer Exekution sei die Einsichtsfähigkeit des Verurteilten: Er müsse fähig sein, seine Hinrichtung und die Gründe seiner Verurteilung bewusst wahrzunehmen und zu verstehen. Untersuchungen über psychische Krankheiten bei zum Tode Verurteilten, die – häufig über viele Jahre – auf ihre Hinrichtung warten, haben eine breite Palette schwerer psychischer Störungen bis hin zu manifesten Psychosen gezeigt.[82]

7.7 Probleme und zunehmende Verbreitung der »lethal injection«

Gegenwärtig wird in den USA für Exekutionen durch sogenannte »tödliche Injektion« eine Kombination aus drei Pharmaka eingesetzt, die 1977 auf Vorschlag des forensischen Pathologen Dr. A. Jay Chapman ohne vorangegangene wissenschaftliche oder medizinische Untersuchungen in die staatliche Gesetzgebung übernommen wurde: Zunächst das Barbiturat Natriumthiopental, dann das Muskelrelaxans Pancuroniumbromid und schließlich Kaliumchlorid, letzteres um einen Herzstillstand herbeizuführen. Insbesondere der Einsatz des Pancuroniumbromids, das über eine neuromuskuläre Blockade zur Lähmung führt und dadurch starke Schmerzen, aber auch ein qualvolles Ersticken verschleiern kann, wird vielfach kritisiert. Immer wieder kommt es zu sogenannten »verpfuschten« Hinrichtungen, und aufgrund vielfältiger Pannen wird zunehmend versucht, Ärzte und Paramedics in den unmittelbaren Hinrichtungsprozess einzubinden, wogegen unter anderem die *American Medical Association* und die *American Society of Anesthesiology* sowie die führende Fachzeitschrift *New England Journal of Medicine* klar Stellung bezogen haben. Immerhin hat der Oberste Gerichtshof der USA nunmehr 2002 die Hinrichtung geistig Behinderter und 2005 die Exekution Minderjähriger als Vertoß gegen die Verfassung untersagt. Auch wird die Diskussion um die Todesstrafe in den USA zunehmend kontroverser geführt. Neben den USA haben mittlerweile auch China, Taiwan, Guatemala und die Philippinen Hinrichtungen durch *lethal injection* vollzogen.[83]

---

82   Vgl. Lucas/Huber (2002), S. 233f.
83   Vgl. Korzilius (1999), S. A-1187, Lucas/Huber (2002), Annas (2008), S. 1513.

8. Die bioethische Revolution und ihre Konsequenzen

1945 begann unter dem Eindruck ärztlicher Beteiligung an den im National-sozialismus begangenen Verbrechen, insbesondere den im Nürnberger Ärzte-prozess geahndeten Menschenversuchen in Konzentrationslagern und der als »Euthanasie« bezeichneten Tötung psychisch kranker Menschen, die soge-nannte bioethische Revolution. Aus dem grenzenlosen Erschrecken heraus entstand ein Konsens darüber, dass die ärztliche Verantwortung in ethisch problematischen Situationen einer klaren Definition bedarf.[84]

Der *Nürnberger Kodex* formulierte 1947 ethische Prinzipien für die Durchführung wissenschaftlicher Forschung, die später weiterentwickelt wurden. Biomedizinische Forschungsprojekte sollten heute ausnahmslos und weltweit durch unabhängige Ethikkommissionen begleitet werden.

Seither wurden zahlreiche Verträge, Kodizes und Deklarationen verab-schiedet und veröffentlicht, die für die ärztliche Berufsausübung und den Schutz der Menschenwürde und Menschenrechte wesentlich sind.[85]

Eine wichtige Weiterentwicklung des *Nürnberger Kodex* ist die zentrale Aussage der 1982 verabschiedeten Prinzipien medizinischer Ethik der UNO, dass Heilberufler gegen die medizinische Ethik verstoßen, wenn sie in beruf-licher Funktion Kontakt zu einem Gefangenen haben, der nicht einzig und allein dessen Wohl und Behandlung dient.[86]

Bezogen auf eine ärztliche Beteiligung an Exekutionen sowie bei der Verwendung von Organen hingerichteter Gefangener zu Transplantations-zwecken haben wir diese Problematik samt der dazu vorliegenden Stellung-nahmen des *Weltärztebundes*, der *World Psychiatric Association*, der *Ameri-can Medical Association*, des *American College of Physicians*, der *British Medical Association*, des *International Council of Nurses* sowie weiterer Berufsverbände und Fachgesellschaften an anderer Stelle eingehend disku-tiert.[87] Gleiches gilt für die ärztliche Verstrickung in Misshandlungen, Aus-peitschungen, Brandmarkungen, Zwangsamputationen und Folter.[88]

Auch Berufsverbände der ebenfalls betroffenen Psychologen und Psy-chotherapeuten befassen sich nunmehr mit der dargestellten Problematik. So benannte neben deutschen Ärztekammern (s. u.) auch der Berufsverband Deutscher Psychologinnen und Psychologen (BDP) Menschenrechtsbeauf-tragte und befasste sich der 12. Deutsche Psychotherapeutentag mit der Be-

---

84   Vgl. Bloche (1996).
85   Für relevante Verträge, Kodizes und Deklarationen s. Appendix 2, International Dual Loyalty Working Group: Dual Loyalty & Human Rights in Health Profes-sional Practice. Proposed Guidelines & Institutional Mechanisms, Bos-ton/Capetown (2002).
86   Vgl. Bloche (1996); Lucas/Huber (2002), S. 238.
87   Vgl. Lucas/Huber (2002), S. 239–243.
88   Vgl. Lucas (1998).

teiligung von Psychologen an Verhören in Guantanamo und Abu Ghraib als Teil sogenannter *Behavioural Science Consultance Teams.* Konstatiert wurde: Psychologen machten sich dadurch zu Komplizen bei psychischer Folter, die die Psychotherapeutenkammern in einer *Proklamation gegen Folter* uneingeschränkt und ausnahmslos ablehnten.[89]

Ärztliches Handeln ist oft maßgeblich für die Frage, ob es einem repressiven Regime gelingt, sich durch ein von Einschüchterung geprägtes und von Vertuschung gedecktes Muster systematischer Folter zu stabilisieren oder ob Folter entlarvt, gerichtstauglich dokumentiert, gebrandmarkt und geahndet wird, ob Überlebende Behandlung und eine neue Perspektive erhalten.

Auch in Guantanamo und Abu Ghraib haben Ärzte ihre Pflicht verletzt, Schaden von Kranken abzuwenden, sich an die Seite verletzter Gefangener zu stellen und angesichts von Demütigung, Misshandlung und Folter Alarm zu schlagen. Psychologen haben sich selbst und Erkenntnisse der Verhaltenswissenschaft für die gezielte Anwendung psychischer Folter verfügbar gemacht. Gerade die als fortschrittlich geltende, wirtschaftlich und militärisch erfolgreiche Großmacht USA hat für viele Staaten Vorbildcharakter. Wenn sie Hinrichtungen und Folter Legitimität verleiht, werden die Ideale der Aufklärung und des Humanismus verraten und wird das demokratische Gesellschaftsmodell diskreditiert. Die im Rahmen des Nürnberger Ärzteprozesses maßgeblich von den USA angestoßene bioethische Revolution wird untergraben, mit unabsehbaren Folgen. Für die medizinische Ethik, die Menschenrechte und die Hoffnung auf eine gerechtere und friedlichere Welt ist dies zu Anfang des dritten Jahrtausends schlicht ein katastrophaler Rückschritt.

Jede Relativierung oder Einschränkung des absoluten Folterverbots durch demokratisch legitimierte Regierungen unter dem Vorwand von Krieg, nationalem Notstand, Aufstandsbekämpfung oder Terrorismusabwehr, ist in höchstem Maße unverantwortlich und verwerflich. Sie untergräbt nicht nur die Legitimität gerade des Staates, der vorgibt, Bürgerrechte durch deren Entzug zu schützen, sondern gibt zudem mühsam errungene, zentrale Werte moderner Zivilisation samt deren universeller Gültigkeit sinnlos preis und wird von totalitären Herrschern nur allzu gern zur eigenen Rechtfertigung herangezogen.

Gleiches gilt für die Infragestellung der erreichten Normen biomedizinischer Forschung unter dem Vorwand, in der Forschung müssten raschere Fortschritte erzielbar sein.

---

89 Vgl. Bühring/Gerst (2008).

9.   Menschenrechte und medizinische Ethik

9.1   Medizin und Wissenschaft im Dienst der Menschenrechte

Es ist an der Zeit, dass sich die Wissenschaft stärker in den Dienst der Menschenrechte stellt. Vielfach passiert dies bereits. So unterstützen Molekularbiologen und Genetiker Nachforschungen nach verschwundenen Kindern von Opfern der Repression, die – wie in Argentinien und El Salvador geschehen – durch Familien der Täter ›adoptiert‹ wurden. Gerichtsmediziner und Pathologen sind beim Ausheben von Massengräbern nach Massakern an der Identifizierung menschlicher Überreste und der Feststellung der Todesursache beteiligt, um Beweismaterial für Gerichtsverfahren zu sammeln. Psychologen und Psychiater dokumentieren die Folgen der Folter und verbessern Behandlungsmöglichkeiten für extrem traumatisierte Patienten. Geforscht wird auch nach den persönlichen und situativen Voraussetzungen, die begünstigen, dass ein Mensch zum Folterer wird. Spätestens seit dem Gehorsamsexperiment von Milgram (1963) in Yale (sogenanntes ›Milgram-Experiment‹), bei dem Versuchspersonen anderen Studienteilnehmern auf Anweisung Elektroschocks verabreichten, ist bekannt, dass Menschen – besonders bei scheinbarer Verantwortungsübernahme durch Vorgesetzte oder andere Respektspersonen – durch ihre Autoritätsgläubigkeit gefährdet sind, gewissenlos zu handeln.[90]

Dies gilt auch für Wissenschaftler. Forschungsergebnisse aus Studien, denen unmoralische Menschenversuche zugrunde liegen, werden zudem noch immer mit Prestigegewinn für die Autoren zitiert, ohne dass auf die Umstände hingewiesen wird, unter denen die Erkenntnisse gewonnen wurden. Das muss sich ändern und bedarf eines neuen Ehrenkodex in diesem Bereich.

Die erwähnten, bis weit in die zweite Hälfte des vorigen Jahrhunderts durchgeführten Strahlenversuche in den USA unterstreichen einmal mehr die Verführbarkeit ehrgeiziger Wissenschaftler, die Verstrickung staatlicher Instanzen in Verstöße gegen die Menschenrechte und die Notwendigkeit einer unabhängigen überstaatlichen Instanz.

In diesem Sinne gelang Juristen 2002 – gegen den Widerstand der USA – mit der Etablierung des Internationalen Strafgerichtshofs in Den Haag ein wichtiger Fortschritt zur Durchsetzung des Völker(straf)rechts, insbesondere bezogen auf Völkermord, Verbrechen gegen die Menschlichkeit und Kriegsverbrechen und damit beim Versuch, den Menschenrechten juristisch Geltung zu verschaffen und die verbreitete Straflosigkeit der Täter zu durchbrechen.

In sämtlichen in diesem Beitrag geschilderten Bereichen und Situationen steht eine Rollenklärung und entsprechende Positionierung des betroffe-

---

90   Vgl. Lucas/Pross (1998), S. 1988.

nen Arztes oder Forschers an erster Stelle. Um auf eine unvorhergesehen auftretende und potenziell sehr druckvolle Situation doppelter oder unklarer Loyalität ausreichend vorbereitet zu sein, sollte jeder Arzt als Teil seines Studiums und seiner Ausbildung mit der hier besprochenen Thematik vertraut gemacht und entsprechend sensibilisiert werden. Dies ist bislang zumeist nicht der Fall. Gleiches gilt für Psychologen/Psychotherapeuten, Pflegende und andere in Heilberufen Tätige. Hier sind Universitäten und Ausbildungsinstitute, Berufsverbände und Fachgesellschaften sämtlicher Heilberufe dringend gefordert, eine nachhaltige Veränderung zu erreichen.

9.2 Opfer und mutige Ärzte schützen – Verstöße sanktionieren

Um ihre Glaubwürdigkeit und das Vertrauen ihrer Patienten zu wahren, muss die Ärzteschaft entschlossener gegen Mediziner vorgehen, die sich als Komplizen an Übergriffen beteiligen oder Befunde fälschen. Mutige Ärzte mit Rückgrat dagegen sollten durch offensive stille Diplomatie seitens demokratisch legitimierter Regierungen und durch die Mobilisierung weltweiter Öffentlichkeit durch Ärzteverbände und Menschenrechtsorganisationen geschützt und gewürdigt werden.[91]

Damit dies Realität werden kann, müssen Ärztekammern, Verbände und medizinisch-wissenschaftliche Fachgesellschaften diesem Bereich in ihrer Arbeit den gebührenden Stellenwert einräumen, Menschenrechtsbeauftragte ernennen und wo nötig koordinierte Prozessbeobachtungen und Delegationsbesuche samt Öffentlichkeits- und Lobbyarbeit organisieren. In Deutschland ging angesichts der damaligen Zurückhaltung der Bundesärztekammer ab 1995 die Berliner Ärztekammer voran und übernahm anfangs auch die bundesweite Abstimmung des Vorgehens und die Vernetzung mit analogen ärztlichen Strukturen in Dänemark, Großbritannien, der Türkei, den USA und anderswo. Ein koordiniertes Vorgehen der Kammern der Heilberufe und ein fortlaufender Austausch mit maßgeblichen Menschenrechtsorganisationen, etwa dem *Health Professionals Network* von *Amnesty International* und den *Physicians for Human Rights* allerdings konnte noch immer nicht erreicht werden. Dies wäre aber Voraussetzung für ein rechtzeitiges und effektives Reagieren im Sinne der *Erklärung von Tokio des Weltärztebundes von 1975* und einer (sekundär) präventiven Arbeit in diesem Bereich für bedrohte Ärzte und Patienten.[92]

Nach einer Kampagne von *Amnesty International* und dem Schaffen von internationaler Öffentlichkeit wurden im Irak die 1994 für Strafmaßnahmen eingeführten Dekrete zur Amputation von Händen und Füßen sowie zum

---

91   Vgl. Lucas (1998).
92   Siehe auch Lucas (2001), S. A-231f.

Abschneiden der Ohren und zum Brandmarken der Stirn 1996 wieder annuliert.[93] *Yes we can?*

9.3 Dual loyalty working groups und Prävention

Die Verinnerlichung der hippokratischen sowie am *Nürnberger Ärztekodex* und *Genfer Gelöbnis* orientierten Grundhaltung des Arztes als Teil seiner Ausbildung und beruflichen Sozialisation ist offenbar Voraussetzung dafür, dass er sich in ethisch potenziell problematischen Situationen richtig positionieren und gegen Druck behaupten kann.

Die hier zusammengetragenen Beispiele einer Komplizen- und Täterschaft von Medizinern bei schwerwiegenden Verstößen gegen die Menschenrechte einerseits und der Verfolgung gewissenhafter Ärztinnen und Ärzte andererseits sind erschreckend. Die Verdrängung dieser Realität, das Desinteresse und das Schweigen vieler Ärzte und Standesorganisationen angesichts der schweren Verfehlungen von Medizinern, aber auch angesichts des Leidens ihrer verfolgten Berufskollegen sind nicht weniger bedrückend.

Von Medizinern, die zu Mitwissern geworden sind, ist deshalb zu fordern, dass sie ihre Komplizenschaft so früh wie möglich durchbrechen, indem sie ihr Wissen öffentlich machen. Totalitäre Regierungen, die merken, dass es immer schwieriger wird, die systematische Anwendung von Folter zu leugnen und den Schein der Anständigkeit zu wahren, gehen allerdings gegen alle vor, die ihre Herrschaft in Frage stellen. Ein Arzt, der Folterspuren seiner Patienten dokumentiert und damit an die Öffentlichkeit tritt, setzt weiterhin seine Gesundheit, seine Freiheit und sein Leben aufs Spiel.

Da das Mobilisieren internationaler Öffentlichkeit Schutz bietet, sollte derjenige, der den Mut hat, sich und seine Familie durch gewissenhaftes Handeln im Sinne des hippokratischen Eides in Gefahr zu bringen, endlich nicht nur mit Lippenbekenntnissen seiner in Sicherheit lebenden Kollegen abgespeist werden, sondern auf tatsächliche und effektive weltweite Unterstützung rechnen können, wenn die von ihm enttarnten Folterer ihn bedrohen.

Nicht minder wichtig ist das entschlossene und effektive Vorgehen der Ärzteschaft gegen die Täter in den eigenen Reihen. Medizinern, die sich an Zwangsamputationen, Folter oder Hinrichtungen beteiligen, sollte – selbst wenn diese Maßnahmen im jeweiligen Land legalisiert wurden und eine Strafverfolgung dort zunächst nicht möglich ist – die Approbation weltweit entzogen werden.

Damit der hier aufgezeigte Weg weiter beschritten wird, weisen wir abschließend nochmals auf das von den *Physicians for Human Rights* und der Universitiy of Capetown 2000 initiierte Projekt der *International Dual Loyal-*

---

93 Vgl. Kloppenburg (1996), S. B-2476.

ty Working Group und deren wertvollen, detaillierten Bericht hin.[94] Sicherlich wird es zahlreicher, weltweit fortlaufend mit unterschiedlichen Schwerpunkten tätiger Arbeitsgruppen bedürfen, um das fortbestehende Muster systematischer Vergehen gegen Menschenrechte und medizinische Ethik nachhaltig zu durchbrechen.

Worum es dabei geht, hat Bloche schlicht und treffend formuliert:

> »Für uns besteht eine entscheidende ethische Herausforderung darin, den Forderungen von Staat und Gesellschaft an die Medizin sinnvolle Grenzen zu setzen, um so die Fähigkeit von Angehörigen der Heilberufe zu erhalten, vertrauenswürdige und engagierte Betreuer zu sein.«[95]

Dazu bedarf es – wie zur Durchsetzung von Demokratie und Menschenrechtsstandards eines stetigen zähen Ringens. Dass Misshandlung, Folter und Hinrichtungen im Verborgenen und unter Geheimhaltung stattfinden, zeigt die Verunsicherung und das Unrechtsbewusstsein der Beteiligten und gibt Anlass zur Zuversicht.

---

94   International Dual Loyalty Working Group (2002).
95   Bloche (1996), S. C-119.

Literatur

Adam, H./Möller, B./Lucas, T. (Hrsg.) (2005): Flüchtlingskinder und ihre Familien in Beratung und Therapie. In: Psychosozial 102, IV, S. 19–39.

Amnesty International Medical Commission/Marange, V. (1991): Doctors and Torture. Collaboration or Resistance. London (Erstausgabe: Paris, 1989).

Amnesty International (2000): Heilberufler und Menschenrechtsverletzungen. Gratwanderung zwischen Gewissen, Gefährdung und Komplizenschaft. Bonn.

Annas, G. (2008): Toxic Tinkering. Lethal-Injection Execution and the Constitution. In: New England Journal of Medicine 359, S. 1512–1518.

Ärztekammer Berlin (1996): Den Folterern das Handwerk legen, statt Ärzte zu verfolgen – Internationale Delegation prangert anhaltende Angriffe auf Medizinische Ethik und unverminderte Folter in der Türkei an. Pressemitteilung des Menschenrechtsbeauftragten vom 08.07.1996. Berlin.

Ärztekammer Berlin/Bundesärztekammer (Hrsg.)/Pross, C./Aly, G. (Red.) (1998): Der Wert des Menschen. Medizin in Deutschland 1918 bis 1945. Berlin.

Bloche, G. (1996): Menschenrechte und die Problematik der Todesstrafe. In: Deutsches Ärzteblatt 93, S. C-117–119.

Boulanger, C./Heyes, V./Hanfling, P. (Hrsg.) (2002): Zur Aktualität der Todesstrafe. Interdisziplinäre und globale Perspektiven. Berlin.

British Medical Association (1992): Medicine betrayed. The Participation of Doctors in Human Rights Abuses. London.

Bühring, P./Gerst, T. (2008): 12. Deutscher Psychotherapeutentag: Von der Ruhe nicht täuschen lassen. In: Deutsches Ärzteblatt 7, S. 247.

Cilasun, U. (1991): Torture and the Participation of Doctors. In: Torture and the Medical Profession. Journal of Medical Ethics 17, Supplement, S. 21–22.

Curran, W. J./Casscells, W. (1980): The ethics of medical participation in capital punishment. In: New England Journal of Medicine 302, S. 226–230.

Curfman, G./Morissey, S./Drazen, J. M. (2008): Editorial. In: New England Journal of Medicine 358, S. 403–404.

Dowdall, T. L. (1991): Repression, Health Care and Ethics under Apartheid. In: Torture and the Medical Profession. Journal of Medical Ethics 17, Supplement, S. 51–54.

Hamburger Abendblatt (2006): Zwangseinsatz von Brechmitteln abgeschafft, www.abendblatt.de/daten/2006/08/01/592886.html (Zugriff 31.10.2008).

Iacopino, V./Heisler, M./Pishevar, S./Kirschner, R.(1996): Physician Complicity in Misrepresentation and Omission of Evidence of Torture in Postdetention Medical Examinations in Turkey. In: Journal of the American Medical Association 276, S. 396–402.

International Dual Loyalty Working Group (2002): Dual Loyalty & Human Rights in Health Professional Practice. Proposed Guidelines & Institutional Mechanisms, Physicians for Human Rights and School of Public Health and Primary Health Care, University of Cape Town, Health Sciences Faculty Boston/Capetown.

www.physiciansforhumanrights.org/library/report-dualloyalty-2006.html (Zugriff 31.10.2008).

Keilson, H. (1979): Sequentielle Traumatisierung von Kindern. Deskriptiv-klinische und quantifizierend-statistische follow-up Untersuchung zum Schicksal der jüdischen Kriegswaisen in den Niederlanden. Stuttgart.

Kloppenburg, J. (1996): Menschenrechtsverletzungen. Ärztliche Organisationen leisten Widerstand. In: Deutsches Ärzteblatt 93, S. B-2472–2476.

Korzilius, H. (1999): Ärzte und Todesstrafe. Heimliche Helfer, mutige Verweigerer. In: Deutsches Ärzteblatt 96, S. A-1187–1191.

Korzilius, H. (2000): Begutachtung von Asylbewerbern. Zwischen Staatsraison und Patientenwohl. In: Deutsches Ärzteblatt 96, S. B-1339–1345.

Korzilius, H./Rabbata, S. (2004): Ärztliche Gutachten. Feigenblatt für die Abschiebung. In: Deutsches Ärzteblatt 50, S. B-2878–2881.

Lucas, T. (1995): Folter zerstört Menschen. In: Verratene Medizin – Beteiligung von Ärzten an Menschenrechtsverletzungen. Berlin (Erstausgabe: s. British Medical Association, London, 1992), S. 11–14.

Lucas, T./Pross, C. (1995): Caught between Conscience and Complicity: Human Rights Violations and the Health Professions. In: Medicine and Global Survival 2, S. 106–114.

Lucas, T. (1998): Doctors and Torture. Factual links and ethical aspects. In: Oehmichen (1998), S. 311–343.

Lucas, T./Pross, C. (1998): Arzt und Menschenrechtsverletzungen. Zwischen Gewissen und Komplizenschaft, 1983–1990. Themenheft Menschenrechte (1), Schweizerische Ärztezeitung/Bulletin DDES Médicins Suisse, 40 (1998).

Lucas, T./Möller, B./Heckl, U. (2000/2001): TherapeutInnen, Flüchtlinge und Abschiebung. Zur Funktion und Problematik von Begutachtungen bezüglich Traumatisierung und Reisefähigkeit. In: Zeitschrift für politische Psychologie 8, S. 397–412.

Lucas, T. (2001): Notfall Menschenrechte. In: Deutsches Ärzteblatt 98, S. A-231–232.

Lucas, T./Huber, M. (2002): Mediziner und Todesstrafe: Täter, Opfer, Gutachter. In: Boulanger et al. (2002), S. 223–268.

Martirena, G. (1991): The Medical Profession and Torture. In: Torture and the Medical Profession. Journal of Medical Ethics, 17, Supplement, S. 23–25.

Miles, S. H. (2004): Abu Ghraib: Its legacy for military medicine. In: The Lancet 364, S. 725–729.

Miles, S. H. (2006): Oath Betrayed. Torture, Medical Complicity and the War on Terror. New York.

Mitscherlich, A./Mielke, F. (Hrsg.) (1947): Das Diktat der Menschenverachtung. Heidelberg.

Möller, B./Paulus, S./Adam, H./Lucas, T. (2005): Möglichkeiten und Grenzen der Behandlung von traumatisierten Flüchtlingskindern und ihren Familien im

Spannungsfeld von Kulturwechsel, Psychotherapie und Ausländerrecht. In: Adam et al. (2005), S. 19–39.

Oehmichen, M. (Hrsg.) (1998): Maltreatment and Torture. Research in Legal Medicine, Vol. 19. Lübeck.

Penteker, G./Neppert, B./Lucas, T. (1996): Wenn der Staat den Ärzten Angst macht. Der Prozeß gegen den Präsidenten der Ärztekammer Diyarbakir, Dr. Seyfettin Kizilkan am 17. Juni 1996. In: Kafka scheint allgegenwärtig, Berliner Ärzte 10, S. 31–34.

Pross, C. (2000a): The Police Medical Service of Berlin: Doctors or Agents of the State? In: The Lancet 356, S. 1435.

Pross, C. (2000b): Dual Loyalty. A Case in Point: German Police Doctors break Medical Confidentiality. In: Torture 10, S. 100–102.

Pross, C. (2004): US-Militärgefängnisse: Ärzte beteiligen sich an Folterungen. In: Deutsches Ärzteblatt 101, S. B-2430 –2431.

Rabbata, S. (2002): Prozess: In den Weg gestellt. In: Deutsches Ärzteblatt 99, S. B-2407.

Rabbata, S. (2005): Krank vor Angst. Um nicht aufzufallen, verzichten Flüchtlinge oft auf wichtige Arztbesuche. In: Deutsches Ärzteblatt 102, S. B-1379.

Rasmussen, O. V. (1991): The Involvement of Medical Doctors in Torture: The State of the Art. In: Torture and the Medical Profession. Journal of Medical Ethics 17, Supplement, S. 26–28.

Richter-Puhlmann, E. (2007): Ärzte als inoffizielle Mitarbeiter: Die meisten IM-Ärzte bespitzelten Kollegen. In: Deutsches Ärzteblatt 104, S. A-3307.

Riedesser, P./Verderber, A. (2004): Maschinengewehre hinter der Front. Zur Geschichte der deutschen Militärpsychiatrie. Frankfurt a.M. (Erstausgabe: Frankfurt a.M., 1996).

Stover, E./Nightingale, E./American Association for the Advancement of Science (Hrsg.) (1985): The Breaking of Bodies and Minds. Torture, Psychiatric Abuse and the Health Professions. New York.

The American College of Physicians, Human Rights Watch, National Coalition to Abolish Death Penalty, Physicians for Human Rights (1994): Breach of Trust. Physician Participation in Executions in the United States. Philadelphia.

United Nations (1999): Istanbul Protocol. The Manual on Effective Investigation and Documentation of Torture and Other Cruel, Inhuman or Degrading Treatment or Punishment. United Nations. Geneva.

Weil, F. (2008): Zielgruppe Ärzteschaft. Ärzte als inoffizielle Mitarbeiter des Ministeriums für Staatssicherheit. Göttingen.Heiner Bielefeldt

Heiner Bielefeldt

Würde, Recht und Folter
Ein Menschenrechtsprinzip in der Krise?[1]

Den Berichten von Menschenrechtsorganisationen zufolge ist Folter eine verbreitete Praxis. In weit mehr als der Hälfte der Staaten findet Folter statt; in mehr als einem Drittel der Staaten wird sie systematisch und regelmäßig eingesetzt. Dennoch ist der langjährige politische Einsatz gegen die Folter nicht ohne Ergebnisse geblieben.[2] Gegen Tendenzen eines letztlich unpolitischen Defätismus gilt es, diese – gewiss höchst unzureichenden – Fortschritte überhaupt erst einmal zur Kenntnis zu nehmen. Es handelt sich dabei um Fortschritte im *institution building*, auf das die Menschenrechte abzielen. Wie schon der Begriff zeigt, sind Menschenrechte nicht nur moralische Werte, sondern zugleich auch Rechtsansprüche, die über die Entwicklung und den Ausbau rechtlicher Institutionen Wirksamkeit entfalten sollen. Dazu hier nur einige knappe Hinweise:

Über die politisch-moralische Ächtung der Folter hinaus, wie sie etwa in der *Allgemeinen Erklärung der Menschenrechte* der Vereinten Nationen von 1948 formuliert wurde, ist Folter längst auch völkerrechtlich verboten. Dies hat praktisch-institutionelle Konsequenzen. Auf der Grundlage des *Internationalen Paktes über bürgerliche und politische Rechte* von 1966 sowie der *Anti-Folter-Konvention der Vereinten Nationen* von 1984 sind Überwachungsausschüsse (*treaty bodies*) entstanden, die die von den Vertragsstaaten periodisch vorzulegenden Berichte überprüfen und ggf. auch Individualbeschwerden bearbeiten. Die *treaty bodies* der Vereinten Nationen übernehmen eine wichtige Rolle bei der interpretatorischen Weiterentwicklung der Rechtsverbürgungen – so auch bei der genauen Definition von Folter bzw. grausamer und unmenschlicher Behandlung, die in der Auseinandersetzung mit konkreten Berichten und Fallkonstellationen über den Konventionstext hinaus schärfere Konturen gewinnt. Die *treaty bodies* bilden außerdem wichtige Anlaufstellen für die Arbeit nichtstaatlicher Menschenrechtsorganisationen, die ihrerseits eine unersetzliche Rolle bei der öffentlichen

---

1 Teile des vorliegenden Textes sind dem Policy Paper Nr. 4 des Deutschen Instituts für Menschenrechte »Das Folterverbot im Rechtsstaat« entnommen, vgl. Bielefeldt (2004).
2 Vgl. Amnesty International (2003).

Thematisierung von Foltervorwürfen innehaben. Auf der Ebene des Europarats können Menschen, die Folter erlitten haben oder die befürchten, gefoltert bzw. grausamer und unmenschlicher Behandlung unterworfen zu werden, den Gerichtshof für Menschenrechte in Straßburg anrufen. Der europäische Anti-Folter-Ausschuss (ebenfalls eine Institution des Europarats) besucht Haftanstalten und andere Orte, in denen Menschen gegen ihren Willen festgehalten werden; mit seinen kritischen Hinweisen und Empfehlungen trägt der Ausschuss dazu bei, die Voraussetzungen dafür zu schaffen oder zu verbessern, dass Folter möglichst gar nicht erst vorkommt. Ein solcher Präventiv-Mechanismus ist auch im Zusatzprotokoll zur Anti-Folter-Konvention der Vereinten Nationen vorgesehen, dessen Zeichnung die Bundesrepublik kürzlich beschlossen hat. Schließlich sei der Internationale Strafgerichtshof erwähnt, der unter dem Delikttypus der »Verbrechen gegen die Menschlichkeit« Folter ahndet.

Obwohl in Sachen Folterverbot Anspruch und Wirklichkeit nach wie vor in geradezu brutaler Weise auseinanderklaffen, gibt es – dies sollte die (unvollständige) Aufzählung einiger Mechanismen deutlich machen – doch institutionelle Fortschritte im Kampf gegen die Folter zu verzeichnen. Möglich waren und sind sie nur auf einer festen normativen Grundlage, nämlich dem klaren völkerrechtlichen Verbot der Folter. Im Vergleich zu anderen internationalen Menschenrechtsnormen ist dieses Verbot besonders streng formuliert: Sowohl in den *Menschenrechtsübereinkommen der Vereinten Nationen* als auch in der *Europäischen Menschenrechtskonvention* (und in anderen regionalen Abkommen) gilt das Folterverbot ohne jede Einschränkung; es ist ein absolutes Verbot. Das Folterverbot gehört zu den wenigen ›notstandsfesten‹ Menschenrechtsnormen, die auch in Notstandssituationen ohne Abstriche oder Ausnahmen eingehalten werden müssen. Es ist auch im humanitären Völkerrecht absolut geschützt. Exemplarisch zitiert sei aus der *Anti-Folter-Konvention der Vereinten Nationen*, die in Artikel 2 klarstellt: »Außergewöhnliche Umstände gleich welcher Art, sei es Krieg oder Kriegsgefahr, innenpolitische Instabilität oder ein sonstiger öffentlicher Notstand, dürfen nicht als Rechtfertigung für Folter geltend gemacht werden.«

Genau diese unbedingte Geltung des Folterverbots wird unterdessen zunehmend in Frage gestellt. Damit werden die bisher erreichten – gewiss unzureichenden – institutionellen Fortschritte im Kampf gegen die Folter zur Disposition gestellt. Gleichzeitig droht weiteren Bemühungen bei der Durchsetzung des Folterverbots der Boden entzogen zu werden.

Dass Plädoyers für eine Relativierung des Folterverbots in der deutschen Öffentlichkeit durchaus starke Resonanz finden können, hat die Diskussion um das Verhalten des Vizepräsidenten der Frankfurter Polizei, Wolfgang Daschner gezeigt, der im Herbst 2002 einem Kindesentführer Folter hatte androhen lassen, um ihm Informationen über das Versteck des (wie sich herausstellen sollte: damals bereits ermordeten) Kindes abzuzwingen. Politiker aus unterschiedlichen Parteien und einzelne Repräsentanten der Justiz brachten nach Bekanntwerden dieses Vorfalls spontan Verständnis oder Zustimmung für das Vorgehen Daschners zum Ausdruck. Noch deutlichere Töne waren in zahlreichen Leserbriefen zu vernehmen, in denen nicht selten offene Bewunderung für die Haltung des Polizei-Vizepräsidenten anklang. Zwar wurde Daschner, wie dies in der *Anti-Folter-Konvention der Vereinten Nationen* im Falle von Foltervorwürfen verbindlich vorgesehen ist, wegen seines Vorgehens vor Gericht gestellt. Ob die eher symbolische Strafe, die das Gericht verhängte, der Bedeutung des Vorfalls gerecht wird, ist umstritten.

In der wissenschaftlichen, insbesondere der rechtswissenschaftlichen Fachdiskussion tauchen Überlegungen über eine mögliche Zulassung von Folter bislang zwar nur vereinzelt auf; immerhin sind sie aber schon bis in die quasi-offizielle Kommentierung des Grundgesetzes vorgedrungen.[3] Neu ist vor allem der veränderte Ton der Debatte. Es sind keineswegs nur mehr die notorischen Provokateure und selbsternannten ›Tabubrecher‹, die sich für den möglichen Einsatz von Folter aussprechen. Vielmehr werden die einschlägigen Überlegungen mittlerweile eher im Ton skeptischer Nachdenklichkeit vorgetragen. Außerdem gehen sie mit dem Anspruch einher, im Prinzip mehrheitsfähig zu sein oder gar einer bereits vorhandenen ›schweigenden Mehrheit‹ Stimme zu verleihen.

Neben der förmlichen Infragestellung des absoluten Folterverbots lässt sich eine Tendenz beobachten, das *dirty word* ›Folter‹ in der öffentlichen Debatte durch weniger belastete Begriffe – wie ›verschärfte Verhörmethoden‹, ›Aussageerzwingung‹, ›unmittelbarer Zwang‹ – gezielt zu ersetzen. Beispielsweise argumentierte Daschner in seiner Verteidigung vor Gericht mit dem polizeirechtlichen Begriff des ›unmittelbaren Zwangs‹ und bestritt auf diese Weise, jemals Folter angedroht zu haben. Wenn jedoch die kategoriale Differenz zwischen der Brechung physischen Widerstands (durch einen im Rahmen des Verhältnismäßigkeitsprinzips angewendeten ›physischen Zwang‹) und der intendierten Brechung des Willens eines Menschen verschleiert wird, besteht die Gefahr, dass das Folterverbot der Sache nach ins Leere läuft. Semantische Verwirrstrategien im Umgang mit dem Folterbegriff sind deshalb nicht weniger beunruhigend als offensive Aufkündigungen des absoluten Folterverbots.

---

3   Vgl. die Neukommentierung von Artikel 1, Absatz 1 (Menschenwürde) durch Matthias Herdegen. In: Maunz et al. (2003). Herdegen hält es »im Einzelfall« für möglich, »dass die Androhung oder Zufügung körperlichen Übels, die sonstige Überwindung willentlicher Steuerung oder die Ausforschung unwillkürlicher Vorgänge wegen der auf Lebensrettung gerichteten Finalität eben nicht den Würdeanspruch verletzen.« Herdegen (2003), Rdnr. 45.

1. Menschenwürde und Folterverbot

Das Folterverbot dient dem Schutz der Menschenwürde. Diese Funktion teilt es mit allen anderen Menschenrechten. Der Bezug zur Menschenwürde manifestiert sich im Folterverbot allerdings in besonders dichter Weise. Denn die Folter stellt nicht nur eine Missachtung der Menschenwürde dar (wie dies bei allen Menschenrechtsverletzungen der Fall ist), sondern bedeutet die vollständige und systematische Negierung der Menschenwürde. Wie sonst vielleicht nur im Falle der Versklavung[4] wird der Mensch in der Folter restlos verdinglicht, das heißt zur willkürlich benutzbaren ›Sache‹ herabgewürdigt. Die Folter verfolgt das Ziel, den Willen des Betroffenen zu brechen und ihn – auf ein hilfloses Bündel von Schmerz, Angst und Scham reduziert – als Mittel zur Informationsgewinnung, Einschüchterung oder Demoralisierung zu missbrauchen. Die schwarzen Kapuzen, die man auf den Folterbildern von Abu Ghraib sieht, stehen dafür, dass die Folter dem Menschen buchstäblich das Gesicht raubt und ihn damit als eigenständiges Subjekt zerstören will. Die Folgen solcher Erfahrung für das Opfer sind gravierend. Bekannt ist das Wort Jean Amerys, dass wer der Folter erlag, nicht mehr heimisch werden kann in der Welt. Selbstachtung und Selbstvertrauen sowie das Grundvertrauen in andere Menschen und in die Gemeinschaft erleben durch die Folter einen Bruch, der in vielen Fällen nicht mehr geheilt werden kann und zum lebenslangen Trauma wird.

Kants Formulierung des kategorischen Imperativs, nämlich die unbedingte Forderung, so zu handeln, »dass du die Menschheit sowohl in deiner Person, als in der Person eines jeden anderen jederzeit zugleich als Zweck, niemals bloß als Mittel brauchst«,[5] wird in der Folter ins Gegenteil verkehrt: Die Funktionalisierung des Menschen zum bloßen Mittel ist vollständig, und sein Anspruch auf Achtung als Selbstzweck wird restlos negiert. Mit der Negierung der Würde des Gefolterten verstoßen die Folterer übrigens zugleich gegen ihre eigene Würde. Und ein Staat, der Folter anordnet, Foltertechniken entwickelt und Folterspezialisten ausbildet, negiert nicht nur die Würde der Opfer, sondern gibt damit den Anspruch auf Achtung der Menschenwürde im Ganzen preis.

Die Menschenwürde aber ist die Grundlage schlechthin aller moralischen und rechtlichen Verbindlichkeiten. Ohne Achtung der Würde – der eigenen Würde und der Menschenwürde der Anderen – können normative Verbindlichkeiten zwischen Menschen weder entstehen noch aufrechterhal-

---

4   Das Sklavereiverbot gehört ebenfalls zu den notstandsfesten Menschenrechtsnormen. Bemerkenswert ist, dass die *Afrikanische Charta der Menschenrechte und Rechte der Völker* von 1981 die Ächtung der Sklaverei und das Verbot der Folter in ein und demselben Artikel (nämlich Artikel 5) zusammen aufführt und damit auf die Ähnlichkeit der zugrundeliegenden Unrechtserfahrungen verweist.
5   Kant (1968b), S. 429.

ten werden. Die Achtung der Menschenwürde ist deshalb nicht nur eine Norm neben anderen Normen; vielmehr bildet sie die Grundlage moralischer und rechtlicher Normen überhaupt und damit zugleich die Basis des Rechtsstaats. Die Formulierung in Artikel 1 des Grundgesetzes, dass Achtung und Schutz der unantastbaren Menschenwürde »Verpflichtung aller staatlichen Gewalt« ist, muss daher wörtlich genommen werden: Mit der konsequenten Umsetzung dieser Verpflichtung steht und fällt der Rechtsstaat.

Während andere Normen im Kollisionsfall gegeneinander abgewogen werden können, entzieht sich die Achtung der Menschenwürde jeder legitimen Abwägung. Denn es gibt kein der Menschenwürde übergeordnetes normatives Prinzip, aus dem sich moralische oder rechtliche Kriterien für Abwägungen der Würde mit anderen Werten oder Rechtsgütern herleiten lassen könnten. Als im strengen Wortsinne grundlegendes Prinzip – nämlich normatives Fundament von Moral und Recht überhaupt – erweist sich die Menschenwürde somit als prinzipiell unverrechenbar. Mit den Worten Kants: »Im Reich der Zwecke hat alles entweder einen Preis oder eine Würde. Was einen Preis hat, an dessen Stelle kann auch etwas anderes als Äquivalent gesetzt werden; was dagegen über allen Preis erhaben ist, mithin kein Äquivalent verstattet, das hat eine Würde.«[6]

Jede Missachtung der Menschenwürde greift das Fundament von Moral und Recht an. In der Folter aber wird die Würde nicht nur missachtet, sondern absichtlich und vollständig negiert. Daraus folgt, dass Folter unter keinen Umständen moralisch oder rechtlich gerechtfertigt werden kann. Das Folterverbot ist als absolutes Verbot zu verstehen. Es markiert für den Rechtsstaat eine schlechthin unüberschreitbare Grenze. Die entsprechend strengen Regelungen in den *Menschenrechtsübereinkommen der Vereinten Nationen* bzw. in der *Europäischen Menschenrechtskonvention* bestehen daher zu Recht.

2. Das ›Ticking-Bomb‹-Szenario

Auch wenn die öffentliche Abscheu gegenüber Folterpraktiken fast einhellig ist, werden in letzter Zeit immer häufiger Einwände gegen die Absolutheit des Folterverbots angemeldet. Meist geschieht dies unter Verweis auf eine mögliche unmittelbare und massive Bedrohung, von der angenommen wird, dass sie nur durch Anwendung aller verfügbaren Mittel, einschließlich der Folter, abgewendet werden könne.

Dieses Argument trägt in der deutschen rechtswissenschaftlichen Literatur seit mehreren Jahren Winfried Brugger, Professor für öffentliches Recht und Rechtsphilosophie, vor.[7] Während öffentliche Äußerungen zur möglichen

---

6 Kant (1968b), S. 434.
7 Vgl. Brugger (1996), (2000).

Zulassung von Folter hierzulande meist *en passant* stattfinden – das heißt in Form von Andeutungen oder Hinweisen, die nicht näher ausgeführt werden – entwickelt Brugger seinen Gedankengang in systematischer Weise und stellt ihn in den Kontext einer juristischen Fachdebatte. Gleichzeitig nimmt er für sich in Anspruch, dass seine Überlegungen einen unausgesprochenen politischen *common sense* repräsentieren und, sofern man sich auf sie einlässt, breite Zustimmung erfahren könnten.

Bruggers Gedankengang setzt mit einer fiktiven Extremsituation ein: Eine von Terroristen platzierte Chemiebombe, die in wenigen Stunden explodieren wird, droht zahlreiche Menschen zu vernichten. Die Polizei wird eines mutmaßlichen Terroristen habhaft, der über die Informationen verfügt, die man braucht, um die Katastrophe abzuwenden. Sonstige Möglichkeiten der Gefahrenabwehr – etwa durch Erfüllung der Forderungen der Terroristen – bestehen nicht. Brugger plädiert dafür, in einer solchen Situation von Staats wegen Folter einzusetzen, um die eventuell lebensrettenden Informationen aus dem mutmaßlichen Terroristen herauszupressen.[8]

Die Suggestivkraft dieses *Ticking-Bomb*-Szenarios beruht darauf, dass sich offenbar viele Menschen in die Lage eines diensthabenden Polizeibeamten hineinversetzen können, der unter dem Druck der geschilderten Extremsituation Folter anordnen würde. Zu beachten ist allerdings, dass es in der Diskussion nicht primär um die Bewertung individuellen Verhaltens (konkret: das mögliche Handeln eines Polizisten) in einem möglicherweise tragischen Dilemma geht.[9] Vielmehr gewinnt das *Ticking-Bomb*-Szenario seine Brisanz dadurch, dass es eine in ihren Konsequenzen weit reichende politische Botschaft vermittelt.

Dies gilt auch für Bruggers Überlegungen. Sein Thema ist nicht die Bewertung menschlichen Verhaltens in Dilemma-Situationen, sondern die Legitimität staatlichen Handelns in Notstandsfällen. Um für den Kampf mit terroristischen Verbrechern gerüstet zu sein, braucht der Staat nach Bruggers Überzeugung neue und erweiterte Eingriffsbefugnisse – bis hin zu der Option, in Grenzfällen Folter anwenden zu können. Das skizzierte Krisenszenario ist insofern zukunftsgerichtet: Es dient dazu, zusätzliche Befugnisse staatlichen Handelns zu erschließen, damit der Staat für künftige Bedrohungen besser gerüstet ist. Die Möglichkeit des Einsatzes von Folter ist in Bruggers Argumentation somit von vornherein mehr als nur eine theoretische Denkmöglichkeit in einer unabsehbaren existenziellen Extremsituation; sie wird zur einer politischen Handlungsoption, auf die der Staat sich aktiv vorbereiten solle.

---

8   Vgl. Brugger (2000), S. 165–166.

9   Im Zusammenhang des Daschner-Prozesses fiel auf, dass viele Kommentatorinnen und Kommentatoren allzu schnell bereit waren, die Situation tragischer Auswegslosigkeit als Realität zu unterstellen.

Brugger weiß um die rechtspolitischen Risiken seiner Forderung. Deshalb will er den möglichen Einsatz von Folter auf äußerste Grenzfälle beschränken. Die Folter soll, wie er versichert, eine Ausnahme bleiben. Im Kontext staatlichen Handelns ist die für eine bestimmte Situation ermöglichte Ausnahme indessen von vornherein mehr als eine bloße Ausnahme: Sie wird sofort und unvermeidlich zum Präzedenzfall, der über die konkrete Situation hinaus auf andere, mehr oder weniger ähnlich gelagerte Fälle verweist. Die Logik der Argumentation mit Grenzsituationen führt zwangsläufig dazu, die für den einen Grenzfall eröffneten Sonderbefugnisse auf immer wieder neue – gleichsam benachbarte – Grenzfälle auszuweiten. Aus dem einen Grenzfall wird auf diese Weise schließlich ein ganzer Grenzbereich, in dem Folter um der Gefahrenabwehr willen zulässig sein soll. In der Sonderregelung für einen Ausnahmefall ist insofern angelegt, dass eine Zone des Sonderrechts entsteht, in dem das Folterverbot außer Kraft gesetzt ist. Bruggers Gedankengang mündet denn auch nicht zufällig in das Plädoyer für die »Spezifizierung und Herausnahme einer Fallgruppe, in der das absolute Folterverbot zu widersinnigen und ungerechten Ergebnissen [...] führen würde.«[10]

Brugger möchte diese Fallgruppe, in der das Folterverbot nicht mehr unbedingt gilt, in engen Schranken halten. Er betont darüber hinaus, dass es ihm darum gehe, das Folterverbot generell dadurch zu stärken, dass er die in Grenzsituationen seiner Meinung nach unvermeidlichen Ausnahmen offen anspreche und damit einer rechtsstaatlichen Regelung zuführe.[11] Die Vorstellung, dass sich Folter rechtsstaatlich ›domestizieren‹ ließe, ist allerdings in sich widersprüchlich. Die ›rechtsstaatlich eingebundene‹ Folter ist nicht nur in der Theorie ein Unding, sondern auch in der Praxis unmöglich. Denn zum einen eröffnet ein Staat, der die Folter erlaubt, den damit beauftragten Sicherheitsorganen Ermessensspielräume, wodurch eine Grauzone entsteht, in der Folter unter Berufung auf Gründe der Gefahrenabwehr fortan möglich wird. Damit sind Dammbrüche vorprogrammiert; und sie finden, wie die Erfahrung zeigt, auch tatsächlich statt.[12] Zum anderen zerstört der Staat durch

---

10 Brugger (2000). S. 171–172.

11 Brugger sieht seine Position deshalb in Einklang mit dem Folterverbot der Europäischen Menschenrechtskonvention, das sich im Übrigen, wie er meint, »vorrangig gegen autoritäre und totalitäre politische Systeme« richte (ebd., S. 169).

12 Der oberste Gerichtshof in Israel hat deshalb in seinem Urteil vom 6. September 1999 die staatliche Billigung sogenannten »gemäßigten physischen Zwangs« zum Zwecke von Informationsgewinnung im Kampf mit potenziellen Terroristen verworfen und sich dabei auf das absolute Folterverbot berufen. Vgl. Weber (2004), S. 96ff. Menschenrechtsgruppen innerhalb und außerhalb Israels hatten zuvor beklagt, dass aus der unter bestimmten Auflagen erteilten staatlichen Genehmigung zum Einsatz von Zwangsmitteln bei Verhören beinahe der Regelfall im Umgang mit palästinensischen Polizeihäftlingen geworden war.

die Zulassung der Folter die Grundlage seiner rechtsstaatlichen Legitimation. Mit anderen Worten: Er unterminiert seine eigene rechtsstaatliche Autorität, die er folglich schwerlich zur Begrenzung der einmal eröffneten Folterpraxis geltend machen kann.

Wie aber stünde es in einer (fiktiven) Situation, in der staatlich eingesetzte Folter die einzige Chance bieten würde, um die Folter durch Dritte zu verhindern – etwa wenn der Staat sich Terroristen gegenüber sähe, die ihrerseits bedenkenlos zur Folter greifen? Zugespitzt gefragt: Darf der Staat foltern, um ein oder mehrere Opfer terroristischer Folterung zu befreien? Die Antwort kann selbst in diesem Fall nur ein »Nein« sein. Nicht einmal die Schutzpflicht des Staates zugunsten der von Dritten bedrohten Menschenwürde erlaubt Maßnahmen, durch die der Staat die Achtung der Menschenwürde aufkündigen würde.[13] Ein Rechtsstaat kann sich nicht auf einen Wettlauf der Barbarei einlassen. Sowenig er auf Geiselnahme antworten darf, indem er seinerseits Menschen (etwa Verwandte oder mutmaßliche Sympathisanten der Terroristen) in Geiselhaft nimmt, sowenig darf er terroristischen Folterpraktiken eigene Folter oder Folterdrohung entgegensetzen. Wer in dieser Selbstbindung des Staates eine Schwäche (oder gar eine strukturelle Unterlegenheit des Staates gegenüber ›zu allem bereiten‹ Terrorgruppen) sieht, hat nicht verstanden, was Rechtsstaatlichkeit bedeutet und worin die Stärke des Rechtsstaats besteht.

Folter und Rechtsstaatlichkeit gehen niemals zusammen. Ein Rechtsstaat kann sich deshalb unter keinen Umständen darauf einlassen, den Einsatz von Folter zu erlauben. Allenfalls denkbar ist, dass der Staat zum Beispiel gegenüber einem Polizeibeamten, der in einer tatsächlich eingetretenen ausweglosen Konfliktsituation zu Mitteln der Folter gegriffen hat, rückblickend eine milde Strafe verhängt oder sogar auf Strafe verzichtet. Aber auch hier ist äußerste Vorsicht angezeigt. Es darf nicht dazu kommen, dass durch einen voreiligen Strafverzicht bzw. voreilige Milde der Eindruck erweckt wird, der Staat würde den Einsatz von Folter stillschweigend doch billigen oder gar ermutigen (wie dies in vielen Staaten der Welt der Fall ist). Wer Folter anwendet oder ihren Einsatz befiehlt, muss deshalb wissen, dass er dafür in jedem Fall vor Gericht gestellt wird; dies schreibt auch die *Anti-Folter-Konvention der Vereinten Nationen* bindend vor.

---

13 Bruggers Argumentation läuft darauf hinaus, einen »Konflikt von Würde gegen Würde« (Brugger (2000), S. 169) als den äußersten Grenzfall zu konstruieren. Dabei geht es aber nicht um eine Güterabwägung, wie Brugger unterstellt, sondern um einen Konflikt zwischen staatlicher Schutzpflicht und staatlicher Achtungspflicht bezüglich der Menschenwürde. In einem solchen Konflikt hätte die Achtung der Menschenwürde Vorrang, weil ohne sie auch der staatliche Schutz der Menschenwürde undenkbar wäre.

3. Die Kategorie des »Feindstrafrechts«

Während sich Brugger für die rechtsstaatlich kontrollierte Zulassung von Folter einsetzt (was einen Widerspruch in sich bedeutet), hat der Bonner Strafrechtsprofessor Günther Jakobs eine Kategorie in die Debatte eingebracht, mit der systematisch Zonen völliger Rechtlosigkeit geschaffen werden. Jakobs unterscheidet zwischen »Bürgerstrafrecht« und »Feindstrafrecht«.[14] Während im Rahmen des »Bürgerstrafrechts« auch Täterinnen und Täter beziehungsweise Beschuldigte prinzipiell als Mitglied der Rechtsgemeinschaft geachtet werden, ist die Achtung der Menschen als Rechtspersonen im »Feindstrafrecht« für eine bestimmte Gruppe von Menschen außer Kraft gesetzt. Das »Feindstrafrecht« soll nach Jakobs dann zur Anwendung kommen, wenn Menschen sich derart fundamental gegen die Rechtsordnung stellen, dass mit ihnen keine rechtliche Gemeinschaft möglich sei.

Die Kategorie des »Feindstrafrechts« entspricht der Sache nach exakt dem Begriff des *unlawful enemy combatant*, den die US-Administration für die Internierten in Guantanamo Bay geprägt hat, um ihnen sowohl den völkerrechtlichen Status von Kriegsgefangenen abzusprechen als auch den Schutz des Strafrechts beziehungsweise des Strafprozessrechts vorzuenthalten. Tatsächlich macht sich Jakobs dafür stark, Terroristen und andere fundamentale Staatsgegner nicht mit Mitteln des Strafrechts zu bekämpfen, weil dadurch »dem Staat eine Bindung auferlegt wird – eben die Notwendigkeit, den Täter als Person zu respektieren – die gegenüber einem Terroristen, der die Erwartung generell personalen Verhaltens gerade nicht rechtfertigt, schlechthin unangemessen ist«.[15]

Die rechtliche Anerkennung als Person, die im »Bürgerstrafrecht« auch dem mutmaßlichen oder verurteilten Straftäter zuerkannt wird, gilt nach Jakobs im Falle des »Feindstrafrechts« gerade nicht. Mehr noch: Dem vermeintlichen Feind die Qualität einer Rechtsperson abzusprechen, sei für den Staat in der Krise nicht nur erlaubt, sondern zugunsten eines von Jakobs unterstellten vorrangigen Bürgerrechts auf Sicherheit sogar geboten. »Wer keine hinreichende Sicherheit personalen Verhaltens leistet, kann nicht nur nicht erwarten, noch als Person behandelt zu werden, sondern der Staat darf ihn auch nicht mehr als Person behandeln, weil er ansonsten das Recht auf Sicherheit der anderen Personen verletzen würde.«[16]

Wenn der Staat nach Jakobs gegenüber dem ›Feind‹ keinerlei rechtliche Bindungen beachten muss, verliert konsequenterweise auch das Folterverbot seinen rechtlichen Status. Die Tatsache, dass Jakobs sich nicht näher zum Thema Folter äußert, ist insofern alles andere als beruhigend. Vielmehr ist

---

14 Vgl. Jakobs (2004), S. 88ff.
15 Ebd., S. 92.
16 Ebd., S. 93.

davon auszugehen, dass Folter für Jakobs – jedenfalls bei der Anwendung des »Feindstrafrechts« – von vornherein überhaupt kein rechtliches Problem mehr darstellt. Die Art und Weise, wie der Staat mit inhaftierten mutmaßlichen Terroristen umzugehen hat, wird damit zur Sache freien Ermessens. Es mag nach Jakobs pragmatische Gründe dafür geben, auf Folter zu verzichten – zum Beispiel, um den ›Feind‹ nicht unnötig zu reizen. Ein rechtliches Verbot der Folter hat im Rahmen des »Feindstrafrechts« hingegen keinen Ort mehr.

In der Zone der Rechtlosigkeit, die durch das »Feindstrafrecht« geschaffen wird, ist der Einsatz von Folter keine Ausnahme mehr, sondern – systematisch gesehen – eine jederzeit verfügbare Option. Und zwar handelt es sich um eine Option, über die man gar nicht mehr reden muss! Dies deckt sich mit der Praxis vieler Staaten, in denen Folter typischerweise nicht förmlich geregelt wird (wie Brugger dies für Grenzfälle postuliert), sondern in staatlich geschaffenen Zonen der Rechtlosigkeit unausgesprochene Billigung erfährt.

Jakobs geht offenbar davon aus, dass das »Feindstrafrecht« nur gegenüber Terroristen und anderen Totalgegnern des Staates zur Anwendung kommt. Es stellt sich die Frage, woher er diese Gewissheit nimmt. Woher weiß der Staat, wer seine »Feinde« sind? Wie lässt sich verhindern, dass gewöhnliche Kriminelle oder unschuldige Menschen versehentlich in die Mühlen des »Feindstrafrechts« geraten? Wer entscheidet nach welchen Kriterien, wann das »Bürgerstrafrecht« und wann das »Feindstrafrecht« gelten soll? Die Brisanz dieser Fragen besteht nicht zuletzt darin, dass im »Feindstrafrecht« konsequenterweise auch das Prinzip der Unschuldsvermutung außer Kraft gesetzt ist. Wenn der Staat aber jedem Menschen, den er für seinen ›Feind‹ hält, die Unschuldsvermutung vorenthalten kann, dann verliert die Unschuldsvermutung generell ihre Geltung. Dasselbe gilt auch für die anderen Grundrechte, die zum Gegenstand sicherheitspolitischer Ermessensentscheidungen werden. Niemand kann sich folglich mehr sicher sein, dass der Staat ihn als Person achtet und ihm gegenüber rechtsstaatliche Prinzipien einhält. Mit anderen Worten: Die Rechtlosigkeit, die zunächst nur die »Feinde« treffen soll, bleibt kein Bereich an der Grenze des Staates, sondern durchzieht zwangsläufig das Ganze des Staates und zerstört den Rechtsstaat im Kern.

Ein Staat, der die Einhaltung rechtsstaatlicher Prinzipien zur Sache sicherheitspolitischen Ermessens degradiert, hat sich von der Bindung an das Recht gelöst, und zwar restlos. Und ein Staat, der sich einmal darauf eingelassen hat, einer Gruppe von Menschen (oder auch nur einem einzelnen Menschen!) das Etikett der ›Unperson‹ zu verpassen, setzt damit das Gebot der Achtung der Menschenwürde für sich prinzipiell außer Kraft. Ein solcher Staat hat folglich das Prädikat ›Rechtsstaat‹ verwirkt.

4.   Gebotene Klarheit

Für einen Rechtsstaat gibt es keine Alternative zur ausnahmslosen Einhaltung des Folterverbots. Die Vorstellung, man könne die Folter für bestimmte Grenzfälle vorsehen und zugleich in »rechtsstaatlichen Schranken« halten, ist in sich widersprüchlich; sie hat sich auch in der Praxis längst als illusionär erwiesen. Bei Fragen, in denen die Menschenwürde auf dem Spiel steht, sind für einen Rechtsstaat außerdem Klarheit und Konsequenz geboten. Der Staat kann sich nicht leisten, dass unter Berufung auf mögliche oder tatsächliche Notlagen eine Grauzone entsteht, in der das Folterverbot nicht mehr unbedingt gilt. Er darf es auch nicht dazu kommen lassen, dass ein in der Theorie aufrechterhaltenes Folterverbot praktisch leer läuft, weil den Sicherheitsorganen für den Fall der Fälle indirekt Straffreiheit signalisiert wird. Die Ächtung der Folter muss unzweideutig sein.

Der Rechtsstaat darf außerdem nicht zulassen, dass das Folterverbot durch sophistische Sprachregelungen unterminiert wird, die dazu dienen oder jedenfalls darauf hinauslaufen, die Grenzlinie zu verschieben bzw. zu verwischen. Es muss zum Beispiel deutlich sein, dass der im Rahmen des Polizeirechts nach Maßgabe des Verhältnismäßigkeitsprinzips autorisierte »unmittelbare Zwang« sich niemals auf die Brechung des Willens eines Menschen – d. h. auch die unmittelbare Negierung des Menschen als Verantwortungssubjekt – erstrecken darf. Grundsätzlich gesagt: Der Umgang mit dem Folterbegriff ist keine Sache politischer Opportunität. Vielmehr sind die Definitionsmerkmale von Folter rechtsverbindlich festgeschrieben – zum Beispiel in der *Anti-Folter-Konvention der Vereinten Nationen* formuliert. Sie werden von dem für die Überwachung der Konvention zuständigen Anti-Folter-Ausschuss in Auseinandersetzung mit konkreten Fragen interpretatorisch weiter konkretisiert. Gegen die Gefahr semantischer Beliebigkeit gilt es, diese Definitionen in die politische Diskussion einzubringen.

In der jüngsten Diskussion ist das absolute Folterverbot häufig als »Tabu« bezeichnet worden.[17] Dieser Begriff ist jedoch zumindest missverständlich. Denn es handelt sich beim Folterverbot nicht etwa um ein irrationales Relikt, sondern um das mühsam errungene Ergebnis historischer Erfahrungs- und Lernprozesse. Das Folterverbot kann sich auf Argumente stützen, hinter denen ihrerseits leidvolle Erfahrungen stehen. Um wirksam zu werden, ist es auf rechtliche Institutionalisierung angewiesen, die allein dem politischen Kampf gegen die Folter Durchschlagskraft verleihen kann. Diese Institutionen zu pflegen und zu fördern, ist deshalb eine zentrale politische Aufgabe.

---

17   Siehe z. B. Isensee (2003), S. 57ff.

173

Literatur

Amnesty International (2003): Combatting torture. A manual for action. Oxford.

Bielefeldt, H. (2004): Das Folterverbot im Rechtsstaat. Deutsches Institut für Menschenrechte. Policy Paper Nr. 4. Berlin.

Bielefeldt, H. (2005): Die Absolutheit des Folterverbots. Über die Unabwägbarkeit der Menschenwürde. In: Jahrbuch Menschenrechte 2006. Frankfurt a.M., S. 49–58.

Brugger, W. (1996): Darf der Staat ausnahmsweise foltern? In: Der Staat 35, S. 67–97.

Brugger, W. (2000): Vom unbedingten Verbot der Folter zum bedingten Recht auf Folter? In: Juristenzeitung 55 (8), S. 165–174.

Herdegen, M. (2003): In Maunz et al. (2003). Rand-Nr. 45.

Isensee, J. (2003): Tabu im freiheitlichen Staat. Jenseits und diesseits der Rationalität des Rechts. Paderborn.

Jakobs, G. (2004): Bürgerstrafrecht und Feindstrafrecht. In: Höchstrichterliche Rechtsprechung im Strafrecht. Aufsätze und Urteilsanmerkungen (3), S. 88–95.

Kant, I. (1968a): Gesammelte Schriften/Akademieausgabe. Berlin.

Kant, I. (1968b): Grundlegung zur Metaphysik der Sitten. (1. Aufl. 1785). In: Kant (1968a).

Maunz T./Dürig G. et al. (Hrsg.) (2003): Grundgesetzkommentar. Ergänzungslieferung. München.

Weber, A. (2004): Menschenrechte. Texte und Fallpraxis. München.

Dieter Janssen

Interventionsverbot, Schutzverpflichtung und die Zukunft des humanitären Eingreifens

1. Einleitung

Im April des Jahres 2008 warnten Weltbank und Internationaler Währungsfonds davor, dass durch die rapide ansteigenden Lebensmittelpreise gerade in den armen und politisch instabilen Ländern der sich entwickelnden Welt gewaltsame Konflikte entstehen könnten. Die Warnung beruhte auf den Erfahrungen, die beide Institutionen mit den wirtschaftlichen Krisen der neunziger Jahre gemacht hatten. Schon damals war in den so genannten ›gescheiterten Staaten‹ die öffentliche Ordnung aufgrund der Misswirtschaft der herrschenden Eliten zusammengebrochen. Bürgerkrieg und Chaos waren die Folge. Die Leidtragenden dieser Zustände waren vor allem die wehrlosen Zivilisten, die von Rebellen oder von der eigenen Staatsmacht verfolgt und ermordet wurden. In Somalia, Haiti, Sierra Leone, Liberia, Jugoslawien und vielen weiteren Ländern kam es im Zuge des Verfalls der öffentlichen Ordnung zu systematischen und schwerwiegenden Verletzungen grundlegender Menschenrechte. Im Fall von Ruanda kam es sogar zum Völkermord.

Vor dem Hintergrund dieser Vorgänge entwickelte sich eine intensive Debatte über militärische Interventionen mit humanitärem Zweck. Die Befürworter der ›humanitären Intervention‹ erklärten, dass die Weltöffentlichkeit nicht tatenlos zusehen dürfe, wenn in einem fremden Land Teile der Zivilbevölkerung ermordet würden, wenn Hunger als Waffe eingesetzt würde oder wenn es zu Massenvergewaltigungen, Pressung von Kindersoldaten oder anderen schweren Menschenrechtsverletzungen käme. Dem hielten die Gegner humanitärer Interventionen entgegen, dass eine Erlaubnis zum militärischen Eingreifen in fremde Staaten die internationale Ordnung untergrabe. Wenn das in der UN-Charta verankerte generelle Interventionsverbot aufgehoben würde, so die Befürchtung, würden die starken Mächte den schwächeren ihren Willen mit Gewalt aufzwingen. Die Debatte stand daher lange Zeit im Zeichen der Dichotomie ›Legalität versus Legitimität‹,[1] womit die Spal-

---

1 Preuß (1999), Ladwig (2000), Gustenau (2000), Dekker (2001), Falk (2004) und (2005). Siehe auch Janssen (2008a).

tung zwischen einer strikten Auslegung des Völkerrechts und eines Vorrangs moralischer Überlegungen über rechtliche Bedenken ausgedrückt wurde.

Mit dem Beginn des 21. Jahrhunderts zeichnete sich ein viel versprechender Fortschritt in der Debatte ab. Die *International Commission on Intervention and State Sovereignty* legte ihren Bericht *The Responsibility to Protect* vor, in dem sie die Empfehlung aussprach, den Fokus der Debatte zu verändern. Statt eines Rechts zur Intervention sollte vorrangig die Pflicht, Zivilisten zu schützen, diskutiert werden. Der Bericht erschien nur wenige Tage nach den Attentaten vom 11. September 2001. In der Folgezeit beherrschte ein neues Thema die öffentlichen Debatten: die Gefahren eines international operierenden Terrorismus. Das im Herbst 2005 von der UN-Vollversammlung in Resolution 60/1 bekräftigte Bekenntnis zur Schutzverpflichtung der internationalen Staatengemeinschaft gegenüber verfolgten Zivilisten fand in den aufgeregten Diskussionen über Terrorgefahr und amerikanische Hegemonie kaum noch Resonanz.

Ist aber mit der Resolution 60/1 das Problem der humanitären Intervention gelöst? Ist zu erwarten, dass – wenn sich die düsteren Prognosen der Weltbank und des Währungsfonds bewahrheiten – Sorge dafür getragen ist, dass ein effektives Eingreifen zum Schutz verfolgter und bedrohter Zivilisten gewährleistet ist? Bedauerlicherweise ist die Antwort ein klares »nein«. Die Probleme, die zu den humanitären Interventionen der neunziger Jahre führten, sind keineswegs beseitigt. Die Warnung vor Konflikten in Entwicklungsländern, aber auch die gegenwärtigen Zustände in Staaten wie Zimbabwe oder Myanmar verdeutlichen, dass nach wie vor die Gefahr besteht, dass es in bestimmten Regionen zu systematischen und schwerwiegenden Menschenrechtsverletzungen kommen kann, die unter Umständen ein militärisches Eingreifen zum Schutz bedrohter Bevölkerungsgruppen erfordern.

Die Frage nach einem effektiven Schutz grundlegender Menschenrechte besitzt folglich weiterhin eine besondere Bedeutung. In diesem Aufsatz wird daher die Ansicht vertreten, dass ein wirksamer Schutz grundlegender Menschenrechte nur dann gewährleistet werden kann, wenn die Verpflichtung der Staatengemeinschaft, bedrohte Menschen zu schützen, völkerrechtlich verankert und institutionell implementiert wird. Um die Gründe für diese Forderung deutlich zu machen, werde ich in einem ersten Schritt auf jene Argumente eingehen, die sich grundsätzlich gegen humanitäre Interventionen richten. Dabei gilt es aufzeigen, warum diese Einwände letztlich nicht überzeugen können. Im zweiten Schritt wird ein Lösungsvorschlag für das Dilemma zwischen Interventionsverbot und humanitärer Intervention vorgestellt, der insbesondere im Zuge des Eingreifens der NATO im Kosovo im Jahr 1999 unterbreitet wurde. Namhafte Politiker und Völkerrechtler versuchten den Brückenschlag zwischen Legalität und Legitimität, indem sie dafür plädierten, humanitäre Interventionen im Völkerrecht weiterhin zu verbieten, aber im Gegenzug anzuerkennen, dass unter bestimmten Ausnahmeumständen moralische Erwägungen zu einer gerechtfertigten Übertretung des Rechts führen könnten. Wilfried Hinsch und ich haben diese Position in unserem Buch »Menschenrechte militärisch schützen« als ›moralischen Exzeptionalismus‹ bezeichnet. Auch diese Position bietet keine befriedigende Lösung für das Problem der humanitären Intervention. Im dritten Schritt wird auf das Konzept der Schutzverpflichtung selbst eingegangen. Die Anerkennung einer Verpflichtung seitens der Staatengemeinschaft, schwerste systematische Menschenrechtsverletzungen zu unterbinden, ist ein erster Schritt in die richtige Richtung. Jedoch besteht die Gefahr, dass es bei einem reinen Lippenbekenntnis bleibt, da eine institutionelle Umsetzung bisher nicht einmal erwogen wurde. Deshalb werde ich im letzten Schritt dafür argumentieren, dass es eine Verpflichtung der internationalen Staatengemeinschaft gibt, die lebenswichtige Sicherheit für Menschen (die so genannte *human security*) auch über staatliche Grenzen hinweg zu gewährleisten. Diese Verpflichtung kann jedoch nur eingehalten werden, wenn sie völkerrechtlich festgelegt und in den internationalen Institutionen umgesetzt wird. Ich werde abschließend einige Vorschläge unterbreiten, wie eine Implementierung der Schutzverpflichtung aussehen kann.

2. Die Argumente gegen humanitäre Interventionen

Mit dem Begriff ›humanitäre Intervention‹ sollen an dieser Stelle militärische Eingriffe in fremde Länder zum Schutz der Menschen in diesen Ländern vor schwerwiegenden Menschenrechtsverletzungen bezeichnet werden. Die schwerwiegenden Menschenrechtsverletzungen beziehen sich dabei auf eine Bedrohung der betroffenen Menschen an Leib und Leben. Obwohl die genuine humanitäre Intervention somit dem Zweck des Schutzes von verfolgten Menschen dient, darf nicht übersehen werden, dass zum Erreichen dieses Ziels militärische Mittel angewandt werden. In humanitären Interventionen wird mit einiger Wahrscheinlichkeit geschossen, verletzt und gestorben. Eine humanitäre Intervention kann folglich nur dann moralisch gerechtfertigt sein, wenn kein anderes wirkungsvolles Mittel zur Verfügung steht, um systematische schwere Menschenrechtsverletzungen zu unterbinden. Darüber hinaus muss der Schaden, der durch das militärische Eingreifen entsteht, deutlich geringer sein als jener, der durch die Menschenrechtsverletzungen zu erwarten ist. Humanitäre Interventionen sind folglich dann moralisch legitim, wenn sie tatsächlich dem Zweck des Menschenrechtsschutzes dienen und wenn es sich um eine zwingend notwendige und gemessen an den Folgen proportionale Maßnahme handelt. Die Abwägung, ob ein Militäreinsatz diese Bedingungen erfüllt, ist alles andere als trivial. Es verwundert daher nicht, dass das Konzept der humanitären Intervention immer wieder auf Kritik stieß und auch weiterhin stößt.

Eine häufig vorgebrachte Kritik bezieht sich auf die Missbrauchsgefahr der humanitären Intervention. Der amerikanische Intellektuelle Noam Chomsky beispielsweise nahm das Eingreifen der NATO im Kosovo zum Anlass, um in seinem Buch »Der neue militärische Humanismus« auf die Gefahr eines neuen Imperialismus hinzuweisen.[2] Chomsky und anderer Kritiker erklären, dass es tatsächlich keine humanitären Interventionen gebe. In Anlehnung an die Ideen des politischen Realismus betonen sie, dass Staaten stets aus machtpolitischem Eigeninteresse und daher nicht um der Menschenrechte willen handelten. Was wiederum dazu führe, dass bei ›humanitären Interventionen‹ keine bedrohten Menschen gerettet würden, sondern nur neues Unrecht geschaffen werde. Würden humanitäre Interventionen durch das Völkerrecht erlaubt, werde ein einfach zu nutzender Vorwand geschaffen, um das eigene Militär in fremde Länder zu entsenden und seine Interessen mit Gewalt durchzusetzen.

Diese Argumentation hat eine augenscheinliche Plausibilität. Es lässt sich nicht leugnen, dass der Kolonialismus des 19. Jahrhunderts unter anderem auch mit humanitären Begründungen gerechtfertigt wurde. Eine Missbrauchsgefahr ist letztlich wohl nie völlig auszuschließen. Allerdings stellt sich die Frage, ob die Gefahr eines Missbrauchs bereits Grund genug sein kann, vollkommen auf ein ansonsten nützliches und sinnvolles Instrument zu verzichten. Der amerikanische Politologe Richard Regan[3] gibt hierzu eine treffende Analogie: Züge sind mit Notbremsen ausgestattet, um im Fall eines Falles den Passagieren ein sofortiges Anhalten des Zuges zu ermöglichen. Wenn nun einige Übeltäter die Notbremsen dazu missbrauchen, bösartige Scherze zu treiben, so sollte als Reaktion nicht eine Abschaffung der Notbremsen erwogen werden. Die sinnvollere Reaktion, so Regan, sei es vielmehr, Überlegungen anzustellen, wie man durch bessere Überwachung und eventuell härtere Strafen die Übeltäter vom Missbrauch abschrecken kann. Diese Überlegung lässt sich auch auf die humanitäre Intervention anwenden. Wenn die Gefahr des Missbrauchs ein ernstzunehmendes Problem darstellt, sollte darüber nachgedacht werden, wie man einen zu erwartenden Missbrauch verhindert. Das Missbrauchsargument ist somit nur dann schlagend, wenn gezeigt werden kann, dass Missbrauch sich grundsätzlich nicht verhindern lässt und so häufig auftreten würde, dass der Schaden durch den Missbrauch den Nutzen, den genuine humanitäre Interventionen hätten, überwiegen würde.

Dies wirft jedoch die Frage auf, ob die Mächte, die im Verdacht stehen, humanitäre Interventionen zu missbrauchen, durch das Fehlen einer völkerrechtlichen Legalisierung tatsächlich von eigennützigen militärischen Interventionen abgeschreckt werden. In der gesamten Debatte um humanitäre

---

2   Chomsky (2000).
3   Regan (1996).

Interventionen hat noch niemand die Frage beantwortet, ob es überhaupt jemals einen nachweisbaren Fall gab, in dem ein mächtiger Staat auf eine machtpolitisch motivierte Intervention verzichtete, nur weil das Argument der humanitären Intervention nicht zur Verfügung stand. Ist das absolute Interventionsverbot tatsächlich ein wirksames Mittel gegen Interventionen aus Eigeninteresse, das auch um den Preis eines effektiven Menschenrechtsschutzes erhalten bleiben muss? Die amerikanische Invasion im Irak verdeutlicht, dass diese Frage zu verneinen ist. Der gewaltsame Sturz des irakischen Regimes wurde zunächst nicht damit gerechtfertigt, dass eine bestimmte Gruppe von Menschen vor Verfolgung geschützt werden müsse, sondern damit, dass die Regierung des Irak angeblich Massenvernichtungswaffen produziere und plane, diese an Terroristen weiterzugeben. ›Präemptive Selbstverteidigung‹ war somit das entscheidende Argument, mit dem die Regierung Bush die amerikanische Öffentlichkeit für einen Militäreinsatz zu gewinnen hoffte. Erst als nach der Eroberung des Irak keine Massenvernichtungswaffen gefunden wurden, erklärten die Befürworter der Invasion, dass zumindest ein menschenverachtendes Regime gestürzt worden sei.[4]

Konsequenterweise müssten jene, die humanitäre Interventionen aufgrund der Missbrauchsgefahr ablehnen, nun auch dafür plädieren, dass die Selbstverteidigungsklausel aus der UN-Charta entfernt werde. Es entspricht jedoch den moralischen Überzeugungen der Mehrheit der Menschen, dass es ein Recht auf individuelle wie auch kollektive Selbstverteidigung geben sollte. Ebenso entspricht es den moralischen Überzeugungen, dass es eine Verpflichtung gibt, den Nächsten Beistand zu leisten, wenn diese zu Unrecht an Leib und Leben bedroht werden. Missbrauchsgefahr kann diese Verpflichtung nicht einfach ausheben.

Ein weiterer Aspekt des Missbrauchsargumentes ist die aus der Theorie des politischen Realismus entnommene These, dass Staaten stets aus Eigeninteresse handeln. Es ist an dieser Stelle nicht notwendig, diese These ausführlich zu diskutieren. Selbst wenn sie voll und ganz akzeptiert wird, gibt es gute Gründe anzunehmen, dass es im Eigeninteresse der Staatengemeinschaft ist, die grundlegenden Menschenrechte in fremden Ländern zu schützen. Der Umstand, dass wir in einer globalisierten Welt leben, hat zur Einsicht geführt, dass Krisen in fernen Weltregionen nicht einfach ignoriert werden können. Konflikte, wie sie in gescheiterten Staaten entstehen, haben die Tendenz, sich auf Nachbarländer auszubreiten. Sie ziehen in vielen Fällen die Weltwirtschaft in Mitleidenschaft und schaffen Räume, in denen terroristische oder kriminelle Vereinigungen Operations- und Rückzugsgebiete finden. Im Jahr 2003 bewogen genau diese Überlegungen die australische Regierung dazu, ihre Zurückhaltung gegenüber einer Intervention in den Konflikt auf den

---

4   Roth (2006).

Salomonen-Inseln aufzugeben.[5] Sieht man im Missbrauch humanitärer Interventionen ein Stabilitätsproblem für die internationale Ordnung, so stellt sich vor dem Hintergrund der Ausbreitungsgefahr interner Konflikte die Frage, ob eine Verrechtlichung humanitärer Interventionen oder ein Ignorieren um sich greifender Krisenherde die größere Gefahr darstellt.

Der amerikanische Militärstratege Edward Luttwak verkennt genau diesen Punkt, wenn er die Ansicht vertritt, dass humanitäre Interventionen kontraproduktiv seien, weil Konflikte sich ›ausbrennen‹ müssten.[6] Luttwak erklärt, dass gewaltsame Konflikte nur endeten, wenn entweder eine Seite besiegt worden sei, oder beide Seiten zu erschöpft seien, um weiterzukämpfen. Eine externe Intervention verlängere das Leiden, weil sie gleichsam einen Deckel auf einen Topf mit kochendem Wasser stülpe, aber das Feuer darunter nicht löschen könne.

Eine humanitäre Intervention kann vielleicht nicht einen umfassenden Frieden herbeiführen. Das sollte aber auch nicht die an ein solches Eingreifen gesteckte Erwartung sein. Zunächst ist das Ziel einer humanitären Intervention darauf begrenzt, die Sicherheit für eine bedrohte Zivilbevölkerung herzustellen. Wenn die *human security* gewährleistet werden kann, ist der kurzfristige Zweck der Intervention erreicht. Die Maßnahmen, die danach zur Beilegung des Konfliktes führen, sind dann schon nicht mehr militärischer Art.

Einen Konflikt, wie Luttwak es fordert, sich ausbrennen zu lassen, bedeutet letztlich nichts anderes, als dem Morden und Sterben in einem fremden Land tatenlos zuzusehen. Hinter der Formulierung, dass der Konflikt ende, sobald »eine Seite besiegt oder beide Seiten ermüdet seien«, verbirgt sich ein schreckliches Schicksal für diejenigen, die nur allzu oft die Opfer der kämpfenden Parteien werden – die schutzlosen Zivilisten. In den ›Neuen Kriegen‹[7] der neunziger Jahre war es aber gerade die Zivilbevölkerung, die rücksichtslos von *Warlords* und ihren Banden ausgeplündert und ermordet wurde.

Ein weiteres, häufig zu findendes Argument gegen humanitäre Interventionen besagt, dass ein öffentliches Bekenntnis der Staatengemeinschaft zum – wenn nötig – bewaffneten Menschenrechtsschutz zum Anreiz für viele unzufriedene Gruppierungen würde, um sich gewaltsam gegen bestehende Verhältnisse aufzulehnen. Erst jüngst führte der amerikanische Politologe Alan J. Kuperman diese Überlegung an, um humanitäre Interventionen als gefährlich für die internationale Ordnung zu kritisieren.[8] Das Problem dieses Arguments ist jedoch, dass es keinerlei Hinweis darauf gibt, dass rebellieren-

---

5   Wainwright (2003).
6   Luttwak (1999).
7   Kaldor (1999).
8   Kuperman (2008).

de Gruppierungen nur deshalb zu den Waffen greifen, weil sie sich internationale Unterstützung erhoffen. Zum einen wäre es äußerst riskant, sich darauf zu verlassen, dass die Staatengemeinschaft wirklich eingreift, was nämlich meistens nicht geschieht. Zum anderen zeigen Studien darüber, warum Menschen aufbegehren, dass es dort zu Aufständen kommt, wo es tatsächliche unübersehbare Missstände gibt, oder wo die Staatsmacht so schwach ist, dass Glücksritter gewaltsam nach der Macht greifen können. Nicht die Aussicht auf humanitäre Interventionen führt zu Sezessionsbestrebungen oder Rebellionen, sondern die unhaltbaren Zustände in den entsprechenden Ländern.[9]

Ein interessantes Argument ist der Verweis auf Prävention als bessere Alternative zur Intervention. Vertreter dieser Ansicht postulieren, dass es verkehrt sei, humanitäre Interventionen in den Mittelpunkt der Debatte um den Menschenrechtsschutz zu stellen. Vielmehr solle an einem System der Konfliktprävention gearbeitet werden. Wenn Konflikte frühzeitig erkannt würden und zeitig einer Eskalation entgegen gewirkt würde, dann entfiele die Notwendigkeit eines militärischen Eingreifens. Mehr noch, durch die Verhinderung eines Konfliktes komme es erst gar nicht zu den Gräueln, die den Anstoß zum Eingreifen liefern würden. Ein System der Prävention sei somit in vielerlei Hinsicht der Einführung einer Schutzverpflichtung vorzuziehen.

Es bedarf keiner weiteren Ausführungen, dass die Befürworter einer Konfliktprävention vollkommen zu Recht darauf hinweisen, dass Vorbeugen in jedem Fall besser ist, als später Militär entsenden zu müssen. Die Vorteile der Prävention sind so offensichtlich, dass sich unmittelbar die Frage stellt, warum es noch kein wirksames System der Konfliktprävention gibt.

An dieser Stelle deutet sich ein grundsätzliches Problem der Einrichtung eines zuverlässigen Systems der Konfliktprävention an: Für eine einzelne Regierung ist es nicht interessant, in die Prävention in einem fernen Land zu investieren. Ein kurzes Gedankenspiel verdeutlicht warum: Nehmen wir an, eine nationale Regierung entschlösse sich, schon frühzeitig ein politisches instabiles Land durch gezielte Präventionsmaßnahmen vor dem Zusammenbruch der öffentlichen Ordnung zu bewahren. Eine erfolgreiche Prävention in dem fremden Land aber würde dazu führen, dass dort gar nicht erst ein bewaffneter Konflikt ausbräche, was die Kritik nach sich zöge, warum Geld in einem fremden Land ausgegeben und nicht für die Lösung heimischer Probleme verwendet wurde. Versagen die präventiven Maßnahmen jedoch, steht die Regierung noch schlechter da. In diesem Fall würde ihr vorgeworfen,

---

9   Über die Ursachen von Rebellionen wurde und wird in der Forschung diskutiert. Ted R. Gurr (1970, 1993) stellte die These auf, dass ›relative Deprivation‹ Bürgerkriege hervorrufe. Kritisch dazu Lindstrom und Moore (1995). Paul Collier und Anke Hoeffler (2004) hingegen sehen den Grund in der Gier der Anführer von Rebellenbewegungen.

Ressourcen völlig sinnlos vergeudet zu haben. In beiden Fällen können die Regierenden keinen nachweisbaren Erfolg vorweisen. Gelingt die Prävention, so kommt der Verdacht auf, dass sie unnötig war; misslingt sie, war sie falsch angewendet. Dies ist keine attraktive Aussicht für jemanden, der wiedergewählt werden will.

Auf der internationalen Ebene ergibt sich bei der Einrichtung eines Systems der Prävention ein so genanntes Allokationsproblem. Es wäre nämlich zu klären, wer für Prävention wie viel zahlen und wie viele Mittel bereitstellen soll. Zudem stehen die Entscheidungsträger vor einem Zuteilungsproblem: Welche Regionen oder Länder sollen vorrangig Mittel zur Prävention erhalten? Die reicheren Staaten würden natürlich für ein regional verteiltes System der Prävention votieren. Das aber würde bedeuten, dass beispielsweise in Europa erhebliche Mittel für Prävention vorhanden wären, wo sie derzeit zum Glück nicht benötigt werden, wohingegen in Afrika nur geringe Mittel zur Verfügung ständen, obwohl dort großer Bedarf besteht.

Das größte Problem ergibt sich jedoch daraus, dass die Verhinderung vieler Konflikte wahrscheinlich eine tief greifende Intervention in die inneren Verhältnisse eines Landes erfordert. Haiti zum Beispiel ist ein Staat, der aufgrund seiner wirtschaftlichen Schwäche und der Misswirtschaft herrschender Eliten seit seiner Gründung von einer Vielzahl von Krisen erschüttert wurde. Um Haiti grundlegend zu stabilisieren und weitere bewaffnete Konflikte zu vermeiden, wären erhebliche Geldmittel nötig. Es ist aber fraglich, ob es ausreicht, diese Geldmittel einfach der jetzigen Regierung zur Verfügung zu stellen. Selbst in der Verwendung gebundene Entwicklungshilfe erbringt häufig nicht die gewünschten nachhaltigen Ergebnisse, was die kritischen Berichte über negative Folgen gewisser Formen der Entwicklungshilfe belegen.[10] Gerade in Fällen wie Haiti erscheint es notwendig, die politischen Strukturen selbst umzukrempeln. Noch deutlicher wird dies in Ländern, in denen die Regierung durch Autokraten oder anti-demokratische Cliquen ausgeübt wird. Die Verhinderung interner Konflikte in Ländern wie Myanmar und Zimbabwe kann wahrscheinlich nur gelingen, wenn die derzeitigen Herrscher zum Abtreten gezwungen werden. Läuft dies aber nicht gerade auf jene Form von erzwungener Demokratisierung hinaus, die Interventionsgegner tunlichst vermieden wissen wollen? Es ergibt sich folglich das Dilemma, dass Prävention in vielen Fällen nur in Form eines erzwungenen *regime change*, wie ihn die Bush-Doktrin nahe legt, eine Chance hat.[11]

Diese Argumente sollten nicht dahingehend missverstanden werden, dass Prävention eine schlechte Idee sei. Es liegt auf der Hand, dass es im höchsten Grade wünschenswert ist, wenn die internationale Staatengemeinschaft frühzeitig auf sich abzeichnende Krisen reagierte. Zu bedenken ist

---

10   Maren (1997), Easterly (2006).
11   Janssen (2008b).

jedoch, dass Prävention ebenfalls eine Form von Einmischung ist und dass gezeigt werden muss, wie realistischerweise die Staaten zur Kooperation im Bereich der Prävention bewegt werden können. Hier stellt die Einführung der Schutzverpflichtung eine Möglichkeit dar, um die Motivation für die Errichtung eines wirksamen Systems der Vorbeugung zu erhöhen. Wenn nämlich fest steht, dass die Konsequenzen eines internen Konfliktes auf die Staatengemeinschaft zurückfallen, wird sich die Bereitschaft, schon im Vorfeld tätig zu werden, erhöhen.

Ein weiterer Einwand gegen humanitäre Interventionen ist das pazifistische Argument, das besagt, dass mit Waffen kein Friede geschaffen werden könne. Als Slogan formuliert, lässt sich dieses Argument recht leicht entkräften. Humanitäre Interventionen können vielleicht nicht den vollkommenen Frieden herbeiführen, aber das ist auch nicht ihr Zweck. Sie dienen vielmehr dazu, jene Form von öffentlicher Ruhe herzustellen, die nötig ist, um die Arbeit an einem gerechten Frieden erst zu ermöglichen. Dialog, Verständigung und Wiederaufbau sind schließlich nur möglich, wenn nicht mehr geschossen oder gemordet wird.

Tatsächlich ist das pazifistische Argument aber nicht so simpel gestrickt. Der ernsthafte Einwand, der dieses Argument stärkt, besteht in der Frage, ob es gerechtfertigt sein kann, selbst zu töten, um andere am Töten zu hindern. Betrachtet man das Tötungsverbot als ein absolutes moralisches Gebot, dann ist leicht ersichtlich, dass militärische Einsätze auch zum Zweck des Menschenrechtsschutzes moralisch verboten sind. Wenn es von der Regel »Du sollst nicht töten!« keine Ausnahme gibt, kann ein Militäreinsatz, bei dem Tötungen nahezu unvermeidbar sind, nicht gerechtfertigt sein. Die Frage ist somit, ob das Tötungsverbot ein absolutes moralisches Gebot oder ob es ein *prima-facie*-Prinzip ist. Wird das Tötungsverbot zum absoluten Gebot erhoben, fallen konsequenzialistische Überlegungen weg, was wiederum schwerwiegende Folgen hat. Es ist dann unter keinen Umständen erlaubt zu töten. Selbstverteidigung und Nothilfe können dann nur noch in gewaltloser Form erfolgen. Betrachtet man die bedauerlicherweise nicht gerade wenigen politischen Gräueltaten des 20. Jahrhunderts, so verdammt eine Verabsolutierung des Tötungsgebots die Opfer zum passiven Widerstand. Es besteht aber kein Zweifel, dass eine Strategie des passiven, gewaltlosen Widerstands den Tutsi in Ruanda 1994 nicht geholfen hätte. Das Morden in Ruanda ist nur ein Beispiel dafür, dass gewaltlose Aktionen in manchen Situationen keinen Erfolg versprechen. In der Abwägung der Menschenleben aber, die durch einen Militäreinsatz hätten gerettet werden können, gegenüber der Verabsolutierung des Tötungsverbots, erscheint es schlichtweg monströs anzunehmen, dass es gerechter sei, auf die Tötung von wenigen Übeltätern zu verzichten, damit aber die Ermordung einer Million Menschen hinzunehmen. Eine moralische Abwägung sollte folglich immer auch zu einem gewissen Grade die Konsequenzen unseres Tuns und unseres Unterlassens mit einbe-

ziehen. Ansonsten besteht die Gefahr, dass Moral zu einem Regelabsolutis-
mus wird, dem die meisten Menschen nicht folgen können und nicht folgen
wollen.

Abschließend ist festzustellen, dass der auffälligste Schwachpunkt der
grundsätzlichen Kritik an humanitären Interventionen in dem Fehlen einer
Alternative besteht. Was ist zu tun, wenn es zu schockierenden Menschenrechtsverletzungen in einem Land kommt und wenn eine rechtzeitige Prävention versäumt wurde? Sind wir dann wirklich dazu verurteilt, tatenlos Verstümmelungen oder Ermordungen hinzunehmen?

3.   Der ›moralische Exzeptionalismus‹: Eine Lösung des Dilemmas?

Gegen Ende der neunziger Jahre des 20. Jahrhunderts bildete sich allmählich
ein Konsens darüber, dass der UN-Sicherheitsrat berechtigt sei, auch Eingriffe in die internen Angelegenheiten von Staaten zu autorisieren, wenn es zu
schwerwiegenden und systematischen Verletzungen der grundlegenden Menschenrechte komme. Der Sicherheitsrat hatte humanitäre Interventionen mit
der Begründung unterstützt, dass die katastrophalen Zustände in bestimmten
Ländern eine Bedrohung des internationalen Friedens darstellten und deshalb
Maßnahmen gemäß Kapitel VII der Charta rechtfertigten. Diese Interpretation der UN-Charta durch den Sicherheitsrat wurde von den Mitgliedstaaten
der Vereinten Nationen nicht in Frage gestellt. Militärisches Eingreifen in die
Unruhen in Somalia und Sierra Leone erfolgte somit unter einem UN-
Mandat.

Als im Jahr 1999 alle Versuche der internationalen Staatengemeinschaft
gescheitert waren, die Lage in der serbischen Provinz Kosovo zu beruhigen,
sahen sich die Politiker und Diplomaten der westlichen Staaten jedoch vor
ein neues Dilemma gestellt: Einerseits erschien ein militärisches Eingreifen
dringend geboten, um ethnische Säuberungen zu verhindern. Andererseits
war bekannt, dass Russland und China einen UN-Einsatz durch ihr Veto im
Sicherheitsrat blockieren würden. Die zuständigen Minister der NATO-
Staaten entschlossen sich schließlich, ohne eine völkerrechtliche Autorisierung durch die Vereinten Nationen einzugreifen.

Begründet wurde die humanitäre Intervention mit der Erklärung, dass es
derart schreckliche Situationen gebe, dass ein Eingreifen auch ohne das völkerrechtlich vorgeschriebene Mandat des UN-Sicherheitsrates gerechtfertigt
sein könne. Moralische Erwägungen übertrumpften in solchen Fällen rechtliche Beschränkungen. Dadurch entstehe aber kein Präzedenzfall, denn das
strikte völkerrechtliche Interventionsverbot gelte weiterhin für den Regel-

fall.[12] Die Vertreter dieser Form des ›moralischen Exzeptionalismus‹ versuchen, einen Kompromiss zwischen Legalität und Legitimität herzustellen.

Bruno Simma erklärt, dass in solchen Sonderfällen die Regel *hard cases make bad law* gelte:

> »Es gibt ›schwierige Fälle‹ voll fürchterlicher Dilemmata, in denen dringende politische und moralische Erwägungen keine andere Wahl lassen, als außerhalb des Rechts zu agieren.«[13]

Humanitäre Interventionen sind nach Simma somit als extreme Ausnahmesituationen anzusehen. Gesetze aber seien für den Regelfall formuliert und regulierten alltägliche Vorkommnisse. Simma fordert deshalb, kein Recht auf humanitäre Intervention in das Völkerrecht aufzunehmen, da auch er eine inhärente Missbrauchsgefahr sieht.

Der amerikanische Völkerrechtler Thomas Franck hat diese Position auf den Punkt gebracht, indem er forderte, dass man sich nichts vormachen und stattdessen das Völkerrecht unter Berufung auf die außerordentliche Notlage offen brechen solle: *»Don't fake it, break it«*.[14] In einem Aufsatz, mit dem gleichen Titel, gibt er zu bedenken, dass die NATO-Luftangriffe gegen Serbien im Jahr 1999 nicht das erste Beispiel dafür gewesen seien, dass unter besonderen Umständen ein Handeln jenseits des Rechts nötig sei, um ein schwerwiegendes Unrecht abzuwenden.[15] Wie Simma ist Franck ausdrücklich dagegen, aus der moralischen Legitimierung der Intervention im Kosovo den Schluss zu ziehen, dass das Völkerrecht reformiert werden müsse. Für Franck sind Rechtsnormen vergleichbar mit Faustregeln, deren Befolgung im Allgemeinen nützlich und richtig ist, die aber nicht auf jede Ausnahmesituationen zutreffen müssen.

Auch bei Politikern fand der moralische Exzeptionalismus aus nahe liegenden Gründen Befürworter. Eignet er sich doch hervorragend dazu, einerseits diejenigen Regierungen zu beschwichtigen, die aufgrund historischer Erfahrungen militärischen Interventionen kritisch gegenüber stehen, bietet aber andererseits die Möglichkeit, einen Einsatz vor der Öffentlichkeit zu rechtfertigen. Zudem eröffnet der moralische Exzeptionalismus den Entscheidungsträgern einen denkbar weiten Handlungsspielraum, denn sie bleiben diejenigen, die beurteilen, ob ein Ausnahmefall vorliegt oder nicht. Es kann folglich interveniert werden, ohne dass eine generelle moralische Pflicht zur Intervention anerkannt würde.

Der deutsche Außenminister Klaus Kinkel betonte dementsprechend, dass die deutsche Beteiligung an einer Intervention keinen Präzedenzfall

---

12   Schilling (1997), Neuhold (2000), Rudolf (2001), S. 25, Linter (2005), Chesterman (2003).

13   Simma (1999), S. 1.

14   Franck (1999).

15   Franck/Rodley (1973).

konstituieren würde.[16] Sein Nachfolger, Joschka Fischer bestätigte diese Ansicht auch als Position der neuen Bundesregierung:

>»Der nur in dieser besonderen Lage gerechtfertigte Schritt darf jedoch nicht zu
einem Präzedenzfall für die Aufweichung des Monopols des VN-Sicherheitsrats
zur Autorisierung von legaler internationaler Gewaltanwendung [...] werden.
Dies würde Willkür und Anarchie Tür und Tor öffnen.«[17]

Im Gegensatz zu den Gegnern der humanitären Intervention halten moralische Exzeptionalisten folglich ein militärisches Eingreifen selbst ohne UN-Autorisierung in seltenen Einzelfällen für ein zulässiges Mittel.

Der moralische Exzeptionalismus muss letztlich jedoch als inkonsistent angesehen werden. Seine Unhaltbarkeit ergibt sich daraus, dass moralische Urteile und Entscheidungen dem Anspruch der Universalisierbarkeit genügen müssen. Moralische Beurteilungen vorzunehmen, bedeutet, in Übereinstimmung mit moralischen Normen zu handeln, deren Anwendung in konkreten Situationen keine Frage der subjektiven Willkür sein darf, sondern an das Vorliegen bestimmter objektiver Situationsmerkmale geknüpft ist. Normen sind universelle Handlungsvorschriften, und eine Norm in einer bestimmten Situation zur Anwendung zu bringen, verpflichtet den Handelnden, sie auch für alle vergleichbaren Situationen als Verhaltensstandard zu akzeptieren, gemäß dem Grundsatz: Gleiches muss gleich behandelt werden.

Auf den moralischen Exzeptionalismus bezogen bedeutet dies, dass die Akzeptanz der Intervention im Kosovo dazu führt, dass ein Eingreifen in allen anderen hinreichend ähnlichen Fällen ebenfalls als richtig betrachtet werden muss. Auch der Versuch der moralischen Exzeptionalisten, das völkerrechtliche Interventionsverbot in seiner jetzigen Form bewahren zu können, erweist sich als fehlgeleitet. Letztlich konstituiert der Exzeptionalismus eben doch ein ›Recht‹ zur Intervention ohne ein Mandat des Sicherheitsrats – und zwar ein *moralisches* Recht. Wenn bestimmte Bedingungen erfüllt sind, dann wird eine humanitäre Intervention auch ohne Autorisierung des Sicherheitsrates als zulässig erachtet. Weil die moralischen Exzeptionalisten aber keine Verrechtlichung wollen, erlauben sie moralischen Überlegungen internationales Recht zu übertrumpfen. Moralische Normen aber sind keine positiven Satzungen und sind daher auch nicht in verbindlicher Weise kodifiziert. Vielmehr spielt nun nicht mehr die Interpretation von Rechtsnormen eine Rolle, sondern die Befragung des eigenen Gewissens. Das internationale Recht aber verliert seine Vertrauen stiftende und damit Frieden bewahrende Funktion, wenn es auf diese Weise ausgehebelt werden kann.[18] Statt folglich das Recht zu stützen, untergräbt der moralische Exzeptionalismus das Völkerrecht an einer entscheidenden Stelle. Die Legitimität, die Menschen einem

---

16   Kinkel (1998).
17   Fischer (1999).
18   Österdahl (2005).

186

Rechtssystem beimessen, richtet sich nämlich zu einem erheblichen Maß danach, ob die rechtlichen Regeln auch als gerecht angesehen werden. Ein Rechtssystem, das aber die Rettung von Menschen nur im Zuge eines Rechtsbruchs ermöglicht, steht in der Gefahr, seine Legitimität in den Augen der Menschen zu verlieren.

4.   Die Schutzverpflichtung: Nur der halbe Weg

Neben dem moralischen Exzeptionalismus entwickelte sich ein zweiter Lösungsvorschlag für das Problem der humanitären Intervention. Die Debatte um Legalität versus Legitimität erhielt Mitte der neunziger Jahre eine wichtige Anregung, als die *Brookings Institution* eine Anthologie zum Konfliktmanagement in Afrika veröffentlichte.[19] Die Autoren erklärten, dass das Prinzip staatlicher Souveränität erweitert werden müsse, um eine Fürsorgepflicht der Regierung für ihre eigenen Bürger. Auf Souveränität als Schutz gegen Intervention solle sich nur berufen können, wer ein Mindestmaß an Menschenrechtsschutz für die Einwohner seines Landes gewährleiste.

UN-Generalsekretär Kofi Annan griff diese Interpretation der Souveränität auf:

>»Staatliche Souveränität, im grundlegenden Sinn, ist im Begriff umdefiniert zu werden – nicht zuletzt durch die Kräfte der Globalisierung und der internationalen Kooperation. Staaten werden nun weithin als Instrumente im Dienste ihrer Bürger angesehen. […] Zugleich wird die individuelle Souveränität erweitert [...] durch ein erneutes und sich ausbreitendes Bewusstsein individueller Rechte. Wenn wir die Charta heute lesen, sind wir uns mehr denn je bewusst, dass es ihr Ziel ist, einzelne Menschen zu schützen, nicht aber jene, die sie misshandeln.«[20]

Allerdings erinnerte er auch daran, dass die Mitgliedsstaaten nach wie vor von der UN erwarteten, einerseits das Interventionsverbot aufrecht zu erhalten, andererseits aber für einen effektiven Schutz der Menschenrechte zu sorgen. Wie sollte die UN diesen Zwiespalt überwinden?

Im September 2000 reagierte die kanadische Regierung auf die Frage Annans. Sie berief eine Expertenkommission ein – die *International Commission on Intervention and State Sovereignty* (ICISS). Ein Jahr später veröffentlichte die Kommission ihren Bericht »*The Responsibility to Protect*«. Der Kerngedanke des Berichts besteht in der Erweiterung des Konzepts der Souveränität durch das Prinzip der ›Verpflichtung, zu schützen‹:

>»Erstens bedeutet sie [die Schutzverpflichtung, DJ], dass die staatlichen Autoritäten für die Sicherheit, das Leben und die Förderung der Wohlfahrt aller Bürger verantwortlich sind. Zweitens, dass sie gegenüber ihren eigenen Bürgern und gegenüber der internationalen Gemeinschaft in Form der Vereinten Natio-

---

19   Deng et al. (1996).
20   Annan (1999).

nen rechenschaftspflichtig sind. Drittens schließlich bedeutet *responsibility to protect*, dass die Vertreter eines Staates für ihr Handeln zur Verantwortung gezogen werden können.«[21]

Um die Umsetzung der ›Schutzverpflichtung‹ zu gewährleisten, spricht die Kommission Empfehlungen an die UN-Vollversammlung, den Sicherheitsrat und den Generalsekretär aus. Die Vollversammlung solle das Prinzip der ›Verpflichtung, zu schützen‹ bestätigen und sich zur Verantwortung der internationalen Staatengemeinschaft bekennen, Konflikte präventiv zu verhindern, auf Konflikte zu reagieren und beim Wiederaufbau zerstörter Regionen zu helfen. Darüber hinaus solle sie ein Schwellenkriterium dafür festlegen, wann interveniert werden müsse und welche Vorsichtsmaßnahmen zu beachten seien, um Missbrauch zu vermeiden. Der UN-Sicherheitsrat solle Prinzipien für militärische Interventionen entwickeln, die als Grundlage für zukünftiges humanitäres Eingreifen dienen sollen. Zudem sollen sich die permanenten Mitglieder des Sicherheitsrates verpflichten, auf ihr Vetorecht zu verzichten, wenn Entscheidungen über Interventionen zur Verhinderung schwerer Menschenrechtsverletzungen anstehen. Der Generalsekretär wird von der Kommission angehalten, zusammen mit dem Sicherheitsrat und der UN-Vollversammlung die konkrete Umsetzung der Empfehlungen voranzutreiben.

Der Bericht wurde durch viele Kommentatoren positiv aufgenommen. Es gab jedoch auch kritische Stimmen. Adam Roberts bemängelt, dass das Hauptaugenmerk auf rechtliche Probleme gelenkt worden sei, obwohl das eigentliche Problem der mangelnde Wille der Staatengemeinschaft sei, gerade dort effektiv und konsequent einzugreifen, wo keine Eigeninteressen berührt würden.[22] David Chandler kritisiert, dass das Prinzip der ›Verpflichtung zu schützen‹ wohl geeignet sein möge, schwache Staaten zu einem gewissen Grade zur Einhaltung der Menschenrechte zu zwingen.[23] Es sei aber gänzlich unklar, wie die großen Mächte zur Achtung dieses Prinzips veranlasst werden sollten. Selbst der UN-Spitzendiplomat Lakhdar Brahimi, Autor des Brahimi-Berichts über Friedenssicherungsmissionen, äußerte sich 2006 in einem Interview mit der Frankfurter Allgemeinen Zeitung skeptisch:

> »›Schutzverantwortung‹ klingt hübsch, hat aber mit der Wirklichkeit nichts zu tun. Wenn man daran glaubt, müsste man sofort nach Somalia gehen. Dort haben die Menschen seit langem Schutz bitter nötig.«[24]

Trotz der ungelösten Probleme, die der ICISS-Bericht enthält, griffen die Autoren des UN-Reports »*A More Secure World: Our Shared Responsibility*« von 2004 das Konzept der ›Schutzverpflichtung‹ auf. Die UN-Bericht-

---

21 ICISS (2001), S. 13.
22 Roberts (2002).
23 Chandler (2004).
24 FAZ (2006), S. 6.

188

erstatter empfehlen, das System der kollektiven Sicherheit um den Aspekt der Schutzverantwortung zu erweitern. Konkret forderten die Autoren des Berichts die Umsetzung der Sicherheitsratsresolution 1265 (Paragraph 10) aus dem Jahr 1999. In ihr bekundet der Sicherheitsrat angesichts der Tatsache, dass zunehmend Zivilisten die Opfer von staatsinternen Konflikten werden, seine Bereitschaft auf derartige Situationen mit den ihm zur Verfügung stehenden Mitteln zu reagieren.

Diese Entwicklung hin zu einem ›Interventionsrecht‹ in Fällen schwerer Menschenrechtsverletzungen wurde im September 2005 von der UN-Vollversammlung bestätigt. In einer Resolution zum Abschluss des Weltgipfels erklärten die Mitgliedsstaaten der UN, dass Zivilisten in Zukunft durch Maßnahmen des Sicherheitsrates gegen Genozid, Kriegsverbrechen, ethnische Säuberungen und Verbrechen gegen die Menschlichkeit geschützt werden sollen.[25]

Dieses Bekenntnis zur ›Schutzverpflichtung‹ stellt einen ernormen Schritt im Bereich des Menschenrechtsschutzes dar. Allerdings ist es nicht als Endpunkt einer Entwicklung zu einer effektiven Garantie der *human security* anzusehen, denn dafür bleiben nach wie vor viele Probleme ungelöst und wichtige Fragen offen. Letztlich bestätigen die Resolutionen eine Entwicklung, die sich faktisch schon vollzogen hatte. Der UN-Sicherheitsrat hatte seit dem Ende des Kalten Krieges wiederholt Interventionen mit humanitärem Charakter autorisiert – in einigen Fällen sogar nachträglich.

Allerdings wurde der Menschenrechtsschutz nicht institutionell verankert. Sämtliche Resolutionen verweisen für die Autorisierung einer Intervention an den UN-Sicherheitsrat. Der Sicherheitsrat reagiert jedoch keineswegs zuverlässig und effizient auf jede humanitäre Krise. Ruanda mag als ein extremes Beispiel dienen. Aber auch in anderen Fällen wurde spät (Liberia, Sierra Leone) oder gar nicht reagiert (Myanmar, Tschetschenien, Kurdistan). Selbst die Forderung nach einem Verzicht auf die Vetobefugnis in besonders schweren Fällen der Menschenrechtsverletzungen war den fünf permanenten Mitgliedern des Sicherheitsrates nicht abzuringen. So musste eine entsprechende Passage aus der Vollversammlungsresolution 60/1 auf ihren Druck hin wieder gestrichen werden.[26]

Wenn der Sicherheitsrat nicht zuverlässig Maßnahmen gegen Menschenrechtsverletzungen autorisiert, so ist zu fragen, was im Fall einer Blockade oder des mangelnden Willens des Sicherheitsrates zu unternehmen ist. Die ICISS unterbreitet in der Diskussion der legitimen Autorität verschiedene Lösungsvorschläge. Unter anderem könnten die Vollversammlung oder regionale Bündnisse die Autorität zu intervenieren für sich beanspruchen. Wie

---

25   United Nations A/Res/60/1, Paragraph 139 (2005).
26   Abbott (2005), S. 14.

eine solche Regelung in das Völkerrecht aufgenommen werden könnte und ob das überhaupt gewünscht ist, lässt der Bericht jedoch offen.

Ein weiteres Problem ergibt sich daraus, dass die Vereinten Nationen über keine ausführenden Organe für eine humanitäre Intervention verfügen. Der Sicherheitsrat kann ein Eingreifen zwar autorisieren, aber ob sich Mitgliedsstaaten finden, die bereit sind, Personal, Mittel und Material zu stellen, ist dann immer noch fraglich.

Die derzeitige Völkerrechtsordnung ist im Bereich des robusten Menschenrechtsschutzes folglich nur unzulänglich ausgeprägt. Wenn der UN-Sicherheitsrat eine humanitäre Intervention autorisiert und sich Staaten finden, die über die erforderlichen Ressourcen und den notwendigen Willen einzugreifen verfügen, dann scheint nach den jüngsten Entwicklungen kaum noch jemand die Legalität eines solchen Eingreifens anzuzweifeln. Wenn der Sicherheitsrat aber durch ein selbst offenkundig eigennütziges Veto blockiert ist oder keine Bereitschaft einzugreifen besteht, dann ist ungeklärt, was zu geschehen hat. Das Konzept der Schutzverpflichtung bleibt somit auf halbem Wege stehen.

6. Eine Implementierung des Rechts auf ›human security‹

Wie gezeigt wurde, besteht die ernsthafte Gefahr, dass in näherer Zukunft wieder bewaffnete Konflikte ausbrechen, in denen es zum Zusammenbruch staatlicher Ordnung und zu schwerwiegenden Übergriffen auf die Zivilbevölkerung kommen wird. Die nur formale Anerkennung einer Schutzverpflichtung sowie der moralische Exzeptionalismus als ›Lösung‹ des Problems unilateraler Interventionen überzeugen nicht. Was aber kann getan werden, um das UN-System geeigneter für die tatsächliche Erfüllung der Schutzverpflichtung zu machen?

Eine wichtige Vorbedingung besteht darin, überhaupt ein Bewusstsein dafür zu schaffen, dass die Schutzverpflichtung nicht lediglich Rhetorik bleiben darf, sondern dass eklatante und systematische Verstöße gegen die grundlegenden Menschenrechte international bekämpft werden müssen. Eklatante Misswirtschaft, die zu Hungerkatastrophen führt, gewaltsame Repression, systematisches Morden, Vertreibungen oder Verschleppungen von Menschen dürfen nicht länger als innenpolitisches Problem des jeweiligen Landes angesehen werden – jedenfalls dann nicht, wenn die Staatsmacht nicht gewillt oder nicht in der Lage ist, derartige Verbrechen zu verhindern.

Ein erster Schritt im Wandel des Verständnisses der souveränen Rechte eines Staates ist durch die Anerkennung der Schutzverpflichtung durch die UN-Vollversammlung geleistet worden. Jetzt muss in einem weiteren Schritt sichergestellt werden, dass die Schutzverpflichtung auch durch ihre konsequente Anwendung politisch umgesetzt wird.

Zudem sollte das internationale Recht zukünftig nicht nur der Verhinderung zwischenstaatlicher Kriege dienen, sondern ebenso dazu, das grundlegende Recht auf Leben und die *human security* zu schützen. Deshalb ist es notwendig, das Instrument der humanitären Intervention rechtlich zu reglementieren. Durch eine Verrechtlichung werden die Chancen erhöht, dass in Fällen schwerster Menschenrechtsverletzungen tatsächlich interveniert wird sowie dass Regeln definiert werden, die einen Missbrauch erschweren. Der Preis dafür ist zugegebenermaßen eine Auflockerung des Interventionsverbots. Es muss in diesem Zusammenhang jedoch gefragt werden, ob das Interventionsverbot überhaupt die friedensstiftende Wirkung hatte, die ihm wie selbstverständlich zugeschrieben wird.

Die rechtliche Kodifikation der humanitären Intervention würde Klarheit gleich in mehreren Streitfragen schaffen: Es würde ein Zeichen dafür gesetzt, dass die Schutzverpflichtung ernst genommen wird. Zugleich würden Einsätze im Zuge der Schutzverpflichtung die notwendige rechtliche Absicherung und Eingrenzung erhalten. Die rechtliche Festschreibung müsste Antworten auf die Frage der Autorisierung liefern. Es würden darüber hinaus die notwendigen Prozesse eingeleitet, um eine Implementierung der Schutzverpflichtung sicherzustellen. Die Verrechtlichung wäre die Voraussetzung dafür, dass die Staatengemeinschaft Projekte, wie den Aufbau eines Systems der Prävention und die Schaffung schneller Reaktionsstreitkräfte ernsthaft angeht. Schließlich aber würde eine Klärung der Rechtsverhältnisse auf jene Regierungen Druck ausüben, die sich unter dem Deckmantel einer vorgeblichen Politik der Nichteinmischung blind gegenüber den Vergehen eines Regimes stellen.

Neben der Schaffung eines solchen Bewusstseins und der Kodifikation der Schutzverpflichtung muss eine Implementierung des Menschenrechtsschutzes erfolgen. An dieser Stelle ist die Versuchung groß, eine lange Wunschliste als essenziell erachteter Reformen des internationalen Systems aufzustellen, ohne auf das politisch Durchsetzbare und faktisch Machbare Rücksicht zu nehmen. Dies führt schlussendlich jedoch nur zu Frustrationen und dem Vorwurf der Schwärmerei. Bereits die beiden hier angeführten Schritte werden wohl nicht ohne erheblichen Widerstand einzelner Staaten umzusetzen sein. Regierungen, die selbst Menschenrechtsverletzungen zu verschulden haben, sträuben sich naturgemäß gegen eine in ihren Augen ›zu enge‹ Auslegung der Schutzverpflichtung. Regierungen wohlhabender Nationen sind wiederum abgeneigt, einer Verrechtlichung der Schutzverpflichtung zuzustimmen, weil ihnen das die Hände binden und sie zur Reaktion auf Krisen und Konflikte zwingen würde. Deshalb erscheint es sinnvoll, an dieser Stelle lediglich auf einige wenige Veränderungen zu verweisen, die jedoch bereits weit reichende Auswirkungen auf eine Verbesserung des Menschenrechtsschutzes hätten.

Ein bedeutender Fortschritt wäre die Einrichtung eines UN-Frühwarnsystems, das rechtzeitig vor der Eskalation von lokalen Konflikten warnen könnte. Die praktische Umsetzung eines solchen Frühwarnsystems erscheint wenig problematisch. Schon jetzt verfügt die UNO über Unterorganisationen, die zuverlässig und zeitnah Informationen sammeln und verbreiten (z. B. *ReliefWeb*). Auch verdeutlicht die Arbeit von Nichtregierungsorganisationen wie *Human Rights Watch* und *International Crisis Group*, dass die Beschaffung wichtiger Informationen über ein Konfliktgebiet in kurzer Zeit möglich ist. Allerdings reicht es nicht, über ein Frühwarnsystem zu verfügen, wenn die Warnungen, die ausgesprochen werden, in politischen oder bürokratischen Prozessen untergehen. Damit ein Frühwarnsystem effektiv funktionieren kann, muss sichergestellt sein, dass die Mitarbeiter nicht dem Druck unterliegen, ihre Ergebnisse nach den Interessen mächtiger Staaten auszurichten. Des Weiteren muss gewährleistet sein, dass die Warnungen, die das Frühwarnsystem veröffentlicht, die Institutionen der UN veranlassen, darauf zu reagieren. Diese Anforderung enthält gleich zwei Komponenten. Zum einen sollten die Kriseninformationen des Frühwarnsystems – sofern praktikabel – öffentlich zugänglich sein, zum anderen sollten sie eine Beratungsverpflichtung seitens des UN-Sicherheitsrates konstituieren. Die Veröffentlichung der Krisenberichte soll dazu beitragen, dass die Beratungen nicht vollständig hinter verschlossenen Türen stattfinden. Genauso wichtig ist aber auch, dass überhaupt Beratungen anberaumt werden.

An dieser Stelle kann kein Automatismus eingefordert werden, der vorsehen würde, dass in jedem Fall, der eine humanitäre Intervention zu rechtfertigen scheint, der Sicherheitsrat eine Intervention autorisieren muss. Die Entscheidung über eine militärische Intervention ist äußerst komplex, und dem Sicherheitsrat muss eine gewisse Flexibilität eingeräumt werden, um auf sich unterschiedlich gestaltende Situationen angemessen zu reagieren. Allerdings ist es begrüßenswert, wenn der Sicherheitsrat angehalten wird, seine Entscheidung öffentlich zu rechtfertigen. Ein rein eigennütziges und unverantwortliches Abstimmungsverhalten würde dadurch die Missbilligung der Weltöffentlichkeit finden und wäre schwieriger aufrecht zu erhalten.

Ein gewichtiges Problem entsteht, wenn der Sicherheitsrat sich trotz öffentlicher Beratung als blockiert erweist und wenn die Blockade deutlich auf eigennützigen Motiven eines oder mehrerer Mitglieder beruht. In einem solchen Fall sollte es möglich sein, dass nachgeordnete Autoritäten an die Stelle des Sicherheitsrates treten. Hier ist aber zugegebenermaßen der Gefahr entgegenzuwirken, dass es zur wiederholten Selbstautorisierung durch regionale Bündnisse, mächtige Staaten oder ›Koalitionen der Willigen‹ kommt.

Ein weiterer Schritt muss die Ausbildung von Personal für die besonderen Gegebenheiten humanitärer Interventionen sein. Es ist wichtig, dass sowohl militärisches als auch ziviles Personal auf diese spezielle Form des Einsatzes vorbereitet ist. Das Personal sollte den Umgang mit den Frustrationen, die ein Einsatz in einem Krisengebiet mit sich bringen kann, eingeübt haben. Diese Frustration kann unter anderem entstehen, wenn Soldaten durch die lokale Bevölkerung angefeindet werden, weil diese durch gezielte Fehlinformationen und Lügen bestimmter Konfliktparteien aufgehetzt wurde. In diesen Fällen müssen die Soldaten darin trainiert sein, nicht auf Provokationen einzugehen und zur Deeskalation kritischer Situationen beizutragen.

Für die Ausrüstung des Militärs ist es wünschenswert, wenn Vorkehrungen getroffen werden, die den Soldaten im Krisengebiet möglichst abgestufte Reaktionen auf eine Vielzahl verschiedenartiger Situationen erlauben. Eine Truppe, die nur über schweres militärisches Gerät verfügt, kann auf Provokationen in Form von Steine werfenden Demonstranten kaum angemessen reagieren. Das zeigte sich, als im März 2004 KFOR-Soldaten durch Demonstrationen aufgebrachter Kosovaren bedrängt wurden und nur über Panzer verfügten, deren Einsatz exzessiv gewesen wäre.

Schließlich verweisen viele Kommentatoren zu Recht darauf, dass eine humanitäre Intervention nur der Anfang eines langfristigen Engagements im Wiederaufbau eines durch Konflikte erschütterten Gemeinwesens sein kann. Eine Intervention, die dauerhaft Frieden in einer Region wiederherstellen soll, muss deshalb in eine Phase des Wiederaufbaus übergehen. Eine erfolgreiche Restauration staatlicher Ordnung und wirtschaftlicher Prozesse kann jedoch nur dann erfolgen, wenn umfangreiche Mittel durch die Staatengemeinschaft zur Verfügung gestellt werden. Es wäre daher begrüßenswert, wenn die Nationen der Welt einen Fonds für den Wiederaufbau zur Verfügung stellen würden.

Durch eine derartige Implementierung des Prinzips der *responsibility to protect* ist zu hoffen, dass in Situationen schwerer und systematischer Menschenrechtsverletzungen der leidenden Zivilbevölkerung Hilfe gebracht und Schutz geboten wird. Aber mehr noch, durch die Verankerung der Schutzverpflichtung im internationalen System würde deutlich, dass gewaltsame lokale Konflikte die gesamte Staatengemeinschaft betreffen und dass es einer gemeinsamen Anstrengung bedarf, nicht nur den zwischenstaatlichen Frieden zu wahren, sondern auch zu verhindern, dass es in einzelnen Staaten zur systematischen Verletzung grundlegender Menschenrechte kommt.

Die Anerkennung dieser Verpflichtung wird einen starken Anreiz schaffen, ein wirkungsvolles System der Krisenprävention einzurichten, da die Folgen lokaler Konflikte in *jedem* Fall zur Angelegenheit der Staatengemeinschaft werden. Dieser Zusammenhang wurde deutlich beim Zerfall Jugoslawiens. Die Bereitschaft der europäischen Staaten, präventiv tätig zu werden und entsprechende Mittel zur Verfügung zu stellen, war anfangs gering. Das Ausbrechen bewaffneter Konflikte in Slowenien, Kroatien, Bosnien und im Kosovo konnte nicht verhindert werden. Die Kosten für den Wiederaufbau in den betroffenen Regionen, insbesondere in Bosnien und im Kosovo, sind horrend. Erst als im Jahr 2000 auch in Makedonien ein Bürgerkrieg drohte, griffen die Europäische Union und die Vereinigten Staaten frühzeitig, energisch und mit ausreichenden Ressourcen ein.

Dieses Beispiel zeigt, dass eine Gewährleistung des Schutzes der grundlegenden Menschenrechte durch die internationale Staatengemeinschaft wohl erst dann zu erwarten ist, wenn sich die Erkenntnis durchsetzt, dass es im eigenen Interesse der Staaten ist, Konflikte nicht schwelen zu lassen. Der Schutz der grundlegenden Menschenrechte muss im Bewusstsein der Entscheidungsträger dieselbe Bedeutung einnehmen wie etwa Fragen der Energiesicherheit. Dies kann aber nur erreicht werden, wenn sichergestellt ist, dass die Schutzverpflichtung im internationalen System zuverlässig implementiert ist. Um systematische Menschenrechtsverletzungen verhindern zu können, sollte den Vereinten Nationen die ganze Bandbreite an Mitteln zur Verfügung stehen – und im Notfall eben auch die humanitäre Intervention.

Literatur

Abbott, C. (2005): Rights and responsibilities. Resolving the dilemma of humanitarian Intervention. In: Global Dialogue 7, S. 1–17.

Annan, K. (1999): Two concepts of sovereignty. Economist, 18. September. www.un.org/News/ossg/sg/stories/kaecon.html (Zugriff 18.07.2008).

Chandler, D. (2004): The responsibility to protect? Imposing the ›liberal peace‹. In: International Peacekeeping 11 (1), S. 59–81.

Chesterman, S. (2003): Hard Cases Make Bad Law: Law, Ethics, and Politics in Humanitarian Intervention. In: Lang (2003), S. 46–61.

Chomsky, N. (2000): Der neue militärische Humanismus: Lektionen aus dem Kosovo. Zürich.

Collier, P./Hoeffler A. (2004): Greed and grievance in civil war. In: Oxford Economic Papers 56 (4), S. 563–595.

Dekker, I. F. (2001): Illegality and legitimacy of humanitarian interventions: Synopsis of and comments on a Dutch report. In: Journal of Conflict and Security Law 6 (1), S. 115–126.

Deng, F. M. et al. (1996): Sovereignty as responsibility: conflict management in Africa. Washington.

Easterly, W. R. (2006): The white man's burden: why the West's efforts to aid the rest have done so much ill and so little good. New York, London.

Falk, R. (2004): Legality to legitimacy. The revival of the just war framework. In: Harvard International Review 26 (1), S. 40–44.

Falk, R. (2005): Legality and legitimacy: the quest for principled flexibility and restraint. In: Review of International Studies 31, S. 33–50.

FAZ (2006): Interview von Andreas Ross mit Lakhdar Brahimi. In: Frankfurter Allgemeine Zeitung 129 (6. Juni 2006), S. 6.

Fischer, J. (1999): Rede vor der 54. Generalversammlung der Vereinten Nationen des Bundesministers des Auswärtigen Joschka Fischer am 22. September 1999 in New York. www.auswaertigesamt.de/diplo/de/Infoservice/Presse/Reden/1999/990922-VNPDF.pdf (Zugriff 16.05.2006).

Franck, T. M. (1999): Break it, don't fake it. In: Foreign Affairs 78 (4), S. 116–118.

Franck, T./Rodley, N. (1973): After Bangladesh: The Law of humanitarian intervention by military force. In: American Journal of International Law 67, S. 275–305.

Gurr, T. R. (1970): Why men rebel. Princeton.

Gurr, T. R. (1993): Why Minorities Rebel: A Global Analysis of Communal Mobilization and Conflict since 1945. In: International Political Science Review 14 (2), S. 161–201.

Gustenau, G. (Hrsg.) (2000): Humanitäre militärische Intervention zwischen Legalität und Legitimität: Tagungsband des Instituts für Internationale Friedenssicherung. Wien, Baden-Baden.

ICISS [International Commission on Intervention and State Sovereignty] (2001): The responsibility to protect: report of the International Commission on Intervention and State Sovereignty. Ottawa.

Janssen, D. (2008a): Menschenrechtsschutz in Krisengebieten. Humanitäre Interventionen nach dem Ende des Kalten Krieges. Frankfurt/M., New York.

Janssen, D. (2008b): The Legitimacy of Anticipatory Defense and Forcible Regime Change. In: Syse/Reichberg (2008), S. 323–351.

Kaldor, M. (1999): New and old wars. Organized violence in a global era. Stanford.

Kinkel, K. (1998): Rede vor dem Deutschen Bundestag am 16. Oktober 1998. In: Deutscher Bundestag: Plenarprotokoll 13/248 vom 16.10.1998. http://dip. bundestag.de/btp/13/13248.asc (Zugriff 18.07.2008).

Kuperman, A. J. (2008): The moral hazard of humanitarian intervention: Lessons from the Balkans.« In: International Studies Quarterly 52 (1), S. 49–80.

Ladwig, B. (2000): Militärische Intervention zwischen Moralismus und Legalismus. In: Deutsche Zeitschrift für Philosophie 48, S. 133–147.

Lang, A. (Hrsg.) (2003): Just Intervention. Washington D.C.

Lindstrom, R./Moore, W. H. (1995): Deprived, rational or both? ›Why minorities rebel‹ revisited. In: Journal of political and military sociology 23 (2), S. 167–190.

Linter, J. E. (2005): Humanitarian intervention: Legitimising the illegal? In: Defence Studies 5 (2), S. 271–294.

Luttwak, E. N. (1999): Give war a chance. In: Foreign Affairs 78 (4), S. 36–44.

Maren, M. (1997): The Road to Hell: The Ravaging Effects of Foreign Aid and International Charity. New York.

Neuhold, H. (2000): Die Operation Allied Force der NATO: rechtmäßige humanitäre Intervention oder politisch vertretbarer Rechtsbruch? In: Reiter (2000), S. 193–208.

Österdahl, I. (2005): The Exception as the Rule: Lawmaking on Force and Human Rights by the UN Security Council. In: Journal of Conflict & Security Law 10 (1), S. 1–20.

Preuß, U. K. (1999): Zwischen Legalität und Gerechtigkeit. In: Blätter für deutsche und internationale Politik 44 (7), S. 816–828.

Regan, R. J. (1996): Just war: Principles and cases. Washington.

Reiter, E. (Hrsg.) (2000): Der Krieg um das Kosovo 1998/99. Mainz.

Roberts, A. (2003): One Step Forward in the Search for the Impossible. In: International Journal of Human Rights 7 (3), S. 142–153.

Roth, K. (2006): Was the Iraq war a humanitarian intervention? In: Journal of Military Ethics 5 (2), S. 84–92.

Rudolf, P. (2001): Menschenrechte und Souveränität. Zur normativen Problematik ›humanitärer Interventionen‹. In: SWP-Studie 40. Berlin.

Schilling, T. (1997): Zur Rechtfertigung der einseitigen gewaltsamen humanitären Intervention als Repressalie oder Nothilfe. In: Archiv des Völkerrechts 35, S. 430–458.

Simma, B. (1999): NATO, the UN and the use of force: Legal aspects. In: European Journal of International Law 10 (1), S. 1–22.

Syse, H./Reichberg, G. (Hrsg.) (2008): Ethics, Nationalism and Just War. Washington D.C.

Wainwright, E. (2003): Responding to state failure – the case of Australia and the Solomon Islands. In: Australian Journal of International Affairs 57 (3), S. 485–498.

III. PRAXIS
MEDIZIN UND HUMANITÄRE HILFE
IN AKTUELLEN FALLBEISPIELEN

Richard Munz

Mythen und Realität in der
internationalen Katastrophenhilfe

Da die Tsunami-Katastrophe in Südasien und dem nördlichen Ostafrika vom Ende des Jahres 2004 allmählich Geschichte wird, ist es an der Zeit, über die damaligen Geschehnisse mit einigem Abstand nachzudenken und die Ereignisse und die daraus entstehenden Einsichten kritisch zu bewerten Es war damals die Folge zahlreicher günstiger Umstände wie der Weihnachtszeit, dem persönlichen Bezug vieler Europäer zu den Urlaubsgebieten, der neuen und spektakulären Katastrophe und einiger anderer mehr, die zu einer neuen Dimension sowohl der Katastrophenberichterstattung als auch der Spendenbereitschaft und den nachfolgenden Hilfsmaßnahmen geführt haben.[1]

Die teilweise sehr heftige Kritik an den Hilfsorganisationen vor allem von Seiten der Betroffenen, hat bisher noch nicht zu den Diskussionen geführt, die eine neue und dringend notwendige Umorientierung internationaler Katastrophenhilfe erkennen lassen. Es muss hier festgestellt werden, dass sich die Welt der internationalen Katastrophenhilfe nach dem Tsunami deutlich verändert hat. Es wurde ein Kulminationspunkt einer sich in den letzten beiden Jahrzehnten anbahnenden Entwicklung erreicht, der zu einem ganz wesentlichen Teil mit der medialen Vermarktung internationaler Katastrophenhilfe sowohl durch die Presse als auch durch die Hilfsorganisationen erklärt werden kann.[2]

Die Mythen, die sich um internationale humanitäre Hilfe ranken, haben mit der Wirklichkeit in den Katastrophengebieten dieser Welt immer weniger zu tun. Sowohl die Medien als auch die Hilfsorganisationen weben jedoch gemeinsam weiter an diesen Legenden. Deren Entstehung und einige der sich daraus ergebenden Konsequenzen sollen im Folgenden beschrieben werden. Zunächst muss allerdings klargestellt werden, dass internationale Katastrophenhilfe zwingend auf mediale Aufmerksamkeit angewiesen ist, um dringend nötige Hilfsmaßnahmen überhaupt durchführen zu können. Allerdings ist von einer wirklichen Zusammenarbeit zwischen den Medien und den Hilfsorganisationen im Sinne und zum Wohle der Katastrophenopfer bisher noch nicht viel zu erkennen.

---

1   Vgl. Tsunami Evaluation Coalition/TEC et al. (2006), S. 36ff und IFRC (2006).
2   Siehe TEC et al. (2006), Munz (2007) und Fritz Institute (2008).

1. »Medienkatastrophe«

Seit der Gründung von CNN als erstem Nachrichtensender mit einer kontinuierlichen 24-stündigen Berichterstattung vor nunmehr mehr als 25 Jahren, hat die Anzahl der Fernseh- und Nachrichtensender auf der ganzen Welt weiter sprunghaft zugenommen. Entsprechend enger und heftiger umkämpft ist auch der Nachrichtenmarkt geworden. Nachrichten wurden mehr und mehr zu einer ›Ware‹, die dem Publikum gegen immer größere Konkurrenz verkauft werden musste.

Allmählich haben sich hierbei die Grenzen zwischen reiner Information und werbepausenfüllender Unterhaltung immer mehr verwischt, und die Berichterstattung nach großen Katastrophen bedient häufig nur noch die vermuteten ›voyeuristischen‹ Neigungen der Medienkonsumenten. Um sich hierbei gegen die immer größer werdende Konkurrenz durchzusetzen, muss die Nüchternheit und Sachlichkeit der reinen Nachricht notwendigerweise der Dramatik und dem Spektakulären geopfert werden. Als mit Abstand wichtigstes Medium dient dazu das sensationelle Foto oder der aufrührende Filmclip. Die Chance, dass ein Ereignis ohne beeindruckende Bilder in den Medien wahrgenommen wird, muss heute als ausgesprochen gering eingeschätzt werden.

Als eindrucksvolles Beispiel sei hier die Flutkatastrophe in Mosambik im Jahre 2000 aufgeführt. Damals hatten starke Regenfälle zu einem raschen Anschwellen der Flüsse und zu einer bedrohlichen Überflutung großer Teile des Landes geführt und Zehntausende von Menschen obdachlos gemacht. In den internationalen Medien wurde diese Katastrophe zunächst nicht wahrgenommen. Erst nachdem der amerikanische Fernsehsender CNN zufälligerweise einen Videoclip aufnehmen konnte, in dem gezeigt wurde, wie eine Frau aus einem Baum über den Fluten mit einer Seilwinde gerettet wurde, die kurz zuvor eben dort ein Kind zur Welt gebracht hatte, wurde die Flut in Mosambik innerhalb weniger Stunden zu einem weltweiten Medienereignis.

Dies hat dann auch dazu geführt, dass in den folgenden Tagen zahlreiche Hubschrauber, Hilfsorganisationen und Journalisten aus der ganzen Welt in der Hauptstadt Maputo eintrafen, deren Hoffnungen auf ähnlich spektakuläre Ereignisse und Bilder dann allerdings nicht erfüllt wurden.

Auch die Aktualität der Bilder und Nachrichten, die uns aus der ganzen Welt erreichen, stellt ein ganz wesentliches Verkaufsargument auf dem Medienmarkt dar. Inzwischen kann davon ausgegangen werden, dass die Presse in der Lage ist, innerhalb weniger Stunden von jedem Ort der Erde zu berichten, sofern das dortige Geschehen berichtenswert erscheint, während die Hilfsorganisationen mit dem Tempo der Berichterstattung schon seit Jahren nicht mehr annähernd mithalten können.

Neben der Dramatik und Aktualität muss am besten auch noch ein möglichst enger Bezug zum Zielpublikum hergestellt werden. Im Falle des Tsunami ergab sich ein derartiger Bezug durch eine große Anzahl europäischer Opfer ganz von alleine.

Als weitere Gesetzmäßigkeit der Berichterstattung über internationale Katastrophen kann inzwischen auch der Zwang gelten, den Spannungsbogen für das Medienpublikum im Laufe der Berichterstattung kontinuierlich aufrecht erhalten zu müssen, wenn das Thema nicht schnell wieder aus den Schlagzeilen verschwinden soll. Hierzu ist eine ständige Steigerung der Tragik oder der Dramatik erforderlich, die notwendigerweise zu einer völligen Überzeichnung all jener Katastrophen führen muss, die es letztendlich in die Medien schaffen. Dies belegt der inflationäre Gebrauch von Termini wie »Jahrhundert-« oder gar »Jahrtausendkatastrophe«, »größte humanitäre Katastrophe aller Zeiten« oder »Katastrophe biblischen Ausmaßes«, die in den letzten 15 Jahren nicht nur für den Tsunami, sondern ebenso für das Massaker in Ruanda, die Situation im sudanesischen Darfur, im Kosovo und bei den Überschwemmungen in Deutschland verwendet wurden.

Es erscheint mir hier gerechtfertigt, alle Katastrophen, die die Kriterien des Medienmarktes nach Dramatik und spektakulären Bildern erfüllen und somit der Öffentlichkeit angeboten werden, als ›Medienkatastrophen‹ zu klassifizieren, die vor allem durch eine mediale Überzeichnung der Situation vor Ort charakterisiert sind.

Im Gegensatz dazu steht eine weit größere Anzahl von Katastrophen oder schweren humanitären Notlagen, die von den Presseorganen überhaupt nicht wahrgenommen werden. Entsprechende Listen über ›vergessene‹ oder ›stille‹ Katastrophen werden von verschiedenen Hilfsorganisationen zwar immer wieder rückblickend veröffentlicht, allerdings sind sie bestenfalls als ein verspäteter Appell an Medien und Öffentlichkeit zu verstehen, da darin lediglich die Notsituationen des bereits vergangenen Jahres dargestellt werden, was zeitnahe notwendige Hilfsmaßnahmen zwangsläufig nicht mehr möglich macht.[3]

Eine weitere Gesetzmäßigkeit des Medienmarktes verhindert zudem, dass der Öffentlichkeit über zwei Katastrophen zur selben Zeit berichtet wird. Die Sparte ›Katastrophen‹ ist in unseren Nachrichtensendungen mit den Berichten über ein einziges Ereignis ausreichend abgearbeitet, so dass eine echte ›Medienkatastrophe‹ ganz zwangsläufig einen großen Schatten auf alle anderen gleichzeitig stattfindenden Notlagen auf der Welt wirft und ihnen jegliche Chance nimmt, von einer breiten Öffentlichkeit wahrgenommen zu werden. So war die »größte humanitäre Katastrophe aller Zeiten« im Darfur, die zuvor monatelang in den Medien beklagt wurde, sofort nach der Tsunami-Welle für mehr als vier Wochen aus den Schlagzeilen verschwunden. Es folgte statt dessen eine permanente Rund-um-die-Uhr-Berichterstattung

---

3   Siehe z.B. MSF (2007).

über die Situation in Südasien, die aus dieser Flutwelle die am besten dokumentierte Katastrophe aller Zeiten machte.

Die Konsequenzen für die dann einsetzende internationale Katastrophenhilfe waren dramatisch. Die Spendenbereitschaft privater Geber und der
Regierungen war überwältigend. Eine nie zuvor da gewesene Anzahl uner-
fahrener internationaler Helfer und Streitkräfte überflutete die Tsunami-Ge-
biete und versuchte vor allem, den Mechanismen des Medienmarktes gerecht
zu werden und sich mit spektakulären Hilfsaktionen in die hart umkämpften
Schlagzeilen zu bringen. Die Frage nach dem Sinnvollen wurde zweitrangig.

Der *Financial Tracking Service* der Vereinten Nationen hat aufgezeigt,
dass die festgestellten Bedürfnisse nach dem Tsunami im Jahr 2006 mit
475 % um fast das Fünffache übererfüllt wurden. Im selben Jahr konnten die
dringenden Bedürfnisse in der Demokratischen Republik Kongo mit 42 %
nicht einmal zur Hälfte abgedeckt werden. Es bleibt hier also festzustellen,
dass der medienwirksame Tsunami wohl die erste große Katastrophe war, bei
denen den Helfern und den Hilfsorganisationen nicht das Geld ausgegangen
ist, sondern die Opfer, während in anderen Notstandsgebieten die finanziellen
Mittel für dringend benötigte Hilfsmaßnahmen nicht zur Verfügung standen.

2.   Der Katastrophenbegriff für die Hilfsorganisationen

Obwohl es bislang keine allgemein akzeptierte Definition des Begriffes ›Katastrophe‹ gibt, kann doch davon ausgegangen werden, dass darunter sowohl
für die Hilfsorganisationen als auch für die Öffentlichkeit Situationen verstanden werden, in denen es zu einer großflächigen Zerstörung von Leben
und Infrastruktur kommt, die durch die Hilfsmöglichkeiten in dem betroffenen Gebiet nicht bewältigt werden können und auf äußere Unterstützung
dringend angewiesen sind.

Die Aufgabe der intervenierenden Hilfsorganisationen besteht dann darin, möglichst schnell dringende Hilfsoperationen durchzuführen, um einen
weiteren Verlust an Menschenleben wie auch unnötiges Leiden zu verhindern
und die von der Katastrophe betroffene Bevölkerung schnellstens in die Lage
zu versetzen, aus eigener Kraft mit den Problemen des alltäglichen Lebens
fertig zu werden.

Hierbei verpflichten sich die Hilfswerke in ihren Agenden, die notwendigen Maßnahmen ausschließlich am Maß der Not für die betroffenen Bevölkerung auszurichten und sie unabhängig und neutral sowohl ohne Rücksicht
auf Rasse, Religionszugehörigkeit, Geschlecht oder andere Unterscheidungs-
merkmale durchzuführen.

Die Diskrepanz dieser Sichtweise der Hilfsorganisationen zu den Kriterien, die eine Katastrophe für die Medien berichtenswert erscheinen lassen,
ist offensichtlich.

Medien und Hilfsorganisationen meinen also nicht dasselbe, wenn sie von Katastrophen sprechen.

Während die Erstmeldungen nach Katastrophen in unseren Medien zunächst einmal durch Aktualität, dramatische Bilder und hohe geschätzte Todeszahlen charakterisiert sind, sollten diese Kriterien für die Hilfsorganisationen zunächst einmal nur eine untergeordnete Rolle spielen.

So tragisch und beklagenswert die ersten Schätzungen an vermuteten Opferzahlen auch sein mögen, so unwesentlich sollten sie zunächst einmal für die Hilfswerke sein, für die die Anzahl der überlebenden Betroffenen deutlich größere Bedeutung hat. Für die Presse sind die Todeszahlen demgegenüber eine erste Meßlatte, die an ein Katastrophenereignis angelegt wird, um darüber zu entscheiden, ob der Öffentlichkeit darüber berichtet wird.

Die vermutete Betroffenheit der Medienkonsumenten wird dabei meist über eine sehr vereinfachte Faustformel eingeschätzt, die die Anzahl der befürchteten Todesopfer durch die Entfernung des Katastrophenereignisses vom Heimatstandort des jeweiligen Presseorgans teilt. Je weiter entfernt sich die Katastrophe ereignet hat, um so geringer ist ihre Chance, in unseren Medien veröffentlicht zu werden, wenn es nicht durch andere Kriterien gelingt, einen Bezug zu den Lesern und Fernsehzuschauern herzustellen.

Die Not der Überlebenden, die für die Hilfsorganisationen laut ihrer Agenden das vorrangige Kriterium für die Einleitung notwendiger Hilfsoperationen sein sollte, spielt in der gängigen Praxis der Katastrophenberichterstattung lediglich eine untergeordnete Rolle.

Dasselbe gilt für die dramatischen Bilder und Filmsequenzen, die die ersten Berichte aus Katastrophengebieten charakterisieren. Während sie ohne Zweifel unverzichtbar sind, um Aufmerksamkeit und auch Betroffenheit in der Öffentlichkeit zu erzeugen, so sind sie andererseits aber ausgesprochen ungeeignet, um einen sachlichen und kompletten Überblick über die Situation in dem Katastrophengebiet zu erhalten. Trotzdem hat die Schnelligkeit der Medienberichterstattung dazu geführt, dass die Hilfsorganisationen ihre ersten operativen Entscheidungen mangels eigener Erkenntnisse auf der Grundlage eben dieser ersten Sensationsmeldungen treffen und keineswegs nach einer ruhigen und sachlichen Lagebeurteilung.

Noch deutlich folgenschwerer wird die Diskrepanz im Katastrophenverständnis von Medien und Hilfsorganisationen allerdings, wenn wir die hieraus folgenden Wahrnehmungen für den Beginn einer Katastrophe betrachten.

Während für die Helfer bereits die aktuelle Bedrohung und das Leiden einer Gruppe von Menschen den Beginn einer humanitären Notsituation darstellt, muss eine Notlage für die Medien vor allem bildhaft darstellbar sein. Dies gelingt bei Notsituationen, die sich langsam über Wochen und Monate entwickeln, meist ausgesprochen schwer. Während sich kurzfristige Katastrophenereignisse, wie zum Beispiel Erdbeben sehr einfach bildlich darstellen lassen, ist dies bei sich langsam entwickelnden Notsituationen, wie

Dürren und nachfolgenden Hungersnöten deutlich schwerer möglich oder mit einem deutlich größeren Aufwand verbunden. Regelmäßig veröffentlichte Appelle von Hilfsorganisationen, die vor drohenden und langsam einsetzenden Katastrophen warnen, schaffen es mangels bildlicher Belege nur in den seltensten Fällen in unsere Medien, und dann auch nur als Kurzmeldung und niemals als wirklich Betroffenheit erzeugende Schlagzeile.

Dies ändert sich meist erst dann, wenn die ersten Bilder von Todesopfern und unterernährten Kindern vorliegen und somit die Marktkriterien der Medien nach Katastrophenberichterstattung erfüllen.

Wie sich während der Überschwemmungen in Afrika im Jahr 2007 gezeigt hat, geraten die Appelle und Warnungen dabei zunehmend in den Generalverdacht der Medien – und damit auch der Öffentlichkeit – reines Fundraising für die Hilfsorganisationen zu sein und in erster Linie dem Zweck zu dienen, die Kassen der Hilfswerke mangels anderer dramatischer Ereignisse wieder zu füllen.

Es soll hier also festgehalten werden, dass sich das Verständnis von Katastrophen in den Medien und bei den Hilfsorganisationen in ganz wesentlichen Punkten deutlich unterscheidet.

3.   Das Dilemma

In den letzten beiden Jahrzehnten haben die Entwicklungen der Kommunikationstechnologie dazu geführt, dass die Medien in ihrer Berichterstattung aus der ganzen Welt immer schneller und effektiver wurden. Eine vergleichbare Beschleunigung oder gar Professionalisierung bei den Hilfsorganisationen hat demgegenüber nicht stattgefunden. Die harten Gesetze des Medien- und Nachrichtenmarktes sowie die explosionsartige Zunahme der Hilfsorganisationen, die in internationalen Katastrophen tätig werden wollen, erschweren den Hilfswerken zunehmend den Zugang zu den Presseorganen.

Die Informationshoheit in der Katastrophenberichterstattung liegt deshalb heute ganz eindeutig bei den Medien, die ausschließlich nach ihren Kriterien entscheiden, welche internationale Katastrophe ihren Kunden präsentiert wird. Tragisch wird diese Tatsache für die Opfer aller ›stillen‹ oder ›vergessenen‹ Katastrophen, deren Notlagen wegen fehlender Präsenz in den Medien – und damit fehlender Spenden – nicht zeitnah und im notwendigen Umfang abgearbeitet werden können.

Die Hilfsorganisationen verharren diesbezüglich in einer ausgesprochen passiven und bequemen Haltung. Sie scheinen sich damit abgefunden zu haben, dass die Auswahl der berichtenswerten Katastrophen ausschließlich von den Medien durchgeführt wird und sich an den oben beschriebenen Kriterien orientiert. Für sie hat es sich ganz offensichtlich bewährt, den Kameras und Scheinwerfern zu folgen, da die Präsenz der Presse an einem Katastrophenort – die heutzutage immer schneller ist als die Hilfsorganisationen – sowohl eine ausreichende Finanzierung der Hilfsoperation als auch zahlreiche Möglichkeiten zu positiver Selbstdarstellung verspricht.

Die bisherigen Versuche der Hilfswerke, Katastrophen nach dem objektiven Maß der Not der betroffenen Bevölkerung in das Licht der Öffentlichkeit zu rücken, blieben bisher ausgesprochen halbherzig. Versuche, ›vergessene‹ Katastrophen, die keine vordergründig dramatischen Bilder bieten, medial zu inszenieren, um damit auch den Erfordernissen des Medienmarktes gerecht zu werden, werden bisher nur allzu selten unternommen. Sie gelten als riskant und auch als teuer, da ja keineswegs garantiert ist, dass derartige Initiativen von Erfolg gekrönt sein werden und sich durch einen ausreichenden Spendenfluss refinanzieren. Außerdem gelten derartige Inszenierungen als moralisch anrüchig. Ein Vorbehalt, der schon dadurch entwertet wird, dass die Hilfsorganisationen im Falle einer Medienkatastrophe keinerlei Skrupel mit Inszenierungen haben, sondern sie als absolut notwendig erachten, um in der heutzutage unüberschaubaren Menge humanitärer Akteure sichtbar zu werden.

So sind die Veröffentlichungen der Spenden sammelnden Organisationen immer als Spendenaufrufe zu verstehen. Weder von den Medien noch von der Öffentlichkeit werden sie als unabhängige und objektive Darstellungen der Situation im Katastrophengebiet verstanden. Der Grundsatz »Tue Gutes und rede darüber« ist als unsichtbare Überschrift über allen Berichten der Hilfswerke zu erahnen. Kritisches oder gar Selbstkritisches findet sich in den Publikationen der Hilfsorganisationen so gut wie nie, obwohl die Forderung nach mehr Transparenz und Offenheit aus der Bevölkerung in den letzten Jahren immer lauter wird. Diese Berichte verlieren auch deshalb immer mehr an Glaubhaftigkeit, weil den Spendern und Medienkonsumenten absolut klar ist, dass unter den Bedingungen einer Katastrophensituation keine Hilfsoperation ohne Schwierigkeiten und Mängel durchgeführt werden kann.

Aus demselben Grunde wird auch die Bewertung einer Hilfsoperation für die Öffentlichkeit heutzutage ausschließlich durch die Medien durchgeführt, die hierfür dieselben Kriterien zu Grunde legen wie für die Auswahl der Katastrophen, über die sie berichten. Auch hier gilt, dass spektakuläre Bilder und ein persönlicher Bezug das Hauptargument sind, mit dem die Aufmerksamkeit der Medien erreicht werden kann.

Eine Hilfsoperation gilt für eine Hilfsorganisation dann als erfolgreich, wenn sie in den Medien entsprechend dargestellt werden kann. Hierbei können sich die Bedürfnisse und Ziele von Hilfswerken und Medien auf ideale Weise ergänzen. Dies zeigt sich an der bei ›Medienkatastrophen‹ immer häufiger zu bebachtenden Tatsache, dass Hilfsteams meist zusammen mit Journalisten ausreisen, die dann für die Heimatredaktionen über die Arbeit der Helfer direkt vor Ort berichten. Dabei wird den Journalisten meist logistische Unterstützung bei der Anreise und der Unterkunft angeboten sowie gleichzeitig die Nähe zu den Hilfsmaßnahmen vor Ort und die Möglichkeit zu sehr persönlichen Geschichten und Reportagen, die den Bezug zum Medienpublikum im Heimatland herstellen. Auf der anderen Seite wird dadurch für die Hilfsorganisation eine positive Berichterstattung sichergestellt, wobei die Helfer im Katastrophengebiet die mediale Verbindung zwischen der Öffentlichkeit zu Hause und den Geschehnissen vor Ort darstellen.

Die Tatsache, dass die Hilfswerke die Beurteilung von Hilfsoperationen inzwischen so gut wie ausschließlich den Medien überlassen, hat in den letzten Jahren zunehmend dazu geführt, dass bei der internationalen Katastrophenhilfe das Sinnvolle zunehmend in den Hintergrund gedrängt wurde, während das Spektakuläre immer mehr in den Vordergrund rückte. Zunehmend hat sie dabei vor allem in den Katastrophenländern selbst an Glaubwürdigkeit verloren, wo sie in den letzten Jahren häufig als reines ›humanitäres Showbusiness‹ wahrgenommen wurde. Dies hat teilweise schon eine klare Ablehnung ausländischer Hilfsangebote zur Folge. So hat zum Bespiel die indische Regierung unmittelbar nach der Tsunami-Katastrophe darum gebeten, keine ausländischen Hilfsteams zu schicken, sondern lediglich finanzielle und logistische Unterstützung zu leisten.

Die relativ einfache und bequeme Möglichkeit für die Hilfsorganisationen, die eigenen Hilfsoperationen der Öffentlichkeit und auch den Spendern positiv darzustellen, ist sicher auch einer der Hauptgründe dafür, dass die Anzahl der Akteure bei medienwirksamen Katastrophen in den beiden letzten Jahrzehnten explosionsartig angestiegen ist. So waren alleine in Sri Lanka wenige Monate nach dem Tsunami mehr als 1.500 ausländische Organisationen tätig, von denen ein Großteil über keinerlei Erfahrung bei großen Katastrophenereignissen verfügte. Nirgendwo ist die Möglichkeit zur positiven Selbstdarstellung so einfach wie bei einer großen internationalen Katastrophe mit reger Medienbeteiligung. In diesem Zusammenhang müssen auch die zahlreichen Streitkräfte erwähnt werden, die sich bei derartigen Ereignissen zunehmend in Szene zu setzen wissen.

Leider wird die Frage nach der Sinnhaftigkeit von Einsätzen in der internationalen Katastrophenhilfe auch nicht durch das Spendensiegel des *Deutschen Instituts für soziale Fragen (DZI)* beantwortet, das bei uns in Deutschland von der Bevölkerung sehr häufig für die Beurteilung einer spendensammelnden Organisation herangezogen wird. Hierbei wird eine Organisation, die das Spendensiegel erhalten hat, ganz allgemein als ›seriös‹ eingeschätzt und in der Öffentlichkeit wird deshalb auch vorschnell angenommen, dass die Projekte dieser Organisation ebenfalls seriös und hilfreich für die Betroffenen von Katastrophen sind.

Leider ist dem aber keineswegs so. Das Spendensiegel überprüft lediglich den prozentualen Anteil am Sammlungsergebnis, den eine Organisation für Verwaltungs- und Werbungskosten ausgibt. Liegt dieser Anteil unter 35 Prozent, so wird dafür das Spendensiegel des DZI vergeben. Entgegen der allgemeinen Auffassung in der Bevölkerung wird also auch durch diese Zertifizierung keineswegs die Sinnhaftigkeit von Hilfsoperationen in Katastrophengebieten überprüft, sondern lediglich der Anteil von Verwaltungs- und Werbungskosten bestimmt.

Das DZI selbst führt dies in seinen *Leitlinien und Ausführungsbestimmungen* deutlich aus und begründet dies damit, dass ein »generelles Prüfverfahren auf Sinnhaftigkeit in keinem vertretbaren Verhältnis zu dem damit verbundenen Aufwand steht«.[4]

Es bleibt hier also festzuhalten, dass die Sinnhaftigkeit und die Wirksamkeit internationaler Katastropheneinsätze heutzutage weder von den Medien noch vom DZI bewertet werden.

Als wichtigstes Kriterium für die Einschätzung von Hilfsmaßnahmen muss zur Zeit die spektakuläre Darstellung in unseren Medien gelten sowie die irrtümliche Überbewertung des Spendensiegels, durch die ein möglichst niedriger Anteil an Verwaltungs- und Werbungskosten zu einer positiven Bewertung führt, der für weite Teile der Bevölkerung idealer weise sogar bei null liegen sollte.

Die Hilfsorganisationen haben sich in den letzten Jahren zunehmend auf diese beiden oberflächlichen Bewertungskriterien eingestellt und ihre Selbstdarstellung und ihre Werbestrategien an die von den Medien und dem DZI gebrauchten Kriterien angepasst. Ihnen bleibt dadurch eine kritische Auseinandersetzung mit ihren Hilfsoperationen und deren Nutzen für die betroffene Bevölkerung erspart, solange der Spender mit positiven Medienberichten und niedrigen Verwaltungs- und Werbungskosten zufrieden gestellt werden kann. Initiativen, auch den Opfern von Katastrophen Rechenschaft über die Hilfsoperationen abzulegen, sind bisher nicht zu erkennen.

4. Mythen und Legenden

Die Hilfsorganisationen bemühen bei ihrer Rechtfertigung gegenüber den Spendern eine ganze Reihe altbewährter Mythen und Legenden, die zumeist gemeinsam mit den Medien gepflegt und weiter poliert werden.

Zwar traut man sich heute kaum mehr, das Versprechen abzugeben, dass »garantiert jeder Cent einer Spende ganz unmittelbar bei den Katastrophenopfern ankommt«, trotzdem ist es nach wie vor das Bestreben aller Hilfsorganisationen, möglichst niedrige Verwaltungs- und Werbungskosten zu publizieren. Es besteht eine enorme Zurückhaltung, den Spendern deutlich zu machen, dass gute und effektive Arbeit in Katastrophengebieten auch gute und effektive Verwaltung und Vorbereitung erfordert, die zwangsläufig auch Geld kostet. Während in allen anderen Wirtschaftsbereichen dieses Geld bewusst und mit der Gewissheit investiert wird, dass es sich in der alltägli-

---

4   DZI (2005), S. 3.

chen Tätigkeit mehr als refinanzieren wird, verfahren die Hilfswerke nach wie vor nach dem Motto: je billiger, desto besser.

Es soll hier noch angemerkt werden, dass die Behauptung, dass jeder Cent einer Spende direkt bei den Betroffenen ankommt, für all die Organisationen ausgeschlossen ist, die das Spendensiegel erhalten haben. Jede dieser Organisationen hat für dieses Siegel einen vierstelligen Verwaltungskostenbetrag zu bezahlen, der zwischen 1.500 und 10.000 Euro liegt, Geld, das mit Sicherheit nicht unmittelbar bei den Katastrophenopfern ankommen kann.

Während die obige Behauptung von den Spendern zunehmend mit Skepsis betrachtet wird und glücklicherweise ganz allmählich ihre Bedeutung verliert, haben andere Mythen und Legenden eine noch deutlich desorientierendere Wirkung. Es sind dies ganz regelmäßig wiederkehrende Schlagzeilen wie »[...] die Opfer warten verzweifelt auf Hilfe [...]«, »[…] jede Hand wird gebraucht […]«, »[…] die Koordination vor Ort ist chaotisch […]« oder dem anscheinend unausrottbaren Märchen, dass wegen der vielen Leichen Seuchengefahr droht.[5]

All diese Schlagzeilen – und noch einige andere mehr – könnten unter einer Kapitelüberschrift zusammengefasst werden, unter der den Spendern und den Medienkonsumenten vor allem eines vermittelt werden soll: Katastrophen und Elend sind schwarz, Helden und Rettung sind weiß.

Während diese Überschriften für die Öffentlichkeit in Deutschland die Dringlichkeit der Hilfsmaßnahmen und vor allem die Hilflosigkeit der betroffenen Bevölkerung beschreiben sollen, werden sie von den Menschen in den Katastrophengebieten selbst in erster Linie als Ausdruck von Arroganz und Überheblichkeit verstanden.

Die Überlebenden von Katastrophen sehen sich keineswegs nur als hilflose Opfer, die passiv und verzweifelt auf das Eintreffen der ausländischen Helfer warten. Sie sind vielmehr diejenigen, die sofort nach jedem Katastrophenereignis mit den Hilfsmaßnahmen beginnen und, wie nach einem Erdbeben, oft mit bloßen Händen nach ihren Angehörigen suchen und Hunderte und Tausende bereits in den ersten Stunden retten, ohne dass dies von unseren Medien wahrgenommen oder berichtet wird.

Hier bei uns werden diese ersten Helfer ausschließlich als Opfer dargestellt und für unsere Medien und Hilfsorganisationen laufen die Rettungsmaßnahmen erst dann an, wenn die ausländischen Hilfsteams endlich und nach mehreren Tagen oder gar Wochen die Fahnen ihrer jeweiligen Hilfsorganisation medienwirksam in die Trümmer gerammt haben. In den Heimatmedien werden sie danach als die Retter gefeiert, die schließlich nach entbehrungsreicher Anreise als Erste in einem unbeschreiblichen Chaos voller Gefahren angekommen sind. Für die einheimischen Helfer, die zu diesem Zeitpunkt zu Tausenden schon mehrere Tage oder Wochen hart gearbeitet

---

5   Vgl. Munz (2007), The Sphere Project (2004) sowie Dohrenbusch (2007).

haben, sind diese Neuankömmlinge immer die Letzten, die im Katastrophengebiet erscheinen.

Für unsere Medien stellen sie die lang erwartete Verbindung zwischen dem Katastrophengebiet und den Lesern sowie Zuschauern zu Hause dar und werden zur Freude der Hilfsorganisationen dann auch ausgiebig medial vermarktet. Während hier bei uns der Eindruck vermittelt wird, dass jetzt endlich Rettung vor Ort eingetroffen ist und das Chaos endlich durch erfahrene und ordnende Hände sortiert werden kann, wird das überhebliche und meist auch lautstarke Auftreten der meist unvorbereiteten Helfer von den Betroffenen selbst in vielen Fällen als störend und hinderlich erlebt.

Der positiven Berichterstattung durch die mitgereisten Journalisten tut dies meist keinen Abbruch. In den häufigsten Fällen werden die Berichte dann sogar noch mit erneuten Klagen über das schreckliche Chaos vor Ort und der vermeintlichen Unfähigkeit der lokalen Organisatoren aufgepeppt, die die Hilfsoperationen der von jeder Kritik ausgenommenen ausländischen Teams dann noch um einiges schwieriger erscheinen lassen.

Eine Integration der eingereisten Hilfsteams in die bereits lange laufenden Hilfsoperationen der Einheimischen erfordert ein gehöriges Maß an Flexibilität und auch an Ausbildung von den ausländischen Helfern, wenn sie nicht zu einem wirklichen Störfaktor im Katastrophengebiet werden wollen. Da es allerdings ausreicht, die Teams in unseren Medien als Heldendarsteller zu vermarkten, die unter großen Entbehrungen und unter Inkaufnahme jeglicher Gefahren die Welt retten, besteht für die entsendenden Organisationen keinerlei Veranlassung, in eine wirklich gute Vorbereitung der Freiwilligen zu investieren. Wenn eine Vorbereitung der Helfer wirklich stattfindet, so beschränkt sie sich in den meisten Fällen auf ein einmaliges Wochenendseminar. Kompetenz und Erfahrung der Hilfsteams werden bei der internationalen Katastrophenhilfe von keiner Organisation als Werbeargument genutzt. Es ist deutlich lohnender und billiger, das Image des sich aufopfernden und freiwilligen Superretters weiter zu pflegen, da damit auch noch der Eindruck vermittelt wird, dass wirklich kein unnötiger Cent ausgegeben wird.

So werden gutwillige Helfer, die einen solchen Einsatz »auch immer schon mal machen wollten« indirekt auch zu Katastrophenopfern. Sie werden mangelhaft vorbereitet und mit einer Heldenrolle in ein Katastrophengebiet geschickt, in dem sie Verhältnisse vorfinden, die rein gar nichts mit ihren Erwartungen zu tun haben. Die meisten Helfer, die nach dem Tsunami 2004 in die Katastrophengebiete aufgebrochen sind, sind ausgesprochen enttäuscht von diesen Einsätzen zurückgekommen. Sie hatten nicht das Gefühl, dass sie wirklich so unentbehrlich waren, wie sie sich das erträumt hatten, und sie mussten die ziemlich frustrierende Erfahrung machen, dass das nach ihrer Ankunft zu Hause niemanden interessierte. Für fast jeden Heimkehrer stand schon ein Journalist der Lokalpresse bereit, dessen Heldengeschichte bereits mehr oder weniger fertig geschrieben war und der lediglich noch einige Details erfragen wollte. Und selbstverständlich achten auch die Hilfsorganisationen sehr darauf, dass ihre Rückkehrer das spendenträchtige Image der unentbehrlichen Helden nicht zerstören, indem sie Sprachregelungen vorgeben oder den Rückkehrern klarmachen, dass allzu laute Kritik die Möglichkeit weiterer Einsätze ausschließt.

Und so wird auch das Etikett der so genannten ›schnellen Soforthilfe‹, das auf viele Hilfsaktionen geklebt wird, bei genauem Hinsehen sehr schnell zu einem Etikettenschwindel. Während in der Öffentlichkeit der Eindruck vorherrscht, dass nach einer medienwirksamen Katastrophe zumindest bei den großen Hilfsorganisationen sofort eine kleines, bereitstehendes Team von professionellen Helfern in das Katastrophengebiet eilt, um die ersten Hilfsmaßnahmen in Gang zu bringen, setzt auch dort zunächst eine tage- oder gar wochenlange Telephonaktion ein, mit der versucht wird, Freiwillige für einen ›sofortigen‹ Einsatz zu finden, die sich dann natürlich zunächst mit ihrem Arbeitgeber und den Familienangehörigen abstimmen müssen und andere Verpflichtungen regeln oder absagen. Um den Anschein der Professionalität für die Öffentlichkeit zu wahren, werden diese zufällig zusammengewürfelten Hilfsteams dann als ›Experten‹ tituliert, eine Bezeichnung, die man sich bereits nach dem Besuch eines Wochenendseminars erworben hat.

Wirkliche professionelle und erfahrene Hilfsteams, deren Mitglieder ihren Lebensunterhalt mit dieser Tätigkeit bestreiten könnten, gibt es nicht, obwohl die so genannte »Soforthilfe« dadurch mit Sicherheit um mehrere Tage beschleunigt und in ihrer Qualität wie auch Effektivität entscheidend gesteigert werden könnte. Sie einzusetzen würde dem Image des selbstlosen Retters allzu sehr widersprechen, mit dessen Vermarktung die Hilfsorganisationen bisher ausgesprochen gute Erfahrungen gemacht haben.

Die ersten und wichtigsten Tage nach einer Katastrophe, die für die jeweiligen Opfer am entscheidendsten sind, werden bis heute den bequemen Mythen und Legenden geopfert.

Wer sich heute in der internationalen Katastrophenhilfe wirklich beruflich engagieren will, wird sich damit begnügen müssen, dies in einem Hauptquartier und an einem Schreibtisch zu tun. Während für die Verwaltung und Werbung der Hilfsorganisationen fest eingestellte Profis zuständig sind, die alle Vorzüge einer festen Stelle genießen, bleibt die wirkliche praktische Arbeit in den Katastrophengebieten weiterhin den vielen gutwilligen Freiwilligen überlassen, die sich die Zeit für eventuelle Katastropheneinsätze selbst mühsam organisieren müssen. Die Tatsache, dass sie heutzutage zumindest sehr professionell vermarktet werden, kann für sie kein wirklicher Trost sein.

Die internationale Katastrophenhilfe steht nach dem Tsunami vor neuen Herausforderungen und vor einer wichtigen Zäsur. Die Zahl der humanitären Akteure nach medienwirksamen Katastrophen wird weiter zunehmen, und dementsprechend schwieriger wird es für die einzelnen Hilfsorganisationen, sich in den Medien darzustellen. Die Dramatik und die heldenhaften Darstellungen unserer Hilfsmaßnahmen werden sicher noch einige Zeit weiter gesteigert werden. Die altbewährten Mythen und Legenden werden allerdings nur so lange poliert und gepflegt werden können, bis sie sich selbst ad absurdum führen und keine weitere Steigerung mehr möglich ist. Eine gewisse Skepsis ist in der Bevölkerung bereits jetzt zu spüren.

Eine Professionalisierung internationaler Katastrophenhilfe wird unvermeidlich sein und schon bald von den betroffenen Ländern eingefordert werden, wenn das humanitäre ›Showbusiness‹ weiter zunehmen sollte.

Zumindest die Streitkräfte, die sich vermehrt als humanitäre Akteure darstellen, haben dies erkannt. Die Tatsache, dass ihre Einsatzkräfte in den Katastrophengebieten für ihre Tätigkeit nicht nur bezahlt werden, sondern meist auch noch eine erhebliche finanzielle Zulage erhalten, tut ihrem Status als Helfer in der Öffentlichkeit keinerlei Abbruch. Vielmehr gelten sie gerade wegen dieser Tatsache bereits jetzt als die eigentlichen Profis im Rahmen internationaler Katastrophenhilfe. Sollten die Hilfsorganisationen diese Entwicklung weiterhin verschlafen, werden sie schon in wenigen Jahren in den Augen der Öffentlichkeit und der Spender den Status der ›reinen Gutmenschen‹ und der unerfahrenen Amateure haben und nicht mehr wirklich ernst genommen werden. Die Opfer von Katastrophen sehen das zum großen Teil heute schon so.

Der notwendige Schritt zu dieser überfälligen Professionalisierung setzt allerdings zunächst einmal voraus, dass sie sich von den gegenwärtigen Mythen und Legenden verabschieden. Dies bedeutet aber auch die Bereitschaft, den Opfern von Katastrophen genauso Rechenschaft über die Hilfsoperationen abzulegen, wie gegenüber den Spendern und den Medien. Und zu guter Letzt bedeutet es, dass man endlich bereit ist, bei der Bewertung der Hilfsoperationen und deren Sinnhaftigkeit auch professionelle Maßstäbe zu entwickeln und anzulegen.

Die sorgsam gepflegten Mythen und Legenden der internationalen Katastrophenhilfe verhindern eine solche professionelle Bewertung bisher sehr erfolgreich. ›Sich aufopfern‹ und es ›gut meinen‹, reicht immer noch aus, um hier in Europa vor Kritik sicher zu sein.[6]

Demgegenüber wird die allmählich einsetzende Kritik der jeweiligen Katastrophenopfer zumindest in ihren Heimatländern immer deutlicher vernehmbar. Man darf gespannt sein, wie lange es dauern wird, bis diese Bewertungen der Betroffenen endlich auch Eingang in unsere Medien findet.

---

6   Vgl. u.a. Asendorf (2005), siehe auch Munz (2007).

Richard Munz

Literatur

Asendorf, D. (2005): Wenn Helfer zu sehr helfen. In: DIE ZEIT, Nr. 28, S. 31.

Fritz Institute (2008): Lessons from the Tsunami: Top line findings. www.fritz institute.org (Zugriff 31.10.2008).

Deutsches Zentralinstitut für soziale Fragen (DZI) (Hrsg.) (2005): DZI Spenden-Almanach 2005/6. Berlin.

Dohrenbusch, W. (2007): ARD Hörfunkstudio Nairobi. In: Tagesschau am 20.09. 2007. www.tagesschau.de/ausland/afrika2.html (Zugriff 31.10.08).

International Federation of Red Cross and Red Crescent Societies (IFRC) (2006): World Disaster Report 2006. Focus on neglected crisis. Genf.

Médecins sans frontièrs USA (MSF) (2007): Top ten most underreported humanitarian stories of 2007. www.doctorswithoutborders.org/publications/reports/ topten/ archive.cfm?id=2260 (Zugriff 31.10.08).

Munz, R. (2007): Im Zentrum der Katastrophe. Frankfurt a.M., New York.

Tsunami Evaluation Coalition (TEC)/Telford, J./Cosgrave, J. (2006): Joint evaluation of the international response to the Indian Ocean Tsunami: Synthesis Report. London. www.tsunami-evaluation.org/NR/rdonlyres/2E8A3262-0320-4656-BC 81-EE0B46B54CAA/0/SynthRep.pdf (Zugriff 31.10.2008).

The Sphere Project (2004): Humanitarian Charter and Minimum Standards in Disaster Response. Genf.

World Health Organisation (WHO) (1999): Press Release WHO/42 vom 20.08.1999.

214

Waltraud Wirtgen

Traumatisierte Flüchtlinge in Deutschland – Beteiligung von Ärzten bei Abschiebemaßnahmen

»Vor allem sollten wir nicht vergessen, dass die Aktionen, die für die Auflösung der traumatischen Erinnerungen notwendig sind, oft aus sehr schwierigen und aufwändigen Vorgängen bestehen.«[1]

1. Ärzte im Gesundheitswesen – Traumatisierte Flüchtlinge

Seit vielen Jahren werden politisch-gesellschaftliche Zwänge und damit Konflikte um ärztlich-ethisches Handeln in die Ärzteschaft hinein getragen. Kontakte mit Ärzten werden traumatisierten Flüchtlingen im Asylverfahren und während des gesamten Aufenthalts von Seiten des Staates weitgehend vorenthalten; erst am Ende des Aufenthalts treten Ärzte auf, aber nicht, um den Flüchtlingen Schutz und eine adäquate Gesundheitsversorgung zukommen zu lassen. Vielmehr werden Ärzte staatlicherseits, d. h. durch die Ausländerbehörden aufgefordert, bei kranken, traumatisierten Flüchtlingen, die im Asylverfahren rechtskräftig abgelehnt wurden, vor der Abschiebung die Reisefähigkeit zu attestieren.

Solche Aufträge gehen an Ärzte im öffentlichen Gesundheitswesen wie auch an Fachärzte in Kliniken. Manche Ärzte in einigen Bundesländern melden sich freiwillig für diese Aufgabe, es ist ihr Geldverdienst. Einige Ärzte vermischen dabei unterschiedliche Aufgaben, indem sie zum einen kranke Asylbewerber im Rahmen des Asylverfahrens begutachten, zum anderen bei denselben Flüchtlingen die Reisefähigkeit zur Abschiebung feststellen. Zum Teil begleiten sie die für reisefähig erklärten Asylbewerber/Flüchtlinge auch bei der Abschiebung.

Während Ärzte also zu diesem Zeitpunkt in staatliche Abschiebemaßnahmen eingebunden werden, werden sie, wie auch Psychotherapeuten oder andere Heilberufler, staatlicherseits zu keinem Zeitpunkt des Asylverfahrens zu einer fachlichen Beratung und Untersuchung des Gesundheitszustandes oder zur Behandlung hinzugezogen. Der ärztliche Erstkontakt zum Flüchtling beschränkt sich nach deren Flucht auf die Untersuchung auf Seuchen und ansteckende Krankheiten.

---

1 Deutsche Übersetzung nach Janet (1925), S. 307.

Traumatisierte und kranke Flüchtlinge/Asylbewerber sind in der Gesellschaft kein Thema, aber auch in der Arbeit der ärztlichen Standesvertretungen tauchen sie wenig oder gar nicht auf. Die Vorstellung ist weit verbreitet, dass die medizinische Versorgung gut geregelt ist. Dies ist aber nicht so. Diese Gruppe von Patientinnen und Patienten ist im deutschen Gesundheitswesen stark benachteiligt.

Dass sie dennoch einigermaßen gut betreut werden, liegt daran, dass sich Ärzte in Kliniken und Praxen oft darum bemühen, diese Menschen möglichst gut zu versorgen. Ärzte sind jedoch in ihrer Diagnostik, Erhebung der Vorgeschichte und entsprechend auch in der Behandlung dadurch behindert, dass in Kliniken und Praxen keine Dolmetscher vorgesehen sind und finanziert werden. Erst in letzter Zeit ist es in einigen Kliniken, insbesondere in psychiatrischen Kliniken und in einigen Gesundheitsämtern gelungen, dass Dolmetscher finanziert werden.

Ärzte stoßen jedoch auch auf Hürden, wenn das Bundesamt für Migration und Flüchtlinge (BAMF), Gerichte und Ausländerbehörden Atteste von niedergelassenen Ärzten oder auch Klinikärzten oft als »nicht ausreichend« für die Anforderungen im Asylverfahren ablehnen, die Gefährdung durch die Erkrankungen nicht glauben und im Verfahren nicht beachten. Bis zum heutigen Tage werden bei vielen Patienten die chronischen Traumafolgestörungen nicht als solche, sondern eher als z. B. Schizophrenien diagnostiziert, ohne die biographische Anamnese und Entwicklung der Krankheit abzuklären. Die Einordnung in trauma- und kulturspezifische Krankheitsbilder unterbleibt häufig, insbesondere auf Grund von Sprachbarrieren und fehlenden Verständigungsmöglichkeiten. Oft fehlt auch die Kenntnis von psychisch reaktiven Traumafolgen bei Flüchtlingen. Oft fehlt die Zeit. Eine Bezahlung für Begutachtung ist nicht vorgesehen.

2. Traumatisierte Flüchtlinge/Asylbewerber und ihre Familien im Asylverfahren in Deutschland

Flüchtlinge/Asylbewerber kommen als Einzelpersonen, Familien mit zum Teil vielen Kindern oder als unbegleitete minderjährige Flüchtlinge aus Kriegs- und Krisengebieten. Sie haben im Allgemeinen mehrfache und anhaltende schwerwiegende traumatisierende Erlebnisse wie Verfolgung, Haft und Folter selbst erfahren und wurden oftmals Zeuge von Misshandlung und ggf. Tötung naher Angehöriger. Sie haben sich von ihrem eigenen Staat nicht ausreichend geschützt gefühlt und konnten deshalb nicht mehr in ihrem Heimatland leben. Nach einer oft abenteuerlichen und langen Flucht werden sie hier in Gemeinschaftsunterkünften untergebracht. Viele befinden sich bei ihrer Einreise nach Deutschland in einem schlechten körperlichen und psychischen Zustand.

Unter den Asylbewerbern/Flüchtlingen in Deutschland und in Europa sind ca. 40 %[2] Überlebende von mehrfachen, schwerwiegenden traumatisierenden Erlebnissen und von Folter. Diese Tatsache findet in den Asyl- und Ausländergesetzen zunehmend weniger Beachtung. Nach Vergewaltigung werden Häufigkeiten von Traumastörungen zwischen 50 % (Flatten) und 55 % (Kessler) angegeben, nach Folter 87 % (Ferrada-Noli). Flatten spricht von 50 bis 70 % Traumastörungen bei Flüchtlingen allgemein. Die Selbstmordrate nach Vergewaltigung ist überaus hoch und bleibt dies über lange Zeit.

Bei traumatisierten Flüchtlingen finden wir im Allgemeinen einen nicht endenden Prozess einer Traumatisierung (kumulatives Trauma[3]), es gibt kein »post«, kein »danach«. Vergleichbar ist dies den traumatischen Sequenzen, die Hans Keilson 1979 in seiner *follow-up*-Studie bei jüdischen Kriegswaisen in den Niederlanden festgestellt hat. Krankheiten, ausgelöst durch Menschenhand, *man-made disaster*, kennen wir aus zahlreichen Kriegs- und Krisengebieten, von Überlebenden des Holocaust, von Kriegsveteranen, von Menschen nach DDR-Haft und insbesondere von Überlebenden von Folter und von Konzentrationslagern. In allen Fällen sind mehrfache und z. T. anhaltende schwere Gewalterlebnisse ursächlich, die zu ähnlichen bzw. gleichen Krankheitsbildern führen. Dabei ist die posttraumatische Belastungsstörung (PTSD) mittlerweile auch im Rahmen des Asylverfahrens in Deutschland bekannt geworden. Die zumeist gleichzeitig auftretenden komorbiden Krankheitsbilder sind Angststörungen, Depressionen, dissoziative Störungen, Somatisierungen und Suchterkrankungen.

Flüchtlinge im Asylverfahren müssen vielfach in staatlichen Unterkünften leben und können von heute auf morgen verlegt oder abgeschoben werden. Flüchtlingskinder und ihre Eltern leben unter den schwierigsten Bedingungen, ohne gesichertes Bleiberecht, auf engstem Raum (12 bis 14 qm für vier Personen), mit primitiven Sanitäreinrichtungen, mit Sachleistungen und Essenspaketen, meist in großer Armut, Tür an Tür mit fremden Menschen anderer Kulturen, in einer Ghettosituation, ohne jede Zukunftsorientierung – und das meist Jahre lang. Oft sind sie einem für sie nicht vorhersehbaren Wechsel ausgesetzt. Staatlich angeordnete Umverlegungen zwingen sie häufig, ihren Wohnort und damit die Schule der Kinder zu wechseln. Änderungen des Aufenthaltsrechts führen zeitweise zu einer Arbeitserlaubnis, jedoch auch zu deren Entzug oder zur Kündigung durch den Arbeitgeber, dem eine kurzfristig geduldete Arbeitskraft nicht sicher genug ist.

Diese Menschen haben keine Ruhe, um sich auf eine ihnen fremde deutsche Gesellschaft einzulassen. Die ständige Angst vor der Abschiebung, die sie in Bann haltende Fluchtgeschichte und die Abgerissenheit von ihrem

---

2   Gäbel et al. (2005), S. 12–20.
3   Siehe Khan (1963a).

engsten Familienkreis sowie der dauernde nicht beeinflussbare Wechsel der Lebensumstände in Deutschland verurteilen sie zur Hilflosigkeit und nehmen den Familien den Halt. Das Herausfallen aus sämtlichen sozialen Bezügen verursacht zudem eine immer wieder beobachtbare Zerstörung der Flüchtlingsfamilien. Das verhindert die konstruktive Auseinandersetzung mit den Werten der eigenen und der deutschen Kultur und den Aufbau einer eigenen Lebensgestaltung. Ein sinnstiftender Zusammenhalt von Vergangenheit, Gegenwart und Zukunft fehlt vielen.

Auf familiendynamischer Ebene ist vielfach ein Zerfall des Familiensystems zu beobachten. Das Selbstbild vieler Flüchtlingseltern in den Unterkünften ist von Versagen, Schuldgefühlen und von Ohnmacht geprägt. Sie richten all ihr Hoffen auf die Kinder. Ohne es zu wissen, überfordern sie die Kinder damit. Viele Flüchtlingskinder in Deutschland zählen zu den jungen Menschen, die »seelisch behindert« sind und Eingliederungshilfe nach dem Kinder- und Jugendhilfegesetz benötigen würden (§ 35 a SGB VIII).

Der Bedarf für psychosoziale Hilfen für die Kinder und ihre Eltern liegt auf der Hand. Eindeutige Ansprüche nach dem Deutschen Kinder- und Jugendhilferecht haben diese Familien auf Grund widersprechender Bestimmungen des Asylbewerberleistungsgesetzes aber nicht. Bei unklarem Rechtsanspruch auf Hilfeleistungen nach dem Kinder- und Jugendhilferecht liegt die Zuwendung im Ermessen einer Einrichtung.[4]

Bei Flüchtlingsfamilien ist die Familiendynamik zu beachten. Flüchtlingskinder sind oft die Hauptleidtragenden. Sie können selbst Opfer oder Zeuge von schweren traumatisierenden Erlebnissen und Folter sein. Sie haben oft neben nahen Angehörigen und Freunden alles verloren, was ihnen bis dahin lieb und wert war und haben zumeist keine vorausgehenden positiven Ressourcen, welche sie in den neuen Lebensabschnitt mit hinüberretten können. Sie leiden zusätzlich unter der fehlenden emotionalen Zuwendung der Eltern, wenn diese eingebunden sind in ihre eigenen Traumaerlebnisse. In vielen Fällen kommt es bei Kindern zu Überforderung, Parentifizierung, zu Entwicklungsstörungen und Entwicklungsrückschritten.

Nach der *UN-Kinderrechtskonvention von 1992 (KRK)*, haben auch Flüchtlingskinder und Jugendliche umfassende Rechte. Die Praxis in Deutschland sieht jedoch anders aus. Deutschland hat die KRK unterzeichnet, jedoch mit einem Vorbehalt:

Keine Bestimmung der KRK soll so ausgelegt werden, dass sie die Rechte der Bundesrepublik Deutschland beschränkt. So werden z. B. unter dem Hinweis auf den angeblichen Vorrang der Asyl- und Ausländergesetze sowohl zwingende gesetzliche Vorschriften des *Bürgerlichen Gesetzbuches*

---

4   Vgl. Urbanek (2004). Felicitas Urbanek, Dipl. Psych., SOS-Beratungs- und Familienzentrum München im SOS Kinderdorf, ist verantwortlich für den Arbeitsbereich Flüchtlingsfamilien in Unterkünften.

(BGB) als auch des *Kinder- und Jugendhilfegesetzes (KJHG)* und des *Haager Minderjährigenschutzabkommens* nicht oder nur unzureichend angewendet.

In der Praxis führt die Vorbehaltserklärung zu einer Blockadewirkung auf rechtlicher Ebene mit der Folge, dass internationale Völkerrechtsstandards für Flüchtlingskinder in Deutschland noch immer nicht gelten. Sie werden mit 16 Jahren verfahrensmündig, unterliegen dann dem restriktiven Asylbewerberleistungsgesetz sowie faktisch einem Ausbildungs- und Arbeitsverbot. Sie können in Abschiebungshaft genommen und ohne Begleitung abgeschoben werden. Täglich haben Menschenrechtsorganisationen und Flüchtlingsräte mit jungen Flüchtlingen zu tun, die nach erfolgreichem Abschluss der Schule an die engen Grenzen der ausländerrechtlichen Auflagen stoßen, die die Aufnahme einer Ausbildung oder eines Studiums erheblich erschweren bzw. eine Ausweisung aus Deutschland bedeuten.

3. Das Asylverfahren in Deutschland, Asyl- und Ausländergesetze

Nur wenige Tage nach ihrer Flucht findet für Asylbewerber beim Bundesamt für Migration und Flüchtlinge (BAMF) eine Erstanhörung statt, bei der sie mit einer Vielzahl für sie nicht gewohnter Fragen konfrontiert werden. Diese Fragen stehen am Beginn der Anhörung und beziehen sich auf Örtlichkeiten des Herkunftslandes, auf den Fluchtweg, auf die Schlepper und deren Kosten.

Erst zum Schluss der Anhörung wird die Frage nach den Asylgründen hinsichtlich eines politischen Asyls gestellt. Zu keinem Zeitpunkt wird nach Beschwerden, Krankheiten oder nach dem momentanen Gesundheitszustand gefragt. Ohne Abklärung wird jedoch regelhaft im Anhörungsbescheid des BAMF ein krankheitsbedingtes zielstaats-bezogenes Abschiebehindernis[5] verneint. Auf diese Entscheidung wird im gesamten Verfahren immer wieder Bezug genommen.

Auf diese Weise wird bei einem hohen Prozentsatz traumatisierter oder anderweitig psychiatrisch kranker AsylbewerberInnen der Asylantrag bereits im Rahmen der Erstanhörung abgelehnt. Sie hatten nicht, wie von ihnen erwartet wurde, detailliert und widerspruchsfrei die Gründe für ihre Flucht vorbringen können. Angst, Scham und Vermeidung als Hauptsymptom der Posttraumatischen Belastungsstörung (PTBS) verhindern solche Aussagen. Sie werden auch nicht ermuntert, Einzelheiten der traumatisierenden Erlebnisse zu schildern.

Bei späteren Kontakten ist von den Betroffenen häufig zu erfahren, dass die Fragen des BAMF Verwirrung auslösen und ihre Angst verstärken; auch erinnert diese Anhörung viele von ihnen an Verhöre im Gefängnis und ggf. an Folter. Es ist ihnen nicht bewusst, dass sie zu diesem Zeitpunkt alle Angaben zu ihren Fluchtgründen hätten machen müssen.

---

5   § 60 Abs. 7, Satz 1 Aufenthaltsgesetz (AufenthG).

Als Ergebnis verhindert das BAMF mit dieser Praxis, dass der Situation besonders schutzbedürftiger Personen im Verfahren Rechnung getragen wird. Geist und Wortlaut der EU-Richtlinie 2003/9EG, (§ 17, 1)[6] wird durch die mangelhafte Ausgestaltung des Verfahrens und die Praxis des Bundesamtes unterlaufen.

Nach dieser EU-Richtlinie zur Festlegung von Mindestnormen für die Aufnahme von Asylbewerbern in den Mitgliedsstaaten vom 27. Januar 2003 ist die Bundesrepublik Deutschland jedoch verpflichtet, geeignete Maßnahmen zu treffen, um u. a. besonders schutzbedürftige Personen festzustellen und ihre besondere Problemlage zu berücksichtigen. Hierauf wird später noch eingegangen werden.

4. Fortsetzung des traumatisierenden Prozesses, drohende und durchgeführte Abschiebung

Als besonders wichtiges Ergebnis seiner Untersuchungen zu den traumatischen Sequenzen hebt Hans Keilson[7] hervor, dass die dritte traumatische Sequenz, d. h. die Zeit nach den eigentlichen Traumatisierungen, besonders entscheidend ist für den weiteren Verlauf des Lebens und der Krankheitsbilder:

Gute Eingliederungsbedingungen in dem neuen Lebensumfeld, d. h. im Exil, können den Krankheitsverlauf und das weitere Leben positiv beeinflussen. Im anderen Fall, d. h. bei erschwerten Aufnahmebedingungen und weiteren spezifischen oder unspezifischen retraumatisierenden und traumatisierenden Erlebnissen und fehlender sozialer Unterstützung und Anerkennung des erlittenen Leides, sind Verschlimmerungen der Traumafolgestörungen die Regel. Die Folgen sind zunehmende Depression und Angstsymptomatik, Verschlechterung des Gesundheitszustandes, Suizidalität, Progredienz insbesondere im Hinblick auf Persönlichkeitsänderungen, unter Umständen auch auf psychotische Episoden.

Unter den heutigen gesellschaftspolitischen Rahmenbedingungen und den Asyl- und Ausländergesetzen ist Letzteres der Fall. Nach den eigentlichen traumatischen Ereignissen, nach Hans Keilson die erste undzweite traumatische Sequenz, finden in der dritten traumatischen Sequenz für Asylbewerber oft über viele Jahre zahlreiche retraumatisierende Situationen auf der Flucht und im Aufnahmeland statt.

Das Leben abgelehnter Asylbewerberinnen und Asylbewerber ist geprägt durch:

---

6   EU Richtlinie 2003/9/EG,vgl. European Council (2003), S. 18.
7   Keilson (1979).

- das Fehlen eines sicheren sozialen Umfeldes (dritte traumatische Sequenz[8]): mit Angst; Panik, Hilf- und Hoffnungslosigkeit, Suizidalität

- ein »Leben zwischen zwei Stempeln«, das heißt die immer nur kurzfristige Verlängerung des Aufenthaltes zwischen ca. zwei Wochen bis ca. sechs Monaten

- die Angst vor einer Wiederholung von Verfolgung, Haft, ggf. Folter im Herkunftsland

Dies wird durch eine drohende Abschiebung noch verstärkt.

Viele Asylbewerber haben keinen Zugang zu einer medizinischen und psychotherapeutischen Behandlung, noch weniger zu einer Aufnahme in einem Behandlungszentrum für Flüchtlinge und Folteropfer. Sie leben oft abgeschottet in ländlicher Umgebung. Es fehlen Dolmetscher. Eine verkehrsmäßige Anbindung an solche Behandlungseinrichtungen ist nicht vorhanden, zum anderen ist die Aufnahmekapazität dieser Behandlungszentren sehr begrenzt. Bei vielen traumatisierten Asylbewerbern werden auf diese Weise zu keinem Zeitpunkt ihres Aufenthaltes Traumafolgen festgestellt.

Die tagtäglichen Gewalterfahrungen und Polizeirazzien in den Unterkünften, die abwehrenden, ausgrenzenden, z. T. ausländerfeindlichen Behördenkontakte und undurchschaubaren Formalitäten führen bei vielen dieser Menschen zu Zermürbung, Zusammenbrüchen und schweren Ängsten. Die wenigen ärztlichen Behandlungen sind zumeist Notfallbehandlungen in Kliniken oder Kriseninterventionen bezogen auf akute Suizidalität und akute Zusammenbrüche.

5. Psychosoziale Zentren und Behandlungszentren für Flüchtlinge und Folteropfer

Als in den 1970er Jahren die Arbeit der Behandlungszentren in Deutschland und Europa begann, ging es darum, Opfer von Folter oder extremen Menschenrechtsverletzungen durch gezielte und spezialisierte Hilfen dabei zu unterstützen, die erlittene Gewalt und das Leid in ihr Leben zu integrieren. Es ging auch um die Suche nach Wörtern, um die psychischen Probleme von Menschen, die Folter erleben mussten, für Ärzte, Psychologen und Therapeuten, für Entscheidungsträger und Juristen übersetzen und verständlich machen zu können.

Inzwischen hat sich die Sprache und Gedankenwelt vieler HelferInnen verändert. Sie haben gelernt, sich in einer juristischen Gedankenwelt zu be-

---

8   Vgl. Keilson (1979).

wegen, um für ihre KlientInnen in rechtlichen Verfahren sachverständig gutachterliche Aussagen machen zu können. Daraus hat sich die Praxis der Dokumentation von Menschenrechtsverletzungen und Gewalterfahrungen, wie auch die verfeinerte Diagnostik und Begutachtung der Traumafolgestörungen wesentlich weiterentwickelt.

Unter den KlientInnen von Behandlungszentren für Flüchtlinge und Folteropfer sind ca. 80–90 % abgelehnte AsylbewerberInnen. Viele dieser KlientInnen standen bereits vor der Abschiebung, sie hatten z. T. bisher keine Angaben zu schwerwiegenden ehr- und schamverletzenden Misshandlungen und Folter gemacht.

Im Zusammenhang mit und nach der Debatte um die Schutz- und Behandlungsbedürftigkeit und die Anerkennung von Traumatisierung bei Flüchtlingen aus Bosnien ist es in den letzten Jahren zu einer Flut von Gutachten und Stellungnahmen über Flüchtlinge gekommen. Seitdem besteht zunehmend die Gefahr, dass die politische Verantwortung von Regierungen auf medizinisch-psychiatrische Behandlungs- und Schutznotwendigkeiten verschoben wird.

So ist im Bereich der Begutachtung der traumatisierten Asylbewerber eine negative Entwicklung zu verzeichnen: Aufträge zu sachverständiger Begutachtung durch das BAMF und durch Gerichte werden so gut wie nie mehr erteilt, und ärztlich-psychotherapeutische und psychologische Stellungnahmen im Auftrag von Rechtsanwälten werden als so genannte Privatgutachten zunehmend weniger gewürdigt.

Trotz sorgfältiger Dokumentation der traumatisierenden Erlebnisse im Herkunftsland und der Krankheitsbilder, trotz verfeinerter Diagnostik und sorgfältiger Begutachtung durch Experten und fortgebildete Sachverständige wird diesen Beweismitteln in den Verfahren zunehmend mit Skepsis begegnet. Diagnosen und Krankheitsbilder werden beim BAMF wegen »unglaubhafter« Angaben im Asylverfahren »verworfen« und auch Berichte von Fachärzten in psychiatrischen Kliniken als nicht »ausreichend« bezeichnet. Darüber hinaus wird in den Bescheiden des BAMF darauf verwiesen, dass eine mögliche Posttraumatische Belastungsstörung (PTSD) im Herkunftsland behandelt werden könne und im Falle einer Suizidalität die Untersuchung auf Reisefähigkeit diese berücksichtigen würde. Retraumatisierende Gefahren und eine Verschlechterung des Gesundheitszustandes bei Rückkehr oder Abschiebung werden jedoch weder durch das BAMF noch von den Ausländerbehörden berücksichtigt; zumeist wird die Reisefähigkeit bestätigt.

6. Internationale Konventionen und menschenrechtliche Verpflichtungen, EU-Richtlinien – das Gesetz zur Umsetzung aufenthalts- und asylrechtlicher Richtlinien der Europäischen Union (Richtlinienumsetzungsgesetz) der deutschen Bundesregierung

Während weltweit Menschenrechtsverletzungen und Gewalterfahrungen in Krisen- und Kriegsgebieten zunehmen und viele Millionen Menschen gezwungen werden ihre Heimat zu verlassen, werden in Europa die Abwehrmechanismen gegen die ankommenden Flüchtlinge so verstärkt, dass sie nicht mehr legal nach Europa gelangen können, noch weniger nach Deutschland, das in der Mitte von sicheren Drittstaaten gelegen ist. Der Weg mit dem Flugzeug führt zur Flughafenregelung des Asylverfahrens, das ebenfalls in die restriktiven Änderungen einbezogen ist.

Angesichts dessen, dass weltweit schwere Menschenrechtsverletzungen, Gewalt und Folter zunehmen und Flüchtlinge ihre Heimat verlassen müssen, ist es erschreckend und beschämend, auf welche Weise Deutschland und auch andere EU-Länder sich der Verpflichtung zum Schutz dieser Menschen völlig entziehen. Wo auf der Welt sollten Flüchtlinge Schutz finden, wenn nicht in den Staaten, die die internationalen Abkommen und Konventionen unterschrieben haben?

Deutschland ist bisher eines der Hauptaufnahmeländer für Flüchtlinge und beherbergt gegenwärtig etwa 700.000 Menschen, die eines internationalen Schutzes bedürfen. In den letzten Jahren ist die Zahl der Asylsuchenden in Deutschland jedoch stark rückläufig. 2006 haben 21.029 Menschen in Deutschland Asyl gesucht, während diese Zahl im Jahr 2001 88.287 betrug. Das Zuwanderungsgesetz von 2004, das am 1. Januar 2005 in Kraft getreten ist, hat das Zuwanderungs- und Asylrecht in Deutschland geklärt und es enger an die internationalen Asylstandards angepasst.

Dies hat sich nun geändert. Mit dem am 28. August 2007 beschlossenen *Richtlinienumsetzungsgesetz* setzt die Deutsche Bundesregierung die flüchtlingsspezifischen Regelungen der europäischen Vorgaben nur unzureichend um und verschärft seine Abschottung weiter. Das betrifft u. a. den Zugang zu internationalem Schutz und die Ausgestaltung des Schutzes entsprechend der Qualifikationsrichtlinie.[9] Diese Richtlinie verfolgt ein menschenrechtlich orientiertes Schutzkonzept. Es besteht ein Anspruch auf Schutz dann, wenn Schutzbedürftigkeit nach Maßgabe der Richtlinie gegeben ist. Ein Anspruch[10] auf die Gewährung des subsidiären Schutzstatus besteht grundsätzlich dann, wenn eine individuelle Prüfung[11] ergibt, dass dem Antragsteller bei Rückkehr

---

9   EU Richtlinie2004/83/EG, vgl. European Council (2004b).
10   EU Richtlinie 2004/83/EG, Art. 2 lit. E, vgl. European Council (2004b).
11   EU Richtlinie 2004/83/EG, Art. 4 Abs. 3, vgl. European Council (2004b).

in sein Herkunftsland ein ernsthafter Schaden im Sinne von Art. 15 der Richtlinie droht.

Neben diesen erheblichen Defiziten an Schutz für Bürgerkriegsflüchtlinge und Opfer innerstaatlicher Auseinandersetzungen ist auch deren psychosoziale Versorgung nicht ausreichend: Das Kindeswohl wird nur wenig beachtet. Die Integration von Flüchtlingen und ihren Familienangehörigen wird erschwert, indem die Regelungen zum Widerruf und zur Aufenthaltsverfestigung verschärft werden. Asylsuchende zwischen 16 und 18 Jahren werden nicht als Minderjährige behandelt. Die Kettenduldungen werden nicht abgeschafft; es werden im Gegenteil sogar neue Duldungsgründe geschaffen. Die gesetzliche Bleiberechtsregelung ist zwar zu begrüßen, die vorgeschlagenen Regelungen sind jedoch nicht ausreichend und betreffen nur eine geringe Zahl der Schutzbedürftigen.

Insgesamt gesehen wird das Gesetz nicht den europäischen Vorgaben gerecht. Es ist in Teilen sogar verfassungswidrig. Nach Auffassung der Wohlfahrtsverbände und Menschenrechtsorganisationen entspricht es nicht den internationalen humanitären Standards.[12]

Im Vorfeld der Verabschiedung des Gesetzes wurde die Bundesregierung in Gesprächen mit wissenschaftlichen Gremien, Wohlfahrtsverbänden und Menschenrechtsorganisationen auf die schwerwiegenden Folgen der in dem Gesetzentwurf vorgesehenen Regelungen hingewiesen. Dabei wurde besonders kritisiert, dass traumatisierte Asylbewerber als besonders schutzbedürftige Personen im Asylverfahren nicht als solche festgestellt oder wahrgenommen werden. Diese Meinung teilten einzelne Mitglieder in Bundestagsausschüssen und des Deutschen Bundestags in Einzelgesprächen, bedauerlicherweise schlug sich dies jedoch nicht bei der Abstimmung nieder. Nur wenige SPD-Mitglieder des Deutschen Bundestages haben gegen dieses geänderte Gesetz gestimmt. Traumatisierte Flüchtlinge und Folterüberlebende finden im neuen Gesetz keine Erwähnung mehr.

Diese nicht erkannten und dementsprechend auch nicht behandelten besonders schutzbedürftigen Personen sind u. a. solche Menschen, die vor ihrer Abschiebung durch Ärzte auf Reisefähigkeit untersucht werden müssen.

Auch kranke und traumatisierte Flüchtlinge und rechtskräftig abgelehnte Asylbewerber, die in Abschiebungshaft genommen werden, treffen im Allgemeinen nicht auf geschulte Ärzte oder geschultes Personal. Dolmetscher sind nicht vorhanden. Ihre Krankheitsbilder werden nicht adäquat

---

12 Stellungnahme von Amnesty International vom 21. Mai 2007 zum Entwurf eines Gesetzes zur Umsetzung aufenthalts- und asylrechtlicher Richtlinien der Europäischen Union vom 28. März 2007 (2. Änderungsgesetz) und Stellungnahme des Deutschen Instituts für Menschenrechte vom 4. Mai 2007 zum Gesetzentwurf der Bundesregierung – Entwurf eines Gesetzes zur Umsetzung aufenthalts- und asylrechtlicher Richtlinien der Europäischen Union vom 28. März 2007.

wahrgenommen und dementsprechend nicht behandelt. Aufenthalte in Abschiebehaftanstalten oder in normalen Justizvollzugsanstalten sind gerade für traumatisierte Flüchtlinge sehr belastend. Abschiebehaft ist keine Strafhaft, sondern eine reine Verwaltungsmaßnahme. Die Menschen werden gerade dadurch besonders erschreckt und verunsichert, da sie sich keiner Straftat bewusst sind und sie außerdem durch Gefängnis und Strafmaßnahmen an frühere Erlebnisse in ihrem Herkunftsland erinnert werden. Gesundheitliche Probleme in der Abschiebehaft finden sich in dem Beitrag »Gefährdung kranker Flüchtlinge durch Abschiebung in Abschiebehaft«.[13]

7. Die Bedeutung der Gesundheitsversorgung und der Gesundheitsprävention für Asylbewerber und ihre Kinder als besonders schutzbedürftige Personen

Aus Art. 12 Absatz 1 des *Internationalen Paktes über wirtschaftliche, soziale und kulturelle Rechte (Sozialpakt)* ergibt sich die Verpflichtung der Paktstaaten, das Recht eines jeden auf das für ihn erreichbare Maß an körperlicher und geistiger Gesundheit anzuerkennen. Der hierfür zuständige UN-Ausschuss für wirtschaftliche, soziale und kulturelle Rechte hat in seiner Allgemeinen Bemerkung Nr. 14 »Das Recht auf ein Höchstmaß an Gesundheit (Art. 12)« vom 11. August 2000 folgendes festgehalten:

> »Insbesondere unterliegen die Vertragsstaaten der Verpflichtung, das Recht auf Gesundheit zu achten, indem sie es beispielsweise unterlassen, den gleichberechtigten Zugang zu vorbeugenden, heilenden und lindernden Gesundheitsdiensten für jeden Menschen zu verweigern oder zu beschränken, einschließlich für […] Asylsuchende und illegale Migranten; [...].«[14]

Der Anspruch auf ein Höchstmaß auf Gesundheit aus Art. 12 des Sozialpaktes erstreckt sich nicht nur auf die physische Gesundheit und die Abwesenheit von Krankheit und Gebrechlichkeit, sondern auch auf die geistige bzw. psychische Gesundheit und die sozialen Faktoren, die ein gesundes Leben ermöglichen.[15]

Der Gesetzgeber ist danach verpflichtet, den Aspekt des diskriminierungsfreien Zugangs zur Gesundheitsversorgung einschließlich der psychologischen und psychosozialen Betreuung in seine Normsetzung mit einzubeziehen.

Das Recht auf Gesundheit ist insbesondere für Personen mit besonderen Schutzbedürfnissen, wie etwa begleitete und unbegleitete Minderjährige, behinderte und ältere Menschen, schwangere Frauen, Alleinerziehende mit minderjährigen Kindern und Personen, die Folter, Vergewaltigung oder sons-

---

13 Gierlichs/Uhe (2007).
14 CESCR (2000), Zif. 4, S. 300.
15 Vgl. ebd., S. 286.

tige schwere Formen psychischer, physischer oder sexueller Gewalt erlitten haben, von besonderer Bedeutung. Dem tragen Art. 7 Absatz 1 und Art. 9 Absatz 1 der *Opferschutzrichtlinie*,[16] Artikel 13 Absatz 4 der *Richtlinie über vorübergehenden Schutz*[17] und Art. 15, 17 bis 20 der *Richtlinie Aufnahmebedingungen*[18] Rechnung.

Die Umsetzung dieser Verpflichtungen ist durch die neue Gesetzgebung der deutschen Bundesregierung jedoch nicht gewährleistet.

8.   Staatlicher Auftrag zu ärztlicher Untersuchung auf Reisefähigkeit – Menschenwürde und ärztliche Verantwortung

Die Asyl- und Ausländergesetze sehen vor, dass bei rechtskräftig abgelehnten Asylbewerbern, die krank sind, in Behandlung stehen und für die ärztliche Atteste vorliegen, vor der Abschiebung unter Zwang die (Flug-)Reisetauglichkeit ärztlicherseits bescheinigt werden muss. Bei dieser Frage der Ausländerbehörde geht es lediglich um die Feststellung von (Flug-)Reisetauglichkeit und inwieweit der Flugtransport als solcher zu Gesundheitsschäden führen kann. Es geht nicht um die Frage, welche Schäden durch die Abschiebung verstärkt werden und danach weiterhin anhalten.

Viele der beauftragten Ärzte sind mit trauma- und kulturspezifischen Krankheiten und der Gefahr einer Retraumatisierung und Gesundheitsverschlechterung durch die Abschiebung nicht vertraut. Es gibt sehr unterschiedliche Bedingungen für diese Untersuchungen, je nachdem ob sie in einer Großstadt und durch Fachärzte für Psychiatrie/Psychotherapie erfolgen oder ob ein Landratsamt/Gesundheitsamt in einem eher ländlichen Gebiet Ärzte anderer fachlicher Spezialisierung außerhalb der Psychiatrie mit der Untersuchung beauftragt und keinen Dolmetscher und keine Unterlagen zur Verfügung stellt. Es kann sein, dass der Arzt unter Zeitdruck gezwungen ist, den Flüchtling nur sozusagen in Augenschein zu nehmen, und das Flugzeug zum Rücktransport bereits startbereit wartet.

Erfreulicherweise haben in manchen Großstädten die Psychiater die Möglichkeit, den Patienten – allerdings auch nur für ca. 1½ Stunden – mithilfe eines Dolmetschers zu befragen und zu untersuchen. Dabei können auch die Fragestellungen für die Untersuchung unterschiedlich sein. Unter guten Untersuchungsbedingungen stellt die Ausländerbehörde Atteste, Krankenhausberichte, Bundesamtsbescheid, Anhörungsprotokoll sowie die Entbindung von der Schweigepflicht zur Verfügung.

Unter solchen relativ guten Untersuchungsbedingungen können diese Fachärzte ausführliche Niederschriften anfertigen, die jedoch bei der untersu-

---

16   EU Richtlinie 2004/81/EG, vgl. European Council (2004a).
17   EU Richtlinie 2001/55/EG, vgl. European Council (2001).
18   EU Richtlinie 2003/9/EG, vgl. European Council (2003).

chenden Behörde bleiben und durch manche Landratsämter oft keine Berücksichtigung finden.

Das gesetzlich festgelegte Ziel der Bundesregierung und der Behörden ist es, bei rechtskräftiger Ablehnung des Asylverfahrens auch bei kranken und traumatisierten Flüchtlingen die Abschiebung durchzuführen. Dies schlägt sich in dem weiteren Vorgehen der Behörden nieder. Es besteht kein Interesse an der Abklärung, inwieweit die vorgesehenen Abschiebemaßnahmen zur Verschlechterung des Gesundheitszustandes und der Suizidalität führen und über die Zeit des Flugtransportes hinaus weiter fortwirken. Spezielle Fragen an den Arzt sind vielmehr darauf gerichtet zu klären, durch welche Maßnahmen die Reisefähigkeit auch bei Suizidalität hergestellt werden kann. Vorgesehen ist dabei im Allgemeinen die Abschiebung mit ärztlicher Begleitung.

Effektivität und Sinnhaftigkeit der Arztbegleitung während des Abschiebevorganges haben mehrere höhere Gerichte in ihren Urteilen jedoch infrage gestellt. Sie haben sich vielmehr dahingehend ausgesprochen, dass eine ärztliche Begleitung bei der Abschiebung eine Gesundheitsverschlechterung und weitere Suizidalität nicht verhindern kann.[19]

Jede Untersuchung auf Reisefähigkeit eines kranken, ggf. traumatisierten Flüchtlings ist für alle Beteiligten eine Belastung. Ärzte, die auf Grund ihrer Anstellung in einem Gesundheitsamt den Untersuchungsauftrag durch die zuständige Ausländerbehörde bekommen, geraten in einen Konflikt zwischen ihrem ärztlich-ethischen und beruflichen Auftrag. Es ist der Auftrag und das ureigenste Anliegen eines Arztes, Menschen nach bestem Wissen und Gewissen zu behandeln, Schaden von ihnen abzuwenden und diesen möglichst zu heilen.

Dass dieser ärztlich-ethische Auftrag bei der Bescheinigung einer Reisefähigkeit in Gefahr ist, ist dem Arzt bewusst. Er kann den Patienten mit seiner Entscheidung direkt in Gefahr bringen kann oder zumindest in Kauf nehmen, dass diesem möglicherweise schwerer Schaden zufügt wird, der weitreichende Folgen auch über den Abschiebevorgang hinaus haben kann.

---

19 Bayer. VGH, 30. März 2006, Az 24CE 05.2266: »Aus den dargelegten Gründen kommt es für die Entscheidung des Senats demzufolge weder darauf an, ob eine Behandlung der Antragstellerin im Kosovo möglich ist, noch ist ausschlaggebend, ob die Maßnahmen während des Abschiebevorgangs zur Verhinderung eines Suizids hinnehmbar sind oder die Antragstellerin zu 1 in ihrer Menschenwürde unverhältnismäßig beeinträchtigt werden könnte. Vielmehr stellt der Senat ausschließlich darauf ab, ob eine erhebliche Verschlechterung des Gesundheitszustandes der Antragstellerin zu 1 allein durch die Abschiebung bzw. durch die Abschiebung ohne Suizid gewährleistenden Maßnahmen zu befürchten ist und damit die Voraussetzungen für die Erteilung einer Duldung gemäß §60a AufenthG i. V. mit Art. 2, Absatz 2 GG gegeben sind [...].« (S. 9–10).

Das Ausmaß der Belastung für den Abzuschiebenden selbst kann nur dann gering sein, wenn er keine schwerwiegenden und lebensbedrohlichen Befürchtungen bei der Rückkehr in sein Herkunftsland hat. Jedoch auch in diesem Falle sieht die Zukunft dort zumeist düster und bedrohlich aus.

Erkrankte Flüchtlinge, insbesondere nach traumatisierenden Erlebnissen im Herkunftsland, leiden besonders intensiv unter der Abschiebesituation. Sie sind in der Regel deutlich weniger belastbar als Gesunde und sollten daher im Verlauf von Abschiebungen so schonend wie möglich behandelt werden. Dies ist bisher nicht ausreichend der Fall.

Die Erfahrung zahlreicher Fachkollegen[20] zeigt, dass für die individuelle Reaktion eines traumageschädigten Patienten seine Stressresistenz und Steuerungsfähigkeit hinsichtlich belastender Faktoren ausschlaggebend ist. Besonderen psychischen Gesundheitsrisiken unterliegen traumatisierte Patienten bei ihrer Rückkehr ins Heimatland durch die Gefahr der Reaktualisierung infolge einer Vielzahl von Hinweisreizen dort, d. h. durch Reize, die einen unmittelbaren inhaltlichen Bezug zum Trauma haben. Insbesondere bei Patienten mit psychosenahen oder psychotischen Störungen drohen Realitätsverkennungen und akute psychotische Wahrnehmungsstörungen bzw. eine akute psychotische Dekompensation. Gefährdet sind auch traumatisierte Patienten mit depressiven Zustandsbildern unterschiedlicher Schweregrade. Bei ihnen besteht die Gefahr der Aktualisierung autoaggressiver Impulsdurchbrüche im Sinne von Suizidversuchen und Suiziden und eines erhöhten Chronifizierungsrisikos. Darüber hinaus ist mit einer Verschlimmerung von Somatisierungsstörungen bei traumatisierten Patienten zu rechnen, d.h. Patienten mit vielfältigen psychogenen Körperbeschwerden wie z. B. Schmerzen an unterschiedlichen Organsystemen und mit einer Tendenz zur Chronifizierung.

Bei diesem Patientenkreis traumatisierter Asylbewerber ist die Abschiebedrohung wesentlich belastender als für gesunde nicht traumatisierte Asylbewerber, und es kann bereits bei Androhung einer Abschiebung zu einer Reaktualisierung psycho-pathologischer Phänomene bzw. zu einer Provokation von Symptomatik kommen, die in Zusammenhang mit dem erlittenen Trauma steht bzw. Teil davon ist. Das bedeutet auch, dass bei Menschen mit Traumastörungen eine im Allgemeinen als verkraftbar angesehene Belastung wegen ihrer krankheitsbedingten hohen Vulnerabilität Symptomatik hervorruft. Bekannt ist, dass Menschen, die psycho-traumatologisch »vorgeschädigt« sind, eine hohe Verletzlichkeit (Vulnerabilität) im Zusammenhang mit Erlebnissequenzen aufweisen, die einen mehr oder weniger direkten inhaltlichen Bezug zum Trauma-Erleben haben. Dabei ist dieser inhaltliche Bezug teilweise nicht objektivierbar, sondern läuft auf der subjektiven Erlebnisebene und im Allgemeinen unbewusst ab. An Phänomenen einer reduzierten Belastbarkeit in Verbindung mit einer hohen Vulnerabilität ist eine

---

20   Vgl. Gierlichs et al. (2005), S. 158–164 sowie Haenel/Wenk-Ansohn (2005).

mangelnde Unterscheidungsfähigkeit zwischen gefährlichen und ungefährlichen Situationen zu nennen. Es kann also jenseits einer realistischen Wahrnehmung zu einer angstbesetzten Wahrnehmungsverzerrung einer alltäglichen Situation kommen, wodurch Panikgefühle, innere Unruhe, lähmende Angst sowie Wiedererinnerungen an die erlebte Traumasituation auftreten und zu unterschiedlichen irrationalen Reaktionen Anlass geben können. Im Extremfall kann es zu einem Verlust der affektiven Modulation und einer undifferenzierten *flight-or-fight*-Reaktion kommen. Es ist schwer zu prognostizieren, was im Einzelnen das Reaktionsmuster des Betroffen ausmachen wird, aber es lässt sich aus den bisher bekannten symptomatischen Erlebnismustern und den z. B. bei Abschiebungsandrohung erlebten und objektivierten Symptomclustern eine prognostische Aussage ableiten.

An diesen möglichen Gefährdungen ist ersichtlich, dass nur ein Facharzt für Psychiatrie, der in kultur- und traumaspezifischen Krankheitsbildern geschult und fortgebildet ist, eine fachgerechte Untersuchung im Rahmen der »Reisefähigkeitsprüfung« durchführen kann.

Während bisher die Abschiebung den abgelehnten Asylbewerbern im Allgemeinen ca. vier Wochen zuvor bekannt gegeben wurde, sieht das neue *Richtlinienumsetzungsgesetz* der Bundesregierung vor, dass Abschiebungen nicht angekündigt werden. Wie bereits beschrieben, bedeutet diese Verschärfung für traumatisierte Flüchtlinge, dass sie in ständiger Angst, am frühen Morgen zur Abschiebung abgeholt zu werden, nicht mehr zur Ruhe kommen. Ihr durch die Erkrankung bereits gestörter Schlaf wird noch weiter behindert. Von Betroffenen ist zu erfahren, dass sie sich nicht mehr trauen, sich schlafen zu legen und sich zur Nacht auszuziehen. In einem Dauerzustand der Angst, des Gefühls der Bedrohung und ständig auf der Flucht zu sein, ist ein verstärktes Fortschreiten des Krankheitsbildes zu befürchten; psychotische Episoden und ggf. eine ins Wahnhafte abgleitende Einengung auf die drohende Abschiebung ist nicht selten. Psychotherapeutische Behandlungen können dann wiederum nur darauf gerichtet sein, Panik und Suizidalität in Grenzen zu halten.

Durch den Wegfall der Vorankündigung der Abschiebung werden die Rechte der Betroffenen weiter beschränkt. Ihnen wird damit auch die Möglichkeit genommen, in allergrößter Not und allerletzter Möglichkeit noch Angaben zu bisher vermiedenen traumatisierenden Erlebnissen vorzutragen.

Diese Belastungen werden am Beispiel des Schicksals einer Patientin mit ihrer Familie – ihrem Mann und zwei in Deutschland geborenen Kindern – deutlich, bei der diese Belastungen während der ca. zwölf Jahre des Asylverfahrens zu irreparablen Schädigungen führten. Es fehlte sowohl die Feststellung einer besonderen Schutzbedürftigkeit, als auch die Sicherheit und die notwendige Behandlung.

Nach Ablehnung des Asylverfahrens in mehreren Instanzen flüchtete die Familie nach London, von wo sie ohne vorherige Ankündigung dreieinhalb Jahre später nach Deutschland abgeschoben wurde. Vor der dann durch Deutschland wieder vorgesehen Abschiebung – diesmal in ihr Herkunftsland im vorderen Orient – wurde noch rechtzeitig die Möglichkeit gefunden, die Patientin sorgfältig zu untersuchen. In ihrer Ausweglosigkeit und Zermürbung gab sie zuletzt erstmals ihr »Geheimnis« des Erlebens von sexualisierter Gewalt preis. Bei der Begutachtung konnten erstmals – d. h. nach fast zwölf Jahren Asylverfahren – die anhaltenden traumatisierenden Erlebnisse im Herkunftsland, die Entwicklung und der Verlauf der Traumafolgestörungen und die Fortsetzung des traumatisierenden Prozesses im Rahmen des Asylverfahrens abgeklärt werden.

Die gesundheitlichen Folgen für die Patientin wie auch für ihre Familie sind mittlerweile weit fortgeschritten; sie bedürfen alle einer langjährigen Behandlung und psychosozialen Unterstützung. Es ist noch nicht abzusehen, welche Folgen die sekundäre Traumatisierung bzw. transgenerationale Weitergabe des Traumas der Mutter an die Kinder haben werden und wie lange es dauern wird, bis die Patientin ein einigermaßen normales Leben leben wird.

Rückblickend beurteilt die Patientin die Zeit im Asylverfahren als äußerst belastend und zerstörerisch. Als schwerwiegende und lang anhaltende Belastungen wirken bis heute fort: die Panik im Zusammenhang mit den Abschiebemaßnahmen (ohne vorherige Ankündigung, unter Anwendung von Gewalt, Fesselung durch Polizei und die Unsicherheit des weiteren Lebens für sich und ihre Kinder) sowie die Hilf- und Hoffnungslosigkeit mit Todesangst vor der Wiederholung der ehrverletzenden und erniedrigenden Erlebnisse im Herkunftsland.

Als positive Entwicklung kann dagegen festgestellt werden, dass heutzutage eine gegen den Willen des Betroffenen durchgeführte medikamentöse Ruhigstellung während des Abschiebevorganges mittlerweile nicht mehr erlaubt ist. In den Standards des Europäischen Komitees zur Verhütung von Folter und unmenschlicher oder erniedrigender Behandlung oder Strafe (*European Commitee for the Prevention of Torture and Inhuman or Degrading Treatment or Punishment, CPT*)[21] wurde dies 2002 und 2004 ausdrücklich verboten. Diese Maßnahmen sollten keine Anwendung mehr finden.

---

21 CPT weist darauf hin, »dass es beunruhigende Berichte aus mehreren Ländern über Zwangsmittel erhalten hat, die während des Vorganges der Abschiebung von Immigrationshäftlingen eingesetzt werden. Diese Berichte enthalten insbesondere Aussagen über Schläge, Fesselungen und Knebelungen und die Verabreichung von Beruhigungsmittel gegen den Willen der betroffenen Personen. [...] Das CPT möchte gleichfalls betonen, dass jede Verabreichung von Medikamenten an Personen, gegen die eine Abschiebungsanordnung besteht, nur auf

Manche Abschiebungen endeten durch Zwangsmaßnahmen und Ersti-
ckung tödlich. Darüber und über weitere menschenverachtende und Menschen und Gesundheit gefährdende Abschiebungen wurde ausführlich durch
Gierlichs und Uhe berichtet.[22]

Über lebensbedrohliche und tödliche Reaktionen im Vorfeld von Abschiebungen, in Abschiebehaft und solche, die bei den Abschiebungen selbst
stattfinden, berichten Flüchtlings- und Menschenrechtsorganisationen immer
wieder. Eine Dokumentation aus dem Jahr 2004 »Sie suchten das Leben....
Suizide als Folge deutscher Abschiebepolitik«[23] gibt Einblick in Einzel-
schicksale und lässt Menschen vor ihrem Tod zu Worte kommen: »Warum
glaubt Ihr mir nicht?« und »Dass wir nach Deutschland kamen und hier Asyl
beantragt haben, war der größte Fehler unseres Lebens.«

Bei manchen Todesfällen oder Suizidversuchen können durch spätere
Nachforschungen ggf. Anhaltspunkte dafür gefunden werden, an welchen
Stellen und zu welchem Zeitpunkt im Verlauf des Asylverfahrens und auch
bei ärztlicher Diagnostik und Behandlung Unterlassungen, Verharmlosung,
Fehleinschätzungen und Fehlbeurteilungen den weiteren Verlauf bestimmt
haben. Wie sich teilweise feststellen lässt, kam es statt zu einer adäquaten
Behandlung zu falschen Einschätzungen und Diagnosen und damit auch zu
weiteren traumatisierenden Erlebnissen mit der Folge der endgültigen Zermürbung, Hoffnungslosigkeit, psychotischen Entgleisungen, Suizidversuchen
bis zu Selbsttötungen.

Berichte von an Abschiebungen Beteiligten und Berichte der Abgeschobenen selbst stimmen darin überein, dass alle Maßnahmen im Zusammenhang mit Abschiebungen überaus schwere Belastungen sind, dass sie
sehr häufig zu körperlichen und psychischen Zusammenbrüchen führen und
mit der Würde dieser Menschen und mit deren Menschenrechten nicht vereinbar sind.

So setzt z. B. das Abholen der Menschen zur Abschiebung am frühen
Morgen durch eine Vielzahl von Polizisten, ggf. mit Hunden, und der Transport in Handschellen und anderweitiger Fesselung schwer wieder zu heilende
Wunden. Über einen langen Zeitraum stehen diese Erlebnisse im Vordergrund des Denkens und Fühlens dieser Betroffenen. Besonders zerstörerisch
wird von den meisten Menschen dabei erlebt, wenn ein Arzt die Abschiebung
begleitet und jede Hilfe verweigert. Das Arztbild hat in jeder Kultur einen
hohen Stellenwert. Diese Erfahrung der unterlassenen Hilfeleistung bedeutet

---

der Grundlage einer ärztlichen Entscheidung und in Übereinstimmung mit der
ärztlichen Ethik vorgenommen werden darf.« CPT (2004), S. 48, vgl. European
Committee for the Prevention of Torture and Inhuman or Degrading Treatment
or Punishment, CPT (2002).
22   Siehe Gierlichs/Uhe (2007).
23   Siehe Herzog/Wälde (2004).

einen weiteren Verlust von Wertvorstellungen und den Verlust des Glaubens an das Gute.

Dieses als Überfall erlebte Auftauchen von Polizei weckt direkte Erinnerungen an frühere Erlebnisse in Polizeigewahrsam, bei Hausdurchsuchungen und Festnahmen im Herkunftsland und bedeutet insofern eine direkte Konfrontation mit den traumatisierenden Erlebnissen, die sie damals zwangen, ihre Heimat zu verlassen. Unwillkürlich werden alte Ohnmachtsgefühle und das Gefühl, hilflos ausgeliefert zu sein, wieder geweckt. Bei Menschen mit psychosenahen Erkrankungen können Gegenwart und Vergangenheit nicht mehr unterschieden werden: Verwirrtheit, Zusammenbrüche und Kurzschlusshandlungen sind nicht selten die Folge.

Gelegentlich weigerte sich der Pilot einer Maschine, kranke Menschen in diesem Zustand zu transportieren.

Am Beispiel einer weiteren Familie aus dem mittleren Orient werden mehrere solcher Belastungen und Menschenrechtsverletzungen sichtbar.

Innerhalb der fünf Jahre währenden Dauer des Asylverfahrens und der frühzeitigen Ablehnung befanden sich alle drei Familienmitglieder mehrfach über einen längeren Zeitraum in stationärer psychiatrischer Behandlung.

Zu den bereits bei Ankunft in Deutschland vorhandenen Traumafolgestörungen haben sich mittlerweile bei ihnen allen unterschiedlich ausgeprägte psychiatrische Krankheitsbilder und Persönlichkeitsänderungen, u. a. Suizidalität und stark selbstschädigende Handlungen (Schneiden und Brennen mit Zigaretten) entwickelt. Ohne Abklärung der Krankheitsbilder durch BAMF und Gerichte, nach rechtskräftiger Ablehnung mehrerer Asylverfahren und nach Feststellung der Reisefähigkeit waren ohne vorherige Mitteilung mehrere Polizisten gegen vier Uhr morgens in die Unterkunft gestürmt, sie hatten zuvor die Tür eingetreten. Dieser Abschiebevorgang konnte durch einen Zufall gestoppt werden; der Flughafen im Herkunftsland war vereist.

Dieser Abschiebungsversuch wurde bei einer späteren sorgfältigen Begutachtung der Familie nach ca. einem Jahr von der Mutter in einem hoch agitiert-depressiven Zustand beschrieben. Die Erfahrung des Abschiebeversuchs hatte in diesem Moment Priorität vor den in der Heimat erlebten schwerwiegenden traumatischen Erlebnissen.

Die Erlebnisse der Mutter und des damals 23jährigen Sohnes bestanden also »nur« im ca. vier Stunden dauernden Polizeitransport zum Flughafen – in Handschellen und mit Fesselung am Bauch – in Begleitung des Arztes, der die Reisefähigkeit bestätigt hatte. Der zwei Jahre jüngere Bruder wurde nach Abtransport von Mutter und Bruder mit akuter Suizidalität sofort auf die geschlossene Station eines psychiatrischen Krankenhauses aufgenommen, wegen Suizidalität war er nicht zur Abschiebung vorgesehen worden.

Diese Erfahrungen im Zusammenhang mit dem Abschiebungsversuch haben so schwerwiegende Folgen gehabt, dass seitdem bei allen Familienmitgliedern Panik, Suizidalität und selbstschädigende Tendenzen fortwirken.

Nach erneuter Ablehnung des Asylfolgeantrages wie auch eines krankheitsbedingten Abschiebehindernisses durch das BAMF wurde die Familie wiederum reisefähig geschrieben, erneut durch einen fachfremden Arzt. Die sorgfältigen Untersuchungen und Begutachtungen eines Behandlungszentrums für Flüchtlinge und Folteropfer fanden durch das BAMF und die Ausländerbehörde keine Beachtung. Alle Mitglieder der Familie befinden sich wieder in stationärer psychiatrischer Behandlung. Sie stehen erneut und weiterhin vor der Abschiebung.

Kontakte zu den Abgeschobenen in den Herkunftsländern sind selten möglich. Die meisten dieser Menschen verschwinden für immer, sie tauchen aus Angst im Herkunftsland unter. Sie haben erneut das Vertrauen in Menschen verloren und sind oft nicht mehr fähig Hilfe zu suchen.

In einem Fall bestand die Möglichkeit, eine zusammen mit Ehemann und drei Kindern aus Deutschland abgeschobene Frau in ihrem Herkunftsland nachzuuntersuchen.

Frau P. befand sich in Deutschland über einen längeren Zeitpunkt in einem Behandlungszentrum für traumatisierte Flüchtlinge, u. a. wegen einer PTSD, in psychotherapeutischer Behandlung; sie war wegen Suizidalität mehrfach in stationärer psychiatrischer Behandlung.

Bei einer dreistündigen Untersuchung mit Hilfe einer Sprachmittlerin in Istanbul wurde festgestellt, dass Frau P. sich noch nach 3 Wochen in einem schockähnlichen Erstarrungszustand befand. Es bestand akute Suizidalität. Nach Angaben waren sowohl Frau P. als auch die drei Kinder bisher nicht auf die Straße gegangen, die Kinder würden sich weigern in die Schule zu gehen. Die Familie sei nach der Abschiebung vom begleitenden Arzt bei der Passkontrolle im Flughafen in Istanbul abgesetzt und allein gelassen worden. Der Mann von Frau P. sei untergetaucht. Die Familie habe keinerlei soziale, finanzielle oder medizinisch/psychologische Hilfe.

Es gelang auch uns als Kollegen nicht, einen Ansprechpartner in der Menschenrechtsstiftung, TIHV, in Istanbul zu finden, der sich um die Familie kümmern konnte (Eine ausführliche Dokumentation wurde angefertigt).

Auch nach weiteren zwei Jahren ist die Frau mit ihren Kindern in der Türkei ohne Unterstützung und ohne medizinische oder psychotherapeutische Behandlung.

233

9. Beschlüsse Deutscher Ärztetage – Verhandlungen zu fachgerechter Untersuchung und Begutachtung traumatisierter und kranker Flüchtlinge

In den Jahren 2001/2002 spitzte sich die Situation der Einbeziehung von Ärzten bei Abschiebemaßnahmen weiter zu. Vermehrt fühlten sich Ärzte im Konflikt zwischen ihrem ärztlich-ethischen und beruflichen Auftrag. Sie waren zudem immer wieder mit den Zusammenbrüchen und der Suizidalität der PatientInnen konfrontiert, wenn z. B. solche PatientInnen nach abgebrochenen Abschiebungen in ihre stationäre psychiatrische Behandlung kamen.

Bereits seit 1996 sprachen sich die Delegierten auf Deutschen Ärztetagen[24] gegen die Beteiligung an Abschiebemaßnahmen aus. Auch zu Abschiebungen aus stationärer psychiatrischer Behandlung kranker Flüchtlinge nahm der Deutsche Ärztetag 2005[25] Stellung. Diese Beschlüsse Deutscher Ärztetage blieben jedoch ebenso wie auch ärztliche, fachliche und wissenschaftliche Kompetenz bei Regierung und Behörden ohne Beachtung, so dass sich der Präsident der Bundesärztekammer, Jörg-Dietrich Hoppe, selbst einschaltete. Sein Anliegen war, nach Möglichkeiten zu suchen, asylrechtliche und ärztlich-ethische Belange zusammenzuführen und zu prüfen, unter welchen Bedingungen Ärzte Untersuchungen im Rahmen von Abschiebungen durchführen könnten. In langwierigen Verhandlungen wurde ein bisher bestehender Informations- und Kriterienkatalog für Behörden und Ärzte bis Ende 2004 überarbeitet. Die Arbeitsgruppe der Bundesärztekammer brachte wissenschaftliche und medizinisch-psychologische Kenntnisse zu Ursachen und Folgen von mehrfachen Traumatisierungen bei Flüchtlingen, Typ-II, wie auch die besondere Vulnerabilität, Stressempfindlichkeit und Behandlungserfordernisse in diese Gespräche ein. Als besonders wichtiges Ergebnis dieser

---

24 »Die Rückführung von Flüchtlingen darf nicht zum erneuten Trauma führen«.Deutscher Ärztetag (1996), S. 76. Vgl. weiter: »Abschiebehilfe durch Ärzte in Form von Flugbegleitung, zwangsweiser Verabreichung von Psychopharmaka oder Ausstellung einer »Reisefähigkeitsbescheinigung« unter Missachtung fachärztlich festgestellter Abschiebehindernisse, wie z. B. in Behandlung stehende Traumatisierungen, sind mit den in der ärztlichen Berufsordnung verankerten ethischen Grundsätzen nicht vereinbar.« Deutscher Ärztetag (1999).

25 »Notwendige stationäre medizinische Behandlungen dürfen ohne richterlichen Beschluss nur im Einvernehmen mit den behandelnden Ärztinnen und Ärzten durch ordnungsrechtliche Maßnahmen zwangsweise beendet oder unterbrochen werden. Es besteht die große Gefahr, dass die hiermit verbundene Unterbrechung der notwendigen therapeutischen Maßnahmen sowie die hierdurch ausgelöste zusätzliche Belastung bei den Kranken zu einer ausgeprägten Verschlechterung ihrer Leiden führt und eine konkrete und erhebliche Gefährdung ihrer Gesundheit auslösen (108. Dt . Ärztetag, 2005).« Offene Liste demokratischer Ärztinnen und Ärzte (o.J.).

Verhandlungen wurde damals die Forderung der Ärzte übernommen, dass eine sorgfältige Untersuchung aller vor der Abschiebung stehenden Personen zu gewährleisten ist. Diese Untersuchung sollte sich auch darauf richten, bisher noch nicht bekannt gewordene traumatisierende Erlebnisse im Herkunftsland und nachfolgende Traumafolgestörungen zu erfassen. Weiterhin sollte damit abgeklärt werden, inwieweit die individuelle psychische Verfassung des Patienten und seine subjektiven Reaktionsmuster im Falle einer Abschiebung prognostisch vorauszusagen sind.

Bedauerlicherweise wurden jedoch dieses Verhandlungsergebnis und der Informations- und Kriterienkatalog von 2004 durch die Innenministerkonferenz 2005 nicht akzeptiert, so dass er in keinem der Bundesländer umgesetzt wurde. Auf diese Weise werden nach wie vor traumatisierte und kranke Flüchtlinge in bisher üblicher Weise Reisefähigkeitsuntersuchungen unterzogen und zumeist auch reisefähig geschrieben.

In heutigen Bescheinigungen zur Reisetauglichkeit wird bei Suizidalität oft noch der Hinweis zugefügt: »Abschiebung in ärztlicher Begleitung.«

Die Bundesärztekammer sieht sich an diesen Informations- und Kriterienkatalog weiter gebunden. Sie übernahm 2005 »Standards zur Begutachtung psychisch reaktiver Traumafolgen in aufenthaltsrechtlichen Verfahren« der Projektgruppe »Standards zur Begutachtung psychotraumatisierter Menschen « (SBPM) als Fortbildungscurriculum, um damit die in dem Katalog vorgesehenen Gutachter und Sachverständigen ausbilden zu können.

Bis zu diesem Zeitpunkt gab es keine standardisierte Untersuchung und Begutachtung auf diesem Fachgebiet, jedoch sehr unterschiedliche Anforderungen an die Qualität der Untersuchung, je nachdem ob ein Gutachten im Asylverfahren Verwendung finden oder ob nur die Reisefähigkeit beurteilt werden soll. Diese SBPM-Projektgruppe setzt sich zusammen aus Kolleginnen und Kollegen, die als Ärzte oder Psychologen psychotherapeutisch tätig und in der Arbeit mit traumatisierten Flüchtlingen erfahren sind. Als ersten Schritt zur Erlangung des Fortbildungs-Curriculums »Begutachtung psychisch reaktiver Traumafolgen in aufenthaltsrechtlichen Verfahren« führten in den letzten Jahren einige Landesärztekammern entsprechende Fortbildungen für Ärzte und psychologische Psychotherapeuten durch. Die Zertifizierung durch die Landesärztekammern steht jedoch noch aus. Ebenso ist noch nicht absehbar, inwieweit diese fortgebildeten Sachverständigen auch von den Landesärztekammern, von Innenbehörden der Länder, vom BAMF und von Gerichten akzeptiert werden, so dass Begutachtungen in Auftrag gegeben werden.

10. Standortbestimmung: Das System der Abschottung, Abwehr und Ausgrenzung in Deutschland – wo sind die Ärzte?

»Ich glaube, der Weltärztebund hat heute vielleicht sogar eine größere Existenzberechtigung als er sie zur Zeit seiner Gründung hatte. Denn die Fragen der medizinischen Ethik, der ärztlichen Berufsethik, aber auch sozialmedizinische Fragen, mit denen wir uns von Anfang an beschäftigt haben, sind nach wie vor aktuell und dringend. Es gab bereits vor dem Zweiten Weltkrieg eine globale ärztliche Organisation, die aber mit dem Eintritt in den Zweiten Weltkrieg praktisch aufhörte zu existieren. Nach dem Zweiten Weltkrieg sind einige nationale Ärzteorganisationen zu der Auffassung gelangt, dass man aus dem, was sich insbesondere in Nazideutschland ereignet hatte, lernen und einen Neuanfang machen musste. Die Gründungsvorbereitungen für den Weltärztebund fielen zeitlich mit dem Nürnberger Ärzteprozess zusammen. Seine Neugründung fand dann im September 1947 in Paris statt, diesmal mit dem Ziel, sich vorrangig um die ärztliche Ethik zu kümmern. Das ist unser Schwerpunkt geblieben.«[26]

Es darf nicht schweigend hingenommen werden, dass in Deutschland die Asyl- und Ausländergesetze immer restriktiver gehandhabt werden und dass schutzbedürftige Flüchtlinge in Zukunft in Deutschland keine Aufnahme mehr finden und die bisher teilweise als Geduldete in Deutschland lebenden Flüchtlinge mit Hilfe von Ärzten abgeschoben werden. Durch Attestierung der Reisefähigkeit wird Ärzten durch den Staat die Verantwortung für die Abschiebung von kranken, ggf. traumatisierten Menschen zugeschoben. Manche Ärzte wehren sich dagegen, manche tun es freiwillig.

Als Konsequenz der Nazigewaltherrschaft und des Zweiten Weltkrieges mit vielen Millionen Toten, Verletzten und Geflüchteten sollte es solch unsägliches Leid nie wieder geben:

- Menschen sollten adäquat geschützt werden.

- Die Würde des Menschen und das Recht auf Asyl wurden festgeschrieben.

- Mit der Unterzeichnung der Genfer Flüchtlingskonvention von 1949 und der Europäischen Menschenrechtskonvention von 1950 haben die Europäischen Staaten eine völkerrechtliche Verantwortung übernommen.

Nur wenig ist geblieben von dem Anliegen der Mütter und Väter unseres Grundgesetzes. Allzu oft ist die Würde des Menschen in Gefahr, und dies bedeutet gleichzeitig Schwächung des Rechtsstaates und damit auch der Demokratie selbst.

Die Gesundheitsreform und die Entwicklungen im deutschen Gesundheitssystem machen deutlich, dass Effektivität und Wirtschaftlichkeit in den Vordergrund gerückt werden und der einzelne Mensch in seiner individuellen

---

26   Kloiber (2007), S. A-2026.

Bedürftigkeit nicht mehr ausreichend berücksichtigt wird. Betroffen davon sind die Patienten, die tätigen Ärzte und Heilberufler und auch Asylbewerber und Folterüberlebende.

Dass ein Mensch, der Folter überlebt hat, zusammen mit seiner Familie besonders schutz- und behandlungsbedürftig ist, findet, wie bereits beschrieben, in Deutschland keine Berücksichtigung mehr. Vielmehr verabschiedet sich die Bundesregierung zunehmend von menschenrechtlichen Konventionen, Vereinbarungen und von Richtlinien, an die sie nach internationalem und EU-Recht gebunden ist. Die beschriebenen Verpflichtungen gegenüber besonders schutzbedürftigen Personen tauchen in dem neuen Zuwanderungsgesetz, dem Richtlinienumsetzungsgesetz, nicht mehr auf.

Auch Begutachtungen der Asylbewerber durch speziell fortgebildete und z. T. seit vielen Jahren in der Arbeit mit traumatisierten Flüchtlingen erfahrene Ärzte und psychologische Psychotherapeuten werden in den Bescheiden des Bundesamtes und z. T. auch in den Urteilen mancher Gerichte nicht beachtet bzw. angezweifelt.

Die Erkenntnisse aus den Begutachtungen passen nicht in das Bild der Verantwortlichen im BAMF, die eine Weisungsbefugnis über ihre Entscheider haben und die Verfügungen des Bundesinnenministeriums umsetzen wollen.

Zu diesem Zwecke werden die begutachteten Asylbewerber durch die Entscheider überwiegend als unglaubwürdig dargestellt. Die berichtete und in der Begutachtung dokumentierte Folter und unmenschliche Behandlung und die Traumafolgestörungen werden verharmlost und nicht ernst genommen. In undurchschaubaren Entscheidungen wird ein zielstaatsbezogenes und krankheitsbedingtes Abschiebehindernis (§ 60, Abs. 7) verneint und ggf. auf ein inlandsbezogenes Vollstreckungshindernis durch die Ausländerbehörde verwiesen. In der Praxis bedeutet das dann jedoch lediglich die Attestierung der Reisefähigkeit.

Nach den jetzigen Entscheidungen des Bundesamtes haben erlebte Folter, aber auch die traumaspezifischen Krankheitsbilder wie posttraumatische Belastungsreaktion und comorbide Störungen bei Asylentscheidungen keine Asyl- oder anderweitige Entscheidungsrelevanz. Zunehmend seltener werden »extreme« gesundheitliche Gefahren und wesentliche Verschlechterungen des Gesundheitszustandes im Falle der Rückkehr oder Abschiebung in das Herkunftsland als krankheitsbedingte Abschiebehindernisse anerkannt.

Literatur

Committee on Economic, Social and Cultural Rights (CESCR) (2000): CESCR E/C. 12/2000/4. In: Deutsches Institut für Menschenrechte (2005), S. 285–313.

Deutsches Institut für Menschenrechte (Hrsg.) (2005): Die »General Comments« zu den VN-Menschenrechtsverträgen. Baden-Baden.

Deutsches Institut für Menschenrechte (Hrsg.) (2007): Prävention von Folter und Misshandlung in Deutschland. Baden-Baden.

Deutscher Ärztetag (1996): Beschlussprotokoll des 99. Deutschen Ärztetages. www.bundesaerztekammer.de/downloads/Beschlussprotokoll_99_DAeT_Koeln .pdf (Zugriff 31.10.2008).

Deutscher Ärztetag (1999): Entschließung Abschiebehilfe: www.bundesaerzte-kammer.de/page.asp?his=0.2.23.2929.2933.2938.2950 (Zugriff 31.10.2008).

European Committee for the Prevention of Torture and Inhuman or Degrading Treatment or Punishment (CPT) (2002): Die Standards des CPT. Rev. 2004, 2006. www.cpt.coe .int/lang/deu/deu-standards.pdf (Zugriff 31.10.2008).

European Council (2001): Richtlinie 2001/55/EG des Rates vom 20. Juli 2001 über Mindestnormen für die Gewährung vorübergehenden Schutzes im Falle eines Massenzustroms von Vertriebenen und Maßnahmen zur Förderung einer ausgewogenen Verteilung der Belastungen, die mit der Aufnahme dieser Personen und den Folgen dieser Aufnahme verbunden sind, auf die Mitgliedstaaten. In: Amtsblatt der Europäischen Union Nr. L 212/12-L 212/23. http://eur-lex.europa. eu/LexUriServ/LexUriServ.do?uri=OJ:L:2001:212:0012:0023:DE:PDF (Zugriff 31.10.2008).

European Council (2003): Richtlinie 2003/9/EG des Rates vom 27. Januar 2003 zur Festlegung von Mindestnormen für die Aufnahme von Asylbewerbern in Mitgliedstaaten der EU. In: Amtsblatt der Europäischen Union Nr. L 31/18-L 31/ 25. http://eur-lex.europa.eu/LexUriServ/LexUriServ.do?uri=OJ:L:2003:031:00 18:0025:DE:PDF (Zugriff 31.10.2008).

European Council (2004a): Richtlinie 2004/81/EG des Rates vom 29. April 2004 über die Erteilung von Aufenthaltstiteln für Drittstaatsangehörige, die Opfer des Menschenhandels sind oder denen Beihilfe zur illegalen Einwanderung geleistet wurde und die mit den zuständigen Behörden kooperieren. In: Amtsblatt der Europäischen Union Nr. L 261/19-L 261/23. http://eur-lex.europa.eu/LexUriServ /LexUriServ.do?uri=OJ:L:2004:261:0019:0023:DE: PDF (Zugriff 31.10.2008).

European Council (2004b): EU Qualifikationsrichtlinie, 2004/83/EG des Rates vom 29.04.2004 über Mindestnormen für die Anerkennung und den Status von Drittstaatsangehörigen oder Staatenlosen als Flüchtlinge oder als Einzelpersonen, die anderweitig internationalen Schutz benötigen, und über den Inhalt des zu gewährenden Schutzes. In: Amtsblatt der Europäischen Union Nr. L 304/ 12- L 304/23. http://eur-lex.europa.eu/LexUriServ/LexUriServ.do?uri=OJ:L: 2004:304:0012:00 23: DE:PDF (Zugriff 31.10.2008).

Gäbel, U./Ruf, M./Schauer, M./Odenwald, M./Neuner, F. (2005): Prävalenz der Posttraumatischen Belastungsreaktion (PTSD) und Möglichkeiten der Ermittlung in der Asylverfahrenspraxis. In: Zeitschrift für klinische Psychologie und Psychotherapie 34 (1), S. 12–20.

Gesetz über den Aufenthalt, die Erwerbstätigkeit und die Integration von Ausländern im Bundesgebiet (AufenthG). http://bundesrecht.juris.de/aufenthg_2004/index. html (Zugriff 31.10.2008).

Gierlichs, H. W./van Keuk, E./Greve, C./Wenk-Ansohn, M./Flatten, G./Hartmann, C./ Liebermann, P./Rottländer, M./Weber, Th./Wirtgen, W. (2005): Grenzen und Möglichkeiten klinischer Gutachten im Ausländerrecht. In: Zeitschrift für Ausländerrecht und Ausländerpolitik 25 (5), S. 158–164.

Gierlichs, H. W./Uhe, F. (2007): Gefährdung kranker Flüchtlinge durch Abschiebung und Abschiebehaft. In: Deutsches Institut für Menschenrechte (2007), S. 237–258.

Haenel, F./Wenk-Ansohn, M. (2005): Begutachtung psychisch reaktiver Traumafolgen in aufenthaltsrechtlichen Verfahren. Weinheim.

Herzog, H./Wälde, E. (2004): Sie suchten das Leben… Suizide als Folge deutscher Flüchtlingspolitik. Münster.

Janet, P. (1925): Psychological healing: A Historical and Clinical Study. 2 vols. London. Englische Übersetzung des Originals: Les médications psychologiques. 3 vols. Paris (1919).

Keilson, H. (1979): Sequentielle Traumatisierung bei Kindern. Stuttgart.

Khan, M. M. (1963a): Das kumulative Trauma. In: Khan (1963), S. 50–70.

Khan, M. M. (1963b): Selbsterfahrung in der Therapie. München.

Kloiber, O. (2007): »Was wir tun müssen, ist überzeugen.« Interview mit Dr. med. Otmar Kloiber, Generalsekretär des Weltärztebundes. In: Deutsches Ärzteblatt 104 (28–29), 16. Juli 2007, S. A-2026–2032.

Offene Liste demokratischer Ärztinnen und Ärzte (o.J.): Beschlüsse Deutscher Ärztetage. www.ldaeae-muenchen.de/index2.php?option=com_content&do_pdf= 1&id =177 (Zugriff 31.10.2008).

Urbanek, F. (2004): Leben auf Abruf. Flüchtlingskinder und ihre Eltern in Asylbewerberheimen. In: Blätter der Wohlfahrtspflege 151 (6), S. 227–229.

Monika Hauser

Folter und Humanität
Sexualisierte Gewalt – verdrängtes Verbrechen

1. Einleitung

Irgendwann im Jahre 1993, mitten im bosnischen Kriegswahnsinn, als ich dabei war, das Frauen-Therapiezentrum Medica Zenica aufzubauen, rief ich in Kopenhagen an. Dort befindet sich das renommierte RCT – das weltweit erste Rehabilitationszentrum für Folteropfer, von dem ich mir fachliche Unterstützung für unsere schwierige Arbeit mit traumatisierten Frauen erhoffte. Die Antwort war: »Tut uns leid, wir arbeiten hier mit wirklich gefolterten Menschen.« Diese Bemerkung ist exemplarisch dafür, dass selbst von Fachleuten sowohl die Menschenrechtsverletzungen an Frauen überhaupt nicht wahrgenommen werden, als auch sexualisierte Gewalt nicht als Folter klassifiziert wird. Natürlich hat sich gerade in den letzten 15 Jahren sehr vieles in dieser Hinsicht getan, aber auch heute noch begegnen mir diese Ignoranz und Gender-Abspaltung auf vielen Ebenen.

2. Sexualisierte Gewalt als Menschenrechtsverletzung, die beabsichtigten Ziele und ihre zerstörerischen Folgen

Vergewaltigung und andere Formen der sexualisierten Gewalt sind schwere Menschenrechtsverletzungen, die die physische, psychische und soziale Integrität eines Menschen extrem beeinträchtigen. Ich möchte hier eine bosnische Klientin von Medica Zenica zitieren, die als 19-Jährige im Krieg mehrfach vergewaltigt wurde. Sie sagt: »Wenn ich das Wort Vergewaltigung höre, ist es, als wenn jemand meinen Namen gerufen hätte.«[1] Dieser Satz sagt alles über die zerstörerischen Auswirkungen auf die Identität einer Persönlichkeit.

Die seelischen und somatischen Folgen sind schwerwiegend und zum Teil mit lebenslangen Beeinträchtigungen verbunden, die sozialen Folgen wie Stigmatisierung und Isolation können für Frauen die existenzielle Ausgrenzung bis hin zur Ermordung bedeuten. Wir sehen dies z. B. bei Frauen in afrikanischen Nachkriegsgebieten wie in Nord-Uganda,[2] bei denen brutale

---

1   Auswertungsgespräch mit einer Klientin bei Medica Zenica (2003).
2   Vgl. medica mondiale e.V. (2008).

Vergewaltigungen schwere Genital-Verletzungen verursachten. Da diese nicht operativ versorgt wurden, leiden die Frauen anschließend an Fisteln, die sie aufgrund der damit einhergehenden Geruchsbildung als Vergewaltigte brandmarken. Sie werden von der Dorfgemeinschaft gezwungen, als Aussätzige in Hütten außerhalb des Dorfes zu leben, ohne jegliche Aussicht auf eine soziale Perspektive.[3]

3. Sexualisierte Gewalt gegen Frauen und Mädchen ist kriegsimmanent

Die Ausübung dieser Gewalt und ihre gezielte Anwendung als Folter hat eine weit verbreitete Systematik, in den Kriegen vor Bosnien und ebenso danach. Sexualisierte Gewalt ist Machtausübung mit sexuellen Mitteln. Die einzelnen Frauen werden erniedrigt, bis hin zur Zerstörung. Hier darf die Gewalt auf keinen Fall nur über Penetration definiert werden: Frauen müssen nackt vor Soldaten tanzen, werden nackt an einer Hundeleine durch den Raum geführt, mit Gegenständen penetriert usw. Das Ziel ist, die Moral des Feindes zu vernichten, das kulturelle und soziale Gefüge der Gemeinschaft zu schwächen oder zu zerstören. Dies gelingt gerade deswegen so perfekt, weil die Denkweise des Vergewaltigers völlig kompatibel zu der des Vaters oder Ehemanns der vergewaltigten Frau ist. Die gesellschaftszerstörende Kraft von Kriegsvergewaltigungen von Frauen liegt gerade in der gemeinsamen patriarchalen Vorstellung, dass die Männerehre mit der ›Reinheit‹ des weiblichen Körpers unauflöslich verknüpft ist – eine Vorstellung, die auch so manchem westlichen männlichen Entscheidungsträger durchaus nicht fremd sein dürfte. Um also die *ganze Dimension dieser Gewalt* zu erfassen, sowohl im Kalkül der Täter als auch in den zerstörerischen Auswirkungen auf die Frauen, müssen wir neben der eigentlichen Vergewaltigung die Begleitumstände mit einbeziehen. Bedrohte Frauen wissen ganz genau, was sie nach einer Vergewaltigung *zuhause* erwartet – sie fürchten also nicht nur die eigentliche Gewalttat, sondern darüber hinaus die soziale Ausgrenzung durch ihr eigenes Umfeld. Während der zunehmenden Attacken von Milosevics Truppen gegen die kosovo-albanische Bevölkerung 1998 und 1999 sind ganze Dorfgemeinschaften Hals über Kopf geflohen, alleine weil das Gerücht umging, Arkan[4] und seine Truppen wären in der Nähe. Es bestand für niemanden irgendein Zweifel darüber, wie diese Paramilitärs vorgingen. Die schrecklichen Berichte über Vergewaltigungen und den Terror aus Bosnien waren ihnen nur allzu

---

3   Vgl. Engenderhealth (2008), The Goma Filmproject (2005).
4   Zeliko Raznjatovic, alias Arkan, Anführer der serbischen paramilitärischen Einheit »freiwillige serbische Garde«, angeklagt als Kriegsverbrecher vor dem International Criminal Tribunal for the former Yugoslavia ICTY. Vgl. Trial Watch (2007).

bekannt. Zum Kalkül gehört also, dass die Botschaft allen Betroffenen klar ist.

In der langjährigen Beratungsarbeit der Medica-Zentren sehen wir, welche krank machenden Auswirkungen die ständige Bedrohung über Monate hinweg für alle Frauen-Generationen hatte. Für viele Frauen hatte alleine das Warten darauf, dass sie geholt werden könnten, gravierende psychosomatische Folgen.

Was denken Sie, welche zerstörerischen Auswirkungen es hat, wenn Mütter mit ansehen müssen, wie die Töchter weggeführt werden. Eine bosnische Frau berichtete mir, wie der Täter gezielt die 12-jährige Tochter mitnahm, mit den Worten »dann brauche ich dich ja nicht mehr zu vergewaltigen.«. Tatsächlich musste sie nicht real vergewaltigt werden, um in diesen Stunden eine psychische Folter zu durchleiden, an deren Auswirkungen sie bis heute, 15 Jahre später, leidet.

An dieser Stelle will ich auch den in diesem Kontext völlig abwegigen, aber immer wieder gehörten Begriff der ›Freiwilligkeit‹ ansprechen. Eine kosovarische Mutter, die sich anstelle ihrer Tochter angeboten hat, geht mit den Soldaten mit, um die Tochter zu schützen. Bei der Anhörung in Deutschland Jahre später wird ihr dies als Freiwilligkeit vorgeworfen. Zusätzlich tragisch für die Frau ist, dass sie deshalb jahrelang die Verachtung ihrer Tochter ertragen musste. Als innerpsychischer Prozess kommt dazu, dass sie sich selbst noch dreckiger fühlte, weil sie sich sogar anbieten musste, um die Tochter zu schützen und um zu überleben.

Beim so genannten Foca-Prozess beim Kriegsverbrechertribunal in Den Haag[5] wurden alle Zeuginnen von den Richtern gefragt, ob sie den Geschlechtsverkehr aus freien Stücken mitgemacht hätten. In einem Fall fing ein Mädchen, das wochenlang von Paramilitärs in einer Wohnung festgehalten wurde, sozusagen ohne verbale Aufforderung an, sich vor dem Angeklagten zu entkleiden und auf die Couch zu legen. Der Angeklagte behauptete, dies hätte er als Verführung interpretiert.[6] Was für ein Hohn – erinnern Sie sich bitte, Foca Ostbosnien, Frühsommer 1992:[7] Die muslimischen Stadtteile brannten, die muslimische Bevölkerung war entweder bereits umgebracht, in Gefangenschaft oder auf der Flucht. Das Mädchen hatte bereits wochenlang Vergewaltigungen und Terror hinter sich und wurde von einem Mann zum nächsten weitergereicht. Dabei wusste sie nie, ob sie den Tag überleben würde. Sie brauchte keine konkrete Aufforderung, der Sachverhalt war glasklar. Dass der Angeklagte diese Argumentation versuchte, ist von der patriarchalen Logik her gar nicht abwegig. Männer können meistens darauf bauen, dass Frauen aus Angst es schweigend über sich ergehen lassen und die

---

5   Vgl. Mischkowski (2002).
6   Ebd., S. 151.
7   Ebd., S. 19–58.

Täter es nachher als Freiwilligkeit verkaufen können. Auf die Schuld-Umkehr bauten und bauen ganze Heerscharen von Männern: Frauen seien meistens selber schuld, siehe beispielsweise »Lolita und ihre vermeintlichen Verführungskünste als Kindfrau.« Dass die Richter in diesem Falle der Logik nicht folgten, dürfte der nun wirklich eindeutigen Extrem-Situation geschuldet sein. Männer können immer darauf bauen, dass Frauen um deren Macht wissen, dass die Botschaft auch unausgesprochen klar ist – so wie ein männlicher politischer Häftling weiß, dass er vor seinen Folterern keine Chance hat, wissen Frauen und Mädchen das auch generell immer. Ich behaupte, dass sich dazu sogar so etwas wie ein kollektives Gedächtnis der Frauen weltweit, ungeachtet ihrer Klassenzugehörigkeit und ethnischen Herkunft, entwickelt hat.

Ich wiederhole: der weiblichen Bevölkerung ist das Bedrohungspotenzial, sei es bei der Okkupation ihres Dorfes, im Gefängnis, auf der Polizeistation, im Lager, auf der Flucht, auch im Flüchtlingslager, *bereits vorher* völlig klar, das Wissen darum, dass es jederzeit passieren kann. Aber auch die Konsequenzen für ihre Gesundheit, für ihre soziale und kulturelle Identität sind für sie klar, nämlich schwanger zu werden, eine Geschlechtskrankheit zu bekommen, aus ihrer Gemeinschaft ausgegrenzt, verstoßen zu werden, was einer Existenzvernichtung gleichkommt. Bereits das Wissen um all diese möglichen Folgen zusammen mit dem alltäglichen Bedrohungspotenzial hat krank machende Auswirkungen auf die Betroffenen.

Darin liegen das Kalkül und die Strategie. Es geht hier also nicht um zufällige Vergewaltigungen, es geht auch nicht um einen unzähmbaren Testosteronspiegel, *sondern um einen gezielten Angriff, der auf die Zerstörung der Frauen zielt.*

Für nahezu alle Opfergruppen eines Krieges gibt es Mahnmale, wo ist die öffentliche Erinnerung an vergewaltigte Frauen? Die kurdischen Männer, die in Saddam Husseins Folterkellern umgebracht wurden, sind heute in der kurdischen Gesellschaft heroisiert. Ihre Witwen, die den Genozid Ende der 1980er Jahre überlebt haben und dabei vergewaltigt worden sind, werden hingegen zutiefst stigmatisiert, ihre Töchter haben keine Chance auf eine Heirat, auf soziale Perspektiven.[8]

In der täglichen Arbeit mit Überlebenden sind all diese Faktoren zu berücksichtigen, denn wir müssen davon ausgehen, dass die Frau erst mal schweigen wird, schweigen muss. Doch es ist elementar für sie, das Gefühl zu haben, in ihrer Ärztin, in ihrem Psychologen, in der Beamtin bei der Anhörung ein Gegenüber zu haben, welches um den Kontext weiß. Alleine das Faktum, aus welcher Region die Frau kommt, gibt doch viele Hinweise darauf, welchen Bedrohungsszenarien sie ausgesetzt war. Wenn die Frau verschwundene Angehörige hat, kann dies ein Hinweis sein, dass sie im Zuge

---

8   Vgl. Haukari (2003).

des Abholens selbst Gewalt erlebt hat oder beim Nachfragen auf der Polizeiwache dieser ausgesetzt war. Hier erwarte ich von Fachleuten, dass sie geschlechtsspezifische Gewalt klar im Blick haben.

4. Trotz Aktionsplänen und erweiterten Menschenrechts-Standards besteht keine reale Verbesserung für die Frauen

Es ist sehr erfreulich, dass sich in den 1990er Jahren der Fokus auch von internationalen Menschenrechtsorganisationen eindeutig verschärft auf die geschlechtsspezifischen Menschenrechtsverletzungen an Frauen und Mädchen gerichtet hat. Es sind auch neue juristische und institutionelle Instrumentarien geschaffen worden, die neben der Ahndung auch Prävention von Gewalt gegen Frauen beabsichtigen. Dies ist sicher auch der hartnäckigen Sensibilisierungsarbeit von unermüdlichen Frauenakteurinnen weltweit zu verdanken.[9]

Aber leider ist noch viel zu tun: die internationalen Konventionen, Instrumentarien und UN-Standards sind die Voraussetzung, sexualisierte Gewalt überhaupt ahnden zu können, aber wie sieht es mit der Wahrnehmung aus? Wie wird innerhalb der internationalen Organisationen mit dem Thema umgegangen, welchen Einfluss haben regionale Expertinnen auf internationale Friedensmissionen, wie partizipieren Frauen an der politischen und juristischen Macht, welchen Einfluss haben sie, dass Gender-Standards wirklich umgesetzt werden, wie sieht es wirklich mit der Gleichbehandlung der Geschlechter aus – als einer unabdingbaren Voraussetzung der Reduzierung von Gewalt gegen Frauen? Das Anstrengende an frauenspezifischer Arbeit ist nicht nur die stete Benennung der Folter gegen Frauen, sondern auch die Schwierigkeit auf allen Ebenen überhaupt Gehör zu finden. Hier sind nach wie vor viele Organisationen, einschließlich solcher im UN- und Menschenrechtsbereich, oft weit von Frauenrealitäten entfernt.

Das zeigt sich beispielhaft allein schon an der Definition von Folter – um der realen Dimension von Gewalt gegen Frauen und Mädchen gerecht zu werden, ist eine geschlechtsspezifische Definition für Folter dringend erforderlich, die neben verschiedenen Formen von geschlechtsspezifischer Gewalt auch die Terrorisierung durch häusliche Gewalt einschließen könnte.

Die meisten denken bei Folter immer noch an die klassischen Situationen im Gefängnis, die zum Ziel haben, von Oppositionellen Geständnisse oder Informationen zu erpressen. Aber das würde ich generell in Frage stellen.

---

9 Vgl. medica mondiale e.V./Griese (2006), Asgira e.V./KOK e.V./Terres des femmes e.V. (2003), Johr/Sander (1992), Kappeler/Renka (1994).

Es bleibt generell die Frage, wie wir Folter definieren. *Die UN-Anti-Folter-Konvention von 1984* spricht noch von Gewalt, ausgeführt von staatlichen Akteuren – dies entspricht schon lange nicht mehr der Realität, der gefangene, festgehaltene und versklavte Frauen ausgesetzt sind. Bei den Kriegen und Nachkriegskrisen unserer Tage handelt es sich viel mehr um nicht-staatliche Akteure wie Paramilitärs, marodierende Banden und selbsternannte Kriegsfürsten, die mit der Macht der Waffe in der Hand gerade die weibliche Bevölkerung erniedrigen, terrorisieren und zerstören.

Auch ist mittlerweile durch viele Studien und Untersuchungen klar belegt, dass bei häuslicher Gewalt der Lebenspartner ganz ähnliche psychische und physische Methoden zur Zerstörung der Persönlichkeit der Frau benutzt wie der staatliche Folterer.[10] Dies hat erfreulicherweise auch die frühere UN-Sonder-Berichterstatterin Radhika Coomaraswamy in ihren Verlautbarungen eindeutig so benannt, so dass »Gewalt in Nahbeziehungen« heute nicht mehr in die private Sphäre abgeschoben werden kann. Die Forderung ist vielmehr, dass der Staat hier verpflichtet ist, aus seinem stillschweigenden Einverständnis herauszutreten, seine Komplizenschaft mit misshandelnden Männern aufzugeben und juristische Maßnahmen zur Prävention und Ahndung bereitzustellen.

Trotz Aktionsplänen und Forderungen wie *der UN-Resolution 1325, in Bezug auf Frauen, Frieden und Sicherheit in Nachkriegssituationen*, die Schutz und Partizipation von Frauen festschreibt, werden Frauen nicht beteiligt, sondern weiterhin ignoriert und vergessen. Und zwar sowohl durch ihre eigene Gesellschaft als auch von internationaler Helferseite. Hieran lässt sich nur etwas ändern, wenn Männer die Bereitschaft entwickeln, diese Thematik wahrzunehmen und als ihre eigene zu begreifen. Dafür müssen die sozial konstruierten stereotypen Geschlechter-Rollen dekonstruiert werden: im Militär, in der hohen Politik, in Medizin, Justiz oder bei NGOs. Die unterschiedlichen Anforderungen an einen Sicherheitsbegriff, der die Lebensrealitäten von Frauen und Mädchen berücksichtigt, müssen endlich mitgedacht und in politisches Handeln integriert werden – sonst wird sich nachhaltig an der weltweiten Diskriminierung und Gewalt gegen Frauen real nichts ändern. In den diversen Aktionsplänen, auch z. B. der deutschen außenpolitischen Präventionspolitik, muss das Handlungsfeld ›Menschenrechtsverletzungen an Frauen‹ endlich weiterentwickelt werden.

Männer hätten eigentlich genügend Gründe, durch eine Dekonstruktion selbst zu gewinnen. Dass Männer *auch* von sexualisierter Gewalt betroffen sind, wissen wir nicht erst seit den Ereignissen im Bagdader Gefängnis Abu Ghraib. Sie würden von einem ernst gemeinten Genderverständnis auch deshalb profitieren, weil sie selbst dann nicht mehr den stereotypen Männlich-

---

10 Vgl. Amnesty International USA (2008), Garcia-Moreno et al.(2005), S. 1282–1283.

keitszuschreibungen gerecht werden müssten, wie sie die Marlboro-, Rambo-
und Hip-Hop-MTV-Stereotypen darstellen.

5. Völkerrechtliche Fortschritte in der Rechtsprechung

Ein klarer Fortschritt seit der *Anti-Folter-Konvention der Vereinten Nationen
von 1984* ist in der internationalen Rechtsprechung, dass strafrechtlich im
Unterschied zu dieser Konvention kein staatlicher Akteur anwesend sein
muss.[11] Dies hatte erstmalig beim *Kriegsverbrecher-Tribunal* in Den Haag
1998 eine Verurteilung im Zusammenhang mit den Vergewaltigungen einer
muslimischen Frau zur Folge, nach welcher der bosnisch-kroatische HVO-
Milizenführer Furundzija wegen Beihilfe zu Folter und Kriegsverbrechen
verurteilt wurde.[12] Auch war es ein bahnbrechender Fortschritt, dass Vergewaltigung als Folter definiert wurde und zwar nicht nur »zur Erzwingung von
Aussagen«, sondern eben auch »als Mittel der Erniedrigung«. Tragisch für
die Zeugin war, dass sie aufgrund dessen, dass *ihre* Glaubwürdigkeit aufgrund ihrer Traumatisierung in Frage gestellt wurde, ein zweites Kreuzverhör
über sich ergehen lassen musste. Daher war es für sie nach all dem eine große
Genugtuung, dass er für schuldig und zu zehn Jahren Haft verurteilt wurde[13]
(allerdings um den Preis, dass sie frühere Symptome wie Suizidalität ver-
leugnen musste).

In August 2004 ist Furundzija wegen guter Führung vorzeitig aus einem
skandinavischen Gefängnis freigelassen worden – wie mag sich wohl die
Zeugin heute fühlen? Ihre Strafe ist lebenslang, denn die Albträume werden
sie ein Leben lang begleiten.

Was heißt überhaupt Gerechtigkeit für überlebende Frauen? Der Internationale Strafgerichtshof schafft zwar Rechtsstandards zur Bestrafung von
geschlechtsspezifischer Verfolgung und Gewalt, aber letztendlich schafft er
keine Gerechtigkeit für die überlebenden Frauen. Während die verurteilten
Männer finanziell und gesundheitlich versorgt werden, müssen Zeuginnen
sich nach wie vor ohne Entschädigung, Einkommen und medizinische Versorgung durchschlagen. Eine Frau aus Ruanda fragte nach 50 Euro beim
Zeuginnenschutz-Programm, um sich eine Kuh für ihr Überleben leisten zu
können. Auch erhalten nur die verurteilten Täter die wertvollen Medikamente
gegen Aids und nicht die HIV-positiven Zeuginnen.[14]

---

11 Übereinkommen gegen Folter und andere grausame, unmenschliche oder er-
     niedrigende Behandlung oder Strafe vom 10. Dezember 1984.
12 Vgl. Mischkowski (2002), S. 149.
13 Siehe ASIL (1998).
14 Vgl. Nowrojee (1996).

6.   Sensibilisierung von Fachleuten

Die Notwendigkeit der Sensibilisierung auf den unterschiedlichsten politischen und fachlichen Ebenen ist also elementar, hier sind bereichsspezifische Aus- und Weiterbildungen unbedingt erforderlich. Diese Inhalte müssen auch beispielsweise in das Medizin-Studium integriert werden und in die Facharzt-Fortbildung einfließen.

Jede Fachperson, die im sozialen und medizinischen Bereich potenziell mit Überlebenden sexualisierter oder häuslicher Gewalt zu tun haben könnte, muss deren Signale erkennen können, muss hierzu die eigene Haltung reflektieren, muss um die Chancen in der Arbeit mit Überlebenden wissen und die Gefahr von Retraumatisierungen kennen. Wie elementar gerade die Rolle von Ärztinnen und Ärzten dafür ist, dass betroffene Frauen eine adäquate Unterstützung und Behandlung erhalten, zeigt eine repräsentative Studie des *Bundesministerium für Familie, Senioren, Frauen und Jugend* (BMFSFJ) zum Thema Gewalt gegen Frauen, bei der 10.000 Frauen interviewt wurden mit dem Titel *Lebenssituation, Sicherheit und Gesundheit von Frauen in Deutschland*.[15] Demnach kommt Ärztinnen und Ärzten als erster Ansprechperson und »Anlaufstelle« eine »Schlüsselrolle für den weiteren Verlauf der Biografie einer gewaltbelasteten Frau zu«.

Keine Frage: die Auseinandersetzung mit Gewalt und Folter ist ein schmerzhaftes Thema, das einen sehr sorgsamen und selbstverantwortlichen Umgang erfordert. Sowohl um selbst gesund zu bleiben, als auch um nicht durch mangelnde Reflektion der eigenen Arbeit und eigenen Biografie Projektionen und Abwertungen in den Arbeitsalltag hineinzutragen. Wer Schwerwiegendes und Belastendes hört oder liest, reagiert unweigerlich mit Körper, Geist und Psyche.

Mögliche Reaktionen auf die Auseinandersetzung mit Gewalt und Folter sind beispielsweise

- Sachliche Distanzierung, also der Versuch, dieses Thema möglichst nicht an sich herankommen zu lassen; durch das Innehalten sich unruhig und ungeduldig zu fühlen.

- Überwältigt zu sein; zu spüren, dass die Grenze zu dem Thema zu halten immer schwieriger wird, und die äußere Ruhe zu einer inneren Qual.

- Sie könnten auch froh sein über diesen Raum, in den Sie sich zurückziehen und sich zugestehen können, welches tiefe Entsetzen das ganze Thema in Ihnen auslöst.

---

15   Vgl. BMFSFJ (2004).

Ich behaupte, die Distanzierungshaltung ist lediglich ein Versuch, sich das Thema vom Hals, besser gesagt: von der eigenen Seele zu halten, denn ob wir wollen oder nicht, das Faktum der Gewalt betrifft uns alle, verletzt uns alle, geht uns alle zutiefst an. Doch wie viel Empathie, also Mitfühlen, wir uns erlauben können, hängt auch von Details der eigenen Biografie ab, und wie wir diese Details reflektiert, verarbeitet und in unseren Alltag integriert haben. Denn sie nicht zu reflektieren, kann dazu führen, dass wir das fremde Leid stellvertretend für unser eigenes nehmen und es schlimmstenfalls instrumentalisieren. Dies ist natürlich v. a. auch in der direkten Arbeit mit KlientInnen durchaus für beide Seiten gefährlich.

Gerade in dieser Arbeit müssen wir uns spüren können und gut aufpassen, nicht zu Funktionären des Leids zu werden, oder zu KonsumentInnen solcher Berichte. Die professionelle Distanz muss also im Einklang mit der eigenen Gefühlslage stehen. Das tiefe Entsetzen ist absolut adäquat. Die individuell passende Balance zu finden, ist also die Kunst und unsere Aufgabe, um bei dieser Arbeit langfristig bestehen zu können – für mich immer wieder eine persönliche Herausforderung, der Gewalt zu trotzen.

7. Schlusswort

Frauen sind nicht nur Opfer, Frauen sind vor allem auch Überlebende und Frauen sind stark. Dazu zitiere ich eine der medica-Beraterinnen im Kosovo: »Wie gut, dass sich die innere Kraft immer wieder regenerieren kann – dies lerne ich auch von meinen Klientinnen.«

Ich komme zum Anfang zurück: Die Tatsache der weltweiten Gewalt gegen Frauen trifft und betrifft uns alle. Finden Sie Ihre eigene Balance zwischen der Distanz Ihres Intellekts, dem Entsetzen in Ihrer Seele und der Reflektion Ihrer persönlichen Involviertheit in das Thema.

Literatur

Amnesty International USA (2008): Domestic Violence. Domestic violence as torture. www.amnestyusa.org/stop-violence-against-women-svaw/domestic-violence/page.do ?id=1108220&n1=3&n2=39&n3=1101 (Zugriff 31.10.2008).

Asgira e.V./KOK e.V./Terres des femmes e.V. (Hrsg.) (2003): Schattenberichte zum 5. Staatenbericht der Bundesregierung Deutschland zum Übereinkommen der Vereinten Nationen zur Beseitigung jeder Form der Diskriminierung der Frau (CEDAW). Berlin.

Bundesministerium für Familie, Senioren, Frauen und Jugend (BMFSFJ) (2004): Die repräsentative Studie zu Gewalt gegen Frauen „Lebenssituation, Sicherheit und Gesundheit von Frauen in Deutschland". www.bmfsfj.de/RedaktionBMFSFJ/ Abteilung4/ Pdf-Anlagen/pressemat-studie-gewalt-frauen-lebenssituation,pro-perty=pdf,bereich=,rwb=true.pdf (Zugriff 08.09.2008).

Engenderhealth (2008): Obstetric Fistula. www.engenderhealth.org/our-work/ma ternal/fistula.php (Zugriff 12.08.2008).

Garcia-Moreno, C./Heise, L./Jansen, H. A. F. M./Ellsberg, M./Watts, C. (2005): Violence against Women. In: Science, 310, S. 1282–1283.

Hagemann, K./Schüler-Springorum, S. (Hrsg.) (2002): Heimat-Front. Militär und Geschlechterverhältnisse im Zeitalter der Weltkriege. Frankfurt a.M.

Haukari (2003): Die ANFAL-Operationen 1988 und ihre Folgen. www.haukari.de/ start6.htm (Zugriff 08.09.2008).

Henry, N. (2004). Die Bedeutung internationaler Strafprozesse für Überlebende sexualisierter Gewalt. www.medicamondiale.org (Zugriff am 31.10.2008)

Herman, J. L. (1994): Traumatische Erfahrungen verstehen und überwinden. München.

Human Rights Watch (1995): Global Report on Women's Human Rights. New York/ Washington/Los Angeles/London/Brussels.

Johr, B./Sander, H. (Hrsg.) (1992): BeFreier und Befreite. Krieg, Vergewaltigungen, Kinder. München.

Kappeler, S./Renka, M./Beyer, M. (Hrsg.) (1994): Vergewaltigung, Krieg, Nationalismus. Eine feministische Kritik. München.

medica mondiale e.V./Griese, K. (Hrsg.) (2006): Sexualisierte Kriegsgewalt und ihre Folgen. Handbuch zur Unterstützung traumatisierter Frauen in verschiedenen Arbeitsfeldern. Frankfurt a.M.

medica mondiale (2008): Uganda. www.medicamondiale.org/projekte-themen/pro-jekte/uganda (Zugriff 12.08.2008).

Mischkowski, G. (2002): Damit die Welt es erfährt. Sexualisierte Gewalt im Krieg vor Gericht. Der Foca-Prozess vor dem internationalen Kriegsverbrechertribunal zum ehemaligen Jugoslawien. Bonn.

Nowrojee, B. (1996): Shattered Lives: Sexual Violence during the Rwandan Genocide and its Aftermath. Human Rights Watch, New York.

Seifert, R. (2003). Plädoyer für eine Subjekt- und Genderperspektive in der Friedens- und Konfliktforschung. Arbeitsstelle Friedensforschung, Texte Nr. 2. Bonn.

Solwodi e.V. (Hrsg.) (2003). Grenzüberschreitendes Verbrechen. Grenzüberschreitende Zusammenarbeit. Schutz, Beratung und Betreuung von Gewalt- und Menschenhandelsopfern. Ein Handbuch für die Praxis. Boppard.

The American Society of International Law (ASIL) (1998): Judicial Decisions. www.asil.org/ilib/ilib0115.htm#01 (Zugriff 31.10.2008).

The Goma Filmproject: LUMO (2005): www.gomafilmproject.org/index.php?p= film.php (Zugriff 12.08.2008).

Trial Watch (2007): Zeljko Raznjatovic. www.trial-ch.org/de/trial-watch/profile/ db/facts/zeljko_raznjatovic_388.html (Zugriff 31.10.2008).

UN Resolution 1325: www.un.org/Docs/scres/2000/sc2000.htm (Zugriff 29.05.2008).

Übereinkommen gegen Folter und andere grausame, unmenschliche oder erniedrigende Behandlung oder Strafe vom 10. Dezember 1984. www.aufenthaltstitel.- de/folter.html (Zugriff 31.10.2008).

Dennis Dijkzeul, Rebekka Bernholt

Sexualisierte Kriegsgewalt und Humanitäre Hilfe in der Demokratischen Republik Kongo

Wie die Anerkennung des schwerwiegenden Ausmaßes sexualisierter Kriegsgewalt allgemein, ist auch ihre Behandlung durch humanitäre Hilfsorganisationen noch relativ neu. Am Beispiel der Krise in der Demokratischen Republik Kongo werden Ansätze verschiedener humanitärer Hilfsorganisationen im Umgang mit sexualisierter Gewalt vorgestellt. Es wird dargelegt, wie die verschiedenen Projekte die Problemlagen der Opfer berücksichtigen. Der Schwerpunkt liegt dabei auf dem Ansatz des *International Rescue Committee*, der die Stärkung der Kapazitäten der lokalen NGOs, die mit betroffenen Frauen und Kindern arbeiten, betont.

1.   Einleitung

Dieser Aufsatz behandelt die Herangehensweise humanitärer Organisationen an den Aufbau eines Versorgungssystems zur Bewältigung von sexualisierter (Kriegs-)Gewalt. Hierzu werden relevante Projekte verschiedener *Non-governmental organisations* (NGOs) im Osten der Demokratischen Republik Kongo (DRK) vorgestellt. Der Ansatz des *International Rescue Committee* (IRC) wird dabei besonders beleuchtet. Der Artikel beginnt mit einer kurzen Darstellung der Kriegslage in der Demokratischen Republik Kongo und dem Problem der sexualisierten Gewalt als Mittel der Kriegsführung in diesem Konflikt. Anschließend wird die Problematik der sexualisierten Gewalt bzw. der Folgen sexualisierter Gewalt auf verschiedenen Ebenen umrissen. Im vierten Teil werden Projekte verschiedener Organisationen in der DRK kurz vorgestellt und kritisch betrachtet, wie diese das Problem der sexualisierten Gewalt angehen wollen und inwieweit sie zu einem Ausbau der vorhandenen Kapazitäten beitragen. Ein Projekt des IRC, das sich mit sexualisierter Gewalt befasst, wird dabei vertieft dargestellt, da das IRC einen innovativen Ansatz zum Aufbau von Kapazitäten verfolgt. In den Schlussfolgerungen wird eine abschließende Bewertung der Rolle der humanitären Hilfe für den Aufbau eines Systems zum Umgang mit sexualisierter Gewalt in der DRK vorgenommen.

2. Lage in der Demokratischen Republik Kongo

Die Krise in der Demokratischen Republik Kongo, ein sogenannter *failed state*, fordert schon seit Jahren mehr Opfer als jede andere Krise. Seit Mobutu in den 1980er Jahren unter zunehmenden Druck der Bretton Woods Institutionen kam, die Staatsschulden zu begleichen, nahm er – anstatt die massiven Ausgaben, die sein Neo-Patrimoniales System erforderte, einzuschränken – zunehmend Kürzungen in den Bereichen Gesundheit, Bildung, Infrastruktur, Sicherheit sowie weiteren Aufgaben der Regierung vor.[1] In den folgenden Jahren brach der Staat zusammen und die sozialen und ethnischen Spannungen nahmen zu.

1996 gelang Laurent Kabila und seiner AFDL (*Alliance des Forces Démocratiques pour la Libération du Congo*) mit Unterstützung der ruandischen und der ugandischen Armee die Entmachtung Mobutus. Nachdem sich Kabila mit seinen vormaligen Unterstützern entzweit hatte, gründeten einige Anführer der *Banyamulenge* zusammen mit kongolesischen Intellektuellen[2] 1998 die RCD (*Rassemblement Congolaise pour la Démocratie*). Diese begann, mit massiver Unterstützung der ugandischen, ruandischen und burundischen Armee, einen Krieg zur Entmachtung von Kabila. Dieser wiederum erhielt Unterstützung von Angola, Simbabwe, Tschad und Namibia. Die Lage im Osten des Landes war besonders instabil, da dort auch die *Interahamwe*[3] und verschiedene *Mai-Mai* Rebellengruppen[4] gewaltsam gegen die Bevölkerung vorgingen.

Die Vielzahl der kämpfenden Akteure interessierte sich zunehmend für die Ausbeutung von Ressourcen, wie Diamanten und Koltan. Es wurde offensichtlich, dass sie eher nach wirtschaftlichen Gewinnen strebten, als danach, den Krieg zu beenden, so dass immer unklarer wurde, wer gegen wen kämpfte.[5] In der Folge entstand eine spezifische Kriegsökonomie, die sich durch illegale Ressourcenausbeutung, Einmischung der Nachbarländer, internationale Eingriffe und ethnische Konflikte auszeichnete.[6]

Die Fronten in diesem Krieg verhärteten sich relativ schnell, so dass eine Dreiteilung der DRK vorgenommen wurde. Der Norden stand unter Kontrolle der FLC (*Front de Libération du Congo*) unter Jean Pierre Bemba. Der

---

1   Vgl. Dijkzeul (2005), S. 11.
2   Kongolesische Tutsi ruandischer Abstammung, die seit dem 18. Jahrhundert in den Mulenge-Hügeln in Süd-Kivu ansässig sind.
3   Diese besteht aus bewaffneten Hutu-Milizen, die maßgeblich an dem Völkermord in Ruanda beteiligt waren.
4   Die Mai Mai waren nationalistische Krieger, die sich ursprünglich gegen jeden fremden Einfluss wendeten. Heute sind sie teilweise untereinander verfeindet und plündern und vergewaltigen die lokale Bevölkerung.
5   Vgl. United Nations (2001).
6   Vgl. Dijkzeul (2005), S. 10ff.

östliche Teil blieb unter Kontrolle der RCD, während die Regierung die Kontrolle über den südlichen und westlichen Teil des Landes erhielt.[7] Der Krieg führte zu einer Verschlechterung der Wirtschaftslage und zum Zusammenbruch des Gesundheitssystems. Viele Gesundheitseinrichtungen waren nun nicht mehr zugänglich, wodurch insbesondere arme Bevölkerungsgruppen fast vollständig von der Gesundheitsversorgung ausgeschlossen wurden.[8]

1999 stationierten die UN eine unbewaffnete Friedenssicherungstruppe (MONUC[9]) in der DRK und konnte so die Kräfte aus Namibia, Tschad und Burundi zum Rückzug bewegen. Der Friedenssicherungsprozess schritt aber auf nationaler und internationaler Ebene nur langsam voran. Die Ermordung Kabilas 2001 und die anschließende Machtübernahme durch seinen Sohn führten zu neuen diplomatischen Verhandlungen, so dass Ende 2002 schon etwa 70 Prozent des kongolesischen Staatsgebietes unter Kontrolle der Regierung waren und die meisten der bewaffneten Kräfte aus den Nachbarländern das Land verlassen hatten. Der Rückzug der fremden Truppen vereinfachte den Friedensprozess zwar erheblich, löste im Osten der DRK aber auch ein Sicherheitsvakuum aus.

Im Dezember 2002 gelang es der Regierung in Kinshasa, umfassende Vereinbarungen mit den Rebellen auszuhandeln, welche die Bedingungen für die Etablierung einer nationalen Übergangsregierung schufen.[10] Die Übergangsregierung hatte vier Vizepräsidenten, die drei Kriegsparteien und die Zivilgesellschaft repräsentierten, und begann ihre Arbeit im Juli 2003. Trotz der widersprüchlichen Absichten der verschiedenen Gruppen in der Regierung wurde das gemeinsame Streben nach einer nationalen Wiedervereinigung, das sie offiziell repräsentierten, von den meisten Kongolesen sowie der internationalen Gebergemeinschaft willkommen geheißen.[11] Dieses ermöglichte es dem Übergangsparlament unter Joseph Kabila, 2005 eine neue Verfassung zu verabschieden, die in einem landesweiten Verfassungsmemorandum von der Bevölkerung angenommen wurde und Anfang 2006 in Kraft trat.

Am 6. Dezember 2006 wurde Joseph Kabila als erster demokratisch gewählter Präsident der DRK seit der Unabhängigkeit vereidigt. Jedoch ist der Friedensprozess noch immer nicht völlig abgeschlossen. Vor allem im Osten des Landes kommt es häufig zu gewaltsamen Auseinandersetzungen.[12]

---

7   Vgl. Ilunga Matthiesen (2005), S. 53.
8   Vgl. Dijkzeul/Lynch (2005).
9   MONUC steht für »Mission de l´ONU en RD Congo« (UN Mission in DR Congo). Der Sicherheitsrat implementierte diese Truppen, um das in Lusaka erreichte Übereinkommen durchzusetzen.
10 Vgl. DFID (2003).
11 Vgl. Ilunga Matthiesen (2005), S. 53.
12 Vgl. International Crisis Group (2007).

Zu deren Beilegung wurde bisher vor allem auf den Aufbau einer einheitlichen kongolesischen Armee, die so genannte FARDC (*Forces Armées de la République Démocratique du Congo*), gesetzt. Doch eine disziplinierte, professionelle Armee konnte noch nicht errichtet werden, und es befinden sich noch immer etwa 8.000 Soldaten ruandischer und ugandischer Truppen sowie 5000 Rebellen in der DRK. Vor allem im Osten sind politisch motivierte Morde und Straffreiheit, wie auch Plünderungen und Vergewaltigungen durch die schlecht bezahlten FARDC Soldaten und Rebellenbewegungen noch immer an der Tagesordnung.[13]

3. Sexualisierte Gewalt in der Demokratischen Republik Kongo

Die offensichtlichste Folge des Konfliktes im Kongo ist die verheerende Kombination aus Gewalt, Unterernährung und mangelnder medizinischer Versorgung, die zu einer extrem hohen Sterblichkeitsrate führt.[14] Dabei sind die nicht unmittelbar sichtbaren Folgen des Krieges wie die Zerstörung von sozialer Infrastruktur und Familienbindungen durch systematische Vergewaltigungen langfristig oft viel verheerender als die Zerstörung materieller Objekte. Diese sexualisierte Gewalt gegen Frauen und Kinder, die weniger ein aggressiver Ausdruck von Sexualität als der sexuelle Ausdruck von Aggression ist, ist in nahezu jedem Krieg anzutreffen.[15]

Sexualisierte Gewalt dient der Schwächung des Gegners, dessen Frauen und Kinder terrorisiert sowie durch Einschüchterung und Angst kontrolliert werden können. Aber auch Aberglaube und Fetisch sind häufige Gründe für sexualisierte Gewalt. So glauben viele Soldaten, dass sexuelle Handlungen an einem Kind sie in Kämpfen unverwundbar macht und sie von Krankheiten heilt bzw. sie immun gegen sie macht (auch gegen das HI-Virus). Abgesehen davon werden, wegen der damit einhergehenden Stigmatisierung, kaum sexuelle Gewalttaten angezeigt und von den wenigen Verfahren, die es gibt, scheitern die meisten vor kongolesischen Gerichten, wie ein Bericht von Human Rights Watch ausführlich darlegt.[16] Bis heute herrscht im Kongo auf diese Weise überwiegend Straffreiheit für die Täter, da es kein gut etabliertes Rechtssystem gibt, an das sich die Opfer wenden könnten, und die Regierung der DRK sexualisierte Gewalt weitestgehend ignoriert.[17] Das kann vor allem damit erklärt werden, dass der systematische Gebrauch von Vergewaltigun-

---

13 Vgl. International Crisis Group (2007), Bosmans (2007).
14 Vgl. Dijkzeul (2005), S. 14.
15 Vgl. Joachim (2004), S. 57, Mertus (2000), S. 8. An dieser Stelle sei auf Goldstein (2001) verwiesen, der eindrücklich darlegt, wie *gender* und Krieg zusammenhängen.
16 Vgl. Human Rights Watch (2005).
17 Vgl. Amnesty International (2004), Arens (2000), Human Rights Watch (2005).

gen erst seit dem Internationalen Tribunal in Jugoslawien explizit als Kriegsverbrechen geahndet wird.[18]

Die individuellen und gesellschaftlichen Auswirkungen sexualisierter
Gewalt lassen sich in ihrem Ausmaß kaum komplett erfassen.[19] Im Folgenden
werden einige der Folgen sexualisierter Gewalt auf vier Ebenen kurz umrissen:

1. Körperlich-medizinische Aspekte

Sexualisierte Gewalt kann schwerwiegende körperliche Folgen haben, unter
denen die Betroffenen oft ihr Leben lang leiden.[20] Insbesondere ungewollte
Schwangerschaften und die Übertragung von Krankheiten (wie auch die
Infektion mit dem HI-Virus[21]) werden dabei häufig betont.[22] Viele körperliche
Folgen (wie innere Blutungen, ein Absinken des Uterus, Inkontinenz als
Folge von Fisteln, gebrochene Becken und anderes) sind komplex und bedürfen einer langwierigen Behandlung.[23] Angemessene medizinische Versorgung
ist aber in großen Teilen der DRK nicht verfügbar, und ein Großteil der Frau-
en möchte diese ohnehin nicht in Anspruch nehmen – meistens aus Angst
davor, dass ihre Vergewaltigung öffentlich bekannt werden könnte.[24]

2. Psychische Aspekte/Dimensionen

Zu den psychischen Folgen gehören Ängste und Phobien, psychosomatische
Beschwerden und Depressionen sowie Beziehungsstörungen und ein verän-
dertes Selbst- und Weltbild. Das Trauma der Opfer verschlimmert sich häufig
durch eine ungewollte Schwangerschaft (Abtreibungen sind in der DRK
verboten) oder die Übertragung von HIV. Auch die Angehörigen des Opfers
sind oft traumatisiert.[25]

---

18 Vgl. Goldstein (2001), S. 1. Selbstverständlich fiel Vergewaltigung auch schon
vorher implizit unter andere Straftatbestände (wie beispielsweise Verbrechen
gegen die Menschlichkeit) und hätte somit geahndet werden können. Neu ist die
explizite Nennung des Straftatbestandes der Vergewaltigung durch das Tribunal
in Jugoslawien.

19 Vgl. Joachim (2004), S. 57.

20 Ebd., S. 59.

21 Human Rights Watch (2002) geht davon aus, dass 60 Prozent der Soldaten und
Rebellen im Kongo mit dem HI-Virus infiziert sind, so dass das Risiko einer In-
fizierung für die betroffenen Frauen groß ist.

22 Vgl. Human Rights Watch (2002), S. 64.

23 Vgl. Amnesty International (2004).

24 Vgl. Human Rights Watch (2002), S. 68.

25 Vgl. Joachim (2004), S. 71, Amnesty International (2004), Bosmans (2007), S. 5.

3. Familiäre Aspekte/Folgen

Turshen argumentiert, »that, in civil wars, armies use rape systematically to strip women of their economic and political assets«.[26] Diese sind neben ihrer Arbeitskraft und ihrer ›Reproduktionsfunktion‹ auch ihr Besitz sowie ihr Zugang zu Land und Vieh. Darüber hinaus werden viele Frauen und Mädchen, die Opfer sexualisierter Gewalt geworden sind, von der Gesellschaft stigmatisiert und von ihren Ehemännern und häufig auch von der ganzen Familie verstoßen.[27] Unverheiratete Mädchen, die in Folge einer Vergewaltigung schwanger werden, haben in der DRK kaum die Möglichkeit einen Ehemann zu finden und müssen häufig den Rest ihres Lebens am Rande der Gesellschaft verbringen.[28]

4. Gemeinschaft/Soziale Aspekte

Die Reaktionen vieler kongolesischer Gemeinschaften auf Vergewaltigungen reflektieren größtenteils die folgenden allgemeinen Beobachtungen von Joachim zur Rolle sexualisierter Gewalt in Konflikten:

> »Die zerstörerische Kraft von sexualisierter Kriegsgewalt beruht dabei auf der patriarchalen Gesellschaftskonzeption, die den Männern die Kontrolle über die weibliche Sexualität zugesteht und die Bewertung der Frauen davon abhängig macht, in welchem Maße sie sich dieser Kontrolle unterwerfen. Diese Botschaft geht in die Erfahrungen der Gewaltopfer ein. Sie sind nicht nur Opfer von Vergewaltigung mit dieser bestimmten Absicht, die von ihrer eigenen Gruppe auch genau so verstanden wird. Die Frauen erfahren die Botschaft und die Art der Verletzung, die damit einhergehenden Schmähungen und Demütigungen und die Bestätigung ihrer vermeintlichen Entwertung in der eigenen Gruppe, in ihrer eigenen Gesellschaft und ihrem sozialen Umfeld.«[29]

Obwohl die genaue Zahl der Vergewaltigungen nicht erhoben werden kann, wird geschätzt, dass bis 2004 bereits zehntausende Kinder, Mädchen, Frauen, Kleinkinder und Männer in der DRK vergewaltigt wurden.[30] Dabei war die Lage im Osten des Landes, in dem über 20 bewaffnete Gruppierungen kämpften, besonders schlimm. Zu diesem Zeitpunkt konnten die Gesundheitseinrichtungen in der DRK noch nicht mal die medizinische Grundversorgung der Bevölkerung sicherstellen, da es einen Mangel an Ärzten, sowie Ausrüstung und Medikamenten gab. Ein Großteil der Opfer sexualisierter Gewalt hatte so keinerlei oder nur schlechten Zugang zu medizinischer Be-

---

26   Turshen (2001), S. 56.
27   Vgl. Arens (2000), Bosmans (2007), S. 6, Human Rights Watch (2002), S. 65.
28   Vgl. Human Rights Watch (2002), S. 65.
29   Joachim (2004), S. 59.
30   Vgl. Amnesty International (2004), Bosmans (2007).

handlung. Die internationalen humanitären Organisationen waren somit in der DRK die einzigen Institutionen, die als Adressaten für den Bedarf an Hilfsangeboten der Opfer sexualisierter Gewalt fungieren konnten.[31] Doch insbesondere zu Beginn der Krise gab es innerhalb des humanitären Systems keine Ansprechpartner für diese spezifische Problemlage. Obwohl viele humanitäre Organisationen schon Erfahrungen mit sexualisierter Gewalt in Flüchtlingslagern hatten, gab es so gut wie keine Erfahrungen im Umgang mit sexualisierter Gewalt in großen unsicheren Gebieten, in denen oftmals kein oder nur mühsam Zugang zu den Opfern erreicht werden konnte. Zudem musste davon ausgegangen werden, dass eine öffentliche Behandlung des Themas die Opfer einem großen Risiko aussetzen würde.[32]

Es gab folglich keine einheitliche Methodologie für den Umgang mit den Opfern sexualisierter Gewalt, so dass verschiedene Organisationen unterschiedliche Herangehensweisen entwickelten, wie das folgende Kapitel zeigt.

4.   Projekte verschiedener Organisationen

In diesem Abschnitt wird die Arbeit verschiedener NGOs, die in Süd-Kivu zu *gender-based violence* arbeiten, behandelt. Es wird gezeigt, dass sich die NGOs in ihrer Arbeits- und Herangehensweise sehr stark unterscheiden. Der von einigen NGOs verfolgte Ansatz des Kapazitätenaufbaus für den Umgang mit sexualisierter Gewalt wird dabei insbesondere beleuchtet.

4.1 *International Rescue Committe (IRC)*

Das IRC[33] ist seit November 1996 in der DRK aktiv. Ziel seines Engagements im Osten des Landes ist die Minderung des Leidens der Vertriebenen und der durch den Krieg betroffenen Menschen durch die Verbesserung der Gesundheitsdienstleistungen und das Voranbringen der Nahrungsmittelsicherheit.[34] Seit 2000 wurde zusätzlich zu dieser Direkthilfe der gezielte Aufbau von Kapazitäten lokaler NGOs gefördert. Um diesen zu ermöglichen musste das IRC zunächst seine eigenen Kapazitäten ausbauen. Im Mittelpunkt stand dabei die Frage, wie ein Dialog etabliert werden kann, der sowohl die Bestrebungen der potenziellen Partner unterstützt, als auch Forderungen an diese stellt, basierend auf den mit ihnen getroffenen Vereinbarungen.

Das IRC formierte ein lokales Team, geführt von einer *expatriate* Programm-Managerin. Um ein klareres Bild der lokalen Bedürfnisse und Kapazitäten zu

---

31   Vgl. Amnesty International (2004).
32   Vgl. Dijkzeul (2005), S. 79.
33   Vgl. www.theirc.org.
34   Vgl. Dijkzeul (2005), S. 73.

bekommen, führte das Team zunächst einige Erhebungen durch (insbesondere über lokale Organisationen, andere internationale Organisationen, die mit lokalen Partnern arbeiten, sowie die humanitären Bedürfnisse der Bevölkerung in Süd-Kivu).[35]

Zunächst initiierte das IRC-Team das *Ushirika*-Programm.[36] Dieses Programm war ein *umbrella-grant* Programm: eine Art von Hilfe, die über die Vergabe von so genannten *subgrants* und die gleichzeitige technische Unterstützung lokaler Organisationen funktioniert. Das *Ushirika*-Programm war in den Bereichen Wasserversorgung, Landwirtschaft, Fischerei und Mikrokredite tätig. Der Ansatz des IRC-Teams zeichnete sich durch die gleichzeitige Stärkung der Finanzierung und der Kapazitäten des Managements der Partnerorganisationen in kurzer Zeit aus. Zur Durchführung dieses anspruchsvollen Ansatzes wurde ein Programmzyklus mit den folgenden Elementen entwickelt:

1.   Ausschreibung

Das IRC beschloss, öffentliche Ausschreibungen zu machen, da so die Transparenz der Auswahl der Projektpartner stark erhöht werden konnte. Der hierfür vom *Ushirika*-Team entwickelte *call for proposals* mit den Anforderungen an die zukünftigen Partner wurde im Radio, über das NGO-Netzwerk und Plattformen der Zivilgesellschaft bekannt gemacht. Die Partner sollten entweder schon relevante Fähigkeiten und Erfahrungen oder ein Projekt, das einen bisher ungedeckten Bedarf adressiert, vorweisen können. Daraufhin gingen über 340 Projektanträge lokaler Organisationen beim IRC ein.[37]

2.   Projekt- und Partnerauswahl

Die zukünftigen Partnerorganisationen wurden einem mehrstufigen Auswahlverfahren unterzogen. Zunächst wurden die Projektanträge mit den Anspruchsvoraussetzungen abgeglichen. In einem zweiten Schritt wurden die Projekte von einem Komitee auf ihre technische Durchführbarkeit überprüft. Diese Methode der Projektauswahl erlaubte den Partnerorganisationen weiterhin viel Eigeninitiative bei der Auswahl und dem Design ihrer Projekte.

3.   Projektanpassung und Unterzeichnung des »*memorandum of understanding*« (MOU)

Nach der Auswahl von zwölf Partnerorganisationen sollte deren Projektdesign und Projektqualität gestärkt sowie messbare Indikatoren zur Feststel-

---

35   Ebd., S. 75.
36   *Ushirika* ist Kisuahili und bedeutet »Zusammenarbeit«, »Partnerschaft«.
37   Dijkzeul (2005), S. 22.

lung des Projekterfolges bestimmt werden. In der Folge wurden Schlüsseldokumente, wie ein *logical framework*, ein Zeitplan, ein Projektbudget und
ein Ausbildungsplan erstellt bzw. überarbeitet. Durch diese Projektanpassung
konnten die Partnerorganisationen neue Fertigkeiten erlernen. Anschließend
unterzeichneten die Partnerorganisationen und IRC ein MOU, in dem die
Schlüsselpunkte des *sub-grants* sowie die Rollen und Verantwortungen beider Parteien festgeschrieben wurden. Das MOU steht so für eine moralische
und rechtliche Vereinbarung der beiden Organisationen, die die Verantwortlichkeit auf beiden Seiten erhöht.

4.   Projektimplementation, Monitoring und Ausbildung

Die Ausbildung des IRC verbindet technische mit administrativen Aspekten.
Dabei wurden verschiedene Arten formellen[38] und informellen Trainings
benutzt. Informelles Training wurde meist mit dem Monitoring der Projekte[39]
durch die *Ushirika*-Mitarbeiter in der täglichen Zusammenarbeit verbunden.[40]
Die Partnerorganisationen berichteten monatlich über ihre finanzielle Lage
sowie den Fortschritt ihrer Aktivitäten. Das IRC überprüfte diese Berichte
auf ihre sachliche Richtigkeit (die standardmäßig verwendeten Personalver-
waltungs-, Buchführungs-, und finanziellen Methoden) und machte die Höhe
ihrer finanziellen Leistungen von der Qualität der finanziellen Berichte abhängig, so dass die Partnerorganisationen einen starken finanziellen Anreiz
hatten, qualitativ hochwertige Berichte zu erstellen. Gleichzeitig wurden die
Fähigkeiten der Projektpartner durch regelmäßiges *feedback* und andere Be-
ratungsleistungen gestärkt. So konnten auch Partner, die am Anfang keine
Erfahrung im Verfassen von Finanzberichten hatten, ihre administrativen und
finanziellen Systeme erheblich verbessern. Zudem wurden kurze monatliche
Berichte über die im jeweiligen Zeitraum vorgenommenen Aktivitäten sowie
die für den kommenden Monat geplanten verlangt. Anhand dieser kurzen
Berichte wurde in Einzelgesprächen die Fortschritte sowie deren Übereinstimmung mit den Zielen des Projektes besprochen.[41]

---

38   Das formelle Training des IRC beinhaltete: Organisationstraining (Finanzmana-
      gement, Recht, Sicherheitsregelungen, Kommunikation, Personalverwaltung,
      etc.), Projektmanagementtraining (Projektentwurf, Logical Framework, Pro-
      jektmonitoring, Standards, Evaluation, etc.), sowie Technisches Training (Be-
      ratungsgespräche, Gemeinschaftsbildung, Wasserversorgung, Landwirtschaft,
      Fischerei, etc.).
39   Aufgrund der Sicherheitssituation konnten nicht alle Projekte regelmäßig be-
      sucht werden – so konnte ein Projekt z. B. nur mit dem Helikopter erreicht wer-
      den.
40   Auch Auswahl und Projektanpassung wurden zu den informellen Trainingsein-
      heiten gezählt.
41   Vgl. Dijkzeul (2005), S. 78.

Im *Ushirika*-Programm nahmen alle Partnerorganisationen an Weiterbildungsmaßnahmen teil. In der ersten Trainingseinheit wurde administratives, finanzielles und Projektmanagementwissen vermittelt. In späteren Einheiten ging es um spezifische Gebiete für jede NGO wie Wasserversorgung, Landwirtschaft oder Mikrokredite.[42]

5.   Evaluation und Audits

Jeder Partner musste, zusätzlich zu den monatlichen Feldbesuchen des IRC-Teams, Zwischen- und Endberichte erstellen, damit Fortschritt und Wirkung dokumentiert werden konnte. Darüber hinaus erhielten die Partnerorganisationen bei den Evaluationen und Audits Unterstützung durch das IRC.

Anfang 2001 hat *Ushirika* die Zusammenarbeit mit 24 lokalen s NGO aufgenommen. Weiterhin wurde das Projekt 2003 geographisch ausgeweitet und weitere s aufgenommen (von denen nur drei auch zuvor Partner gewesen waren), die Antragstellung vereinfacht, die SPHERE-Standards[43] integriert und ein andauerndes Monitoring der Partner installiert. So wurde ein individuelles Aufbauprogramm für jeden Partner entwickelt, das einen erheblichen Kapazitätenaufbau ermöglichte.

Die dabei entwickelten Methoden wurden die Grundlage des folgenden *gender-based violence (GBV) umbrella grant* Programms. Der zuständige Direktor hatte seit 2001 immer mehr Informationen aus den Gesundheitszentren über die Zunahme und Härte des Problems der sexualisierten Gewalt bekommen, die aber von keiner humanitären Organisation angemessen behandelt wurde. Das IRC initialisierte daraufhin, nach einer Ausschreibung von USAID im Ostkongo, ein Programm zu sexualisierter Gewalt. Der Antrag des IRC an USAID sah vor, GBV Aktivitäten getrennt vom *Ushirika* Grant Programm durchzuführen. Ziel des GBV Programms war »*to improve and expand community-based services for populations affected by ... gender based violence in North and South Kivu provinces.*«[44]

Dies sollte durch die Stärkung der Kapazitäten der lokalen NGOs erreicht werden, deren Zugang zu den Opfern in unsicheren Gebieten erheblich besser war als jener der internationalen NGOs. Nach der Zusammenstellung eines erfahrenen und kompetenten Teams vor Ort wurden die folgendenden Schlüsselbedürfnisse identifiziert:

---

42   Ebd., S. 77.
43   SPHERE-Standards steht für The Sphere Projekt. Humanitarian Charter and Minimum Standards in Disaster Response.
44   Vgl. Dijkzeul (2005), S. 79.

1. Basis-Gesundheitsversorgung

2. Spezielle gynäkologische Behandlung

3. Psycho-soziale Unterstützung

4. Familien- und Gemeinschaftsmediation

5. Hilfe bei Nahrungsmitteln und anderen Gütern

6. Wirtschaftliche (Re-)Integration

7. Rechtliche Beratung und Unterstützung

8. HIV/AIDS und STI-Tests

Da die Finanzierung von USAID durch einen *umbrella grant* geleistet wurde, nutzte das GBV-Team viele der für das *Ushirika*-Programm entwickelten Methoden. Darüber hinaus wurde, wegen der vielfachen Anfragen kleiner lokaler Organisationen, eine einfache Variante von *umbrella grants* für kleine Basisorganisationen (*community-based micro-projects*) eingeführt, die Organisationen unterstützte, die Betroffenen in ihrem alltäglichen Leben halfen. GBV arbeitete mit neun lokalen NGOs und 23 CBOs zusammen. Wie auch das *Ushirika*-Programm besteht der Projektablauf des GBV Programms aus den folgenden fünf Schritten:

1.   Ausschreibung

Ende 2002 wurden die GBV Ausschreibungen öffentlich gemacht und 120 Anträge eingereicht. Das IRC konzentrierte sich in dieser Phase auf Nord- und Süd-Kivu, da sie hier bereits Erfahrungen mit Gesundheitsprojekten und *capacity builing* gemacht hatten.

2.   Projekt- und Partnerauswahl

Es wurden 31 potenzielle Partner ausgewählt. Aus diesen sollten diejenigen bestimmt werden, die neben den regulären Auswahlkriterien auch spezifische Kriterien zur Sicherstellung der hochwertigen Versorgung der GBV-Opfer erfüllen konnten. Sie sollten Erfahrungen im Bereich GBV haben oder sich zumindest bereits im Aufbau dieser befinden. Darüber hinaus sollten sie medizinische, psychologische, wirtschaftliche oder rechtliche Leistungen anbieten, technische Qualität gewährleisten können, vertrauenswürdig sein, einen angemessenen Frauenanteil im Personal haben und die Entwicklung der jeweiligen Gemeinschaft anstreben. Nach Besuchen bei den 31 Organisationen wählte ein Komitee acht Partnerorganisationen aus.[45]

---

45   Ebd., S. 80.

3. Projektanpassung und Unterzeichnung des »*memorandum of understanding*« (MOU)

Zunächst unterstützte das IRC die neuen Partnerorganisationen bei der Überarbeitung ihres Projektes und ihrer administrativen Kapazitäten und versorgte sie mit Informationen über die IRC-GBV-Methodologie. Anschließend etablierte das IRC ein Referenzsystem unter den Partnern, so dass die Empfänger Dienstleistungen der verschiedenen Organisationen erhalten konnten und auf diese Weise Zugang zu psycho-sozialer, medizinischer und rechtlicher Hilfe hatten.

4. Projektimplementation, Monitoring und Ausbildung

Während GBV I förderte das IRC vor allem technische GBV-Aktivitäten wie Beratungstechniken, Gemeinschaftsausbildung und Familien-Mediation. Die Partnerorganisationen sollten die Qualität ihrer Ansätze und Dienstleistungen erhöhen. Der auch im *Ushirika*-Programm geforderte monatliche Bericht wurde beibehalten, musste allerdings stärker auf dem *logical framework* des Projektes basieren. Mitte 2003 erhielten die Partnerorganisationen eine Fortbildung in Berichterstellung und Projektmanagement, damit sichergestellt war, dass sie ihre Projekte für die nächsten Projektanträge weiterentwickeln konnten und so Lücken in der Bereitstellung ihrer Dienstleistungen vermeiden konnten.

5. Evaluation und Audits

Das GBV-Programm nutzte Zwischen- und End-Evaluationen sowie *Audits* stärker als *Ushirika* I, um so die Organisationen und ihre Aktivitäten zu erheben und zu stärken. In den Zwischenevaluationen konnten die Partnerorganisationen viele der erworbenen Fähigkeiten anwenden. In einem eintägigen Workshop wurde das Projekt von den Mitarbeitern, Stellvertretern der Empfänger sowie anderen *stakeholdern* besprochen und Empfehlungen zur Verbesserung gemacht. Zudem wurden mit partizipativen Methoden die Stärken, Schwächen, Möglichkeiten und Risiken des Projektes herausgearbeitet. Anschließend wurden Schlüsselziele identifiziert, die am Ende des Projektzyklusses erreicht werden sollten. Als GBV I im November 2003 auslief, hatten die Partnerorganisationen über 4.000 Opfern geholfen.[46]

Direkt im Anschluss an die erste Phase des GBV (GBV I) begann GBV II (finanziert durch USAID und UNICEF), ohne dass große Änderungen vorgenommen wurden. So wurden die acht Partnerorganisationen beibehalten und die Unterzeichnung der Verträge wurde Teil der laufenden Evaluierung und der Unterstützung der Verwaltung. GBV II war so meist die Fortführung bestehender Projekte.

---

46 Ebd., S. 82.

Im November 2003 wurde dem GBV-Team ein Ausbildungsleiter für Management-Beratung und im Januar 2004 ein zweiter Officer für die *community-based micro-projects* zur Seite gestellt. In den Regionen Walungu und Kalehe waren acht neue Mikro-Projekte ausgewählt worden, da die Regionen massiven Attacken ausgeliefert waren. Unter GBV II wurden die regelmäßigen Besuche der Projekte sowie das *On-the-job*-Trainig und das *Feedback*-System weitergeführt, um den Partnerorganisationen eine Verbesserung ihrer technischen und administrativen Kapazitäten zu ermöglichen. Wegen gewaltsamer Auseinandersetzungen im Mai und Juni 2004 mussten die Aktivitäten jedoch vorübergehend eingestellt werden. Allein in Bukavu starben 66 Menschen, 77 wurden verletzt, 31 vergewaltigt und 147 Häuser geplündert.[47]

Nach GBV II plante das Büro des IRC *Ushirika* III und GBV III, die ähnlich wie ihre Vorgänger sein, jedoch stärker integriert werden sollen. GBV III soll die Qualität der Dienstleistungen für von sexualisierter Gewalt betroffene Menschen durch Unterstützung für lokale Gesundheitsstrukturen weiter verbessern. Dies soll durch Fortbildungen, medizinische Hilfe und Supervision durch IRC Gesundheitspersonal erreicht werden. Zudem soll die Verwaltung in den Partnerorganisationen verbessert werden, um finanzielle Sicherheit zu gewährleisten. Gleichzeitig soll die Dokumentation der Fälle sexualisierter Gewalt verbessert werden, um so die Aufmerksamkeit auf das Problem zu lenken und es so zu einer Priorität in der Gesundheitsversorgung werden lassen. Hierfür sollen mehr Organisationen aufgenommen sowie der Fokus auf Aufklärungsarbeit und Advocacy ausgedehnt werden.

Der Verlauf von Ausgaben und Empfängern des GBV Programms können der folgenden Tabelle entnommen werden:

Project Phase	Direct Benefici-aries	Indirect Benefici-aries	Amount in subgrants in USD	Approximate amount per beneficiary in USD
GBV I (NGOs)	4,606	14,718	176,293.40	12.00
GBV I (CBOs)	724	NA	7,007.25	10.00
GBV II (NGOs)	9,068	30,858	269,206.45	9.00
GBV II (CBOs)	509	NA	8,108.80	14.00
GBV III (NGOs and CBOs)	current	current	current	NA

Quelle: Dijkzeul (2005), S. 72.

---

47   Ebd., S. 86.

Insgesamt ermöglichte der Programmzyklus des IRC einen aktiven andauernden Dialog, der die Vorhaben der Partnerorganisationen unterstützte und gleichzeitig strenge Forderungen an deren Projektdesign stellte. So wurde, bei Gewährleistung der finanziellen Kontrolle des IRC, die Qualität der angebotenen Dienstleistungen verbessert und die Management- und Fundraising-Kompetenzen der lokalen Partner gestärkt. Die meisten Partnerorganisationen waren jedoch zunächst eingeschüchtert von der Menge an Aufgaben, die auf sie zukamen. Während sich die meisten am Anfang darüber beklagten, empfanden sie das IRC im Laufe des Projektes aber als echten und starken Partner, der häufig im Feld dabei war und ihnen schnelles Lernen ermöglichte. Besonders die starke Verbesserung ihrer Managementkompetenzen schätzten die Partnerorganisationen sehr an dem Programm des IRC.

Die nun folgende kurze Darstellung von Projekten weiterer Organisationen macht deutlich, wie unterschiedlich verschiedene Organisationen an die Folgen sexualisierter Gewalt in der DRK herangehen.

4.2. *Women for Women International (WWI)*

Für kleinere Organisationen, wie Women for Women International,[48] die in erster Linie mit einzelnen Frauen in chronischen Krisengebieten und Nachkriegssituationen zusammenarbeiten, findet die Vermittlung von Kapazitäten auf einer anderen Ebene statt. Women for Women International DRK versorgte 2004 über 600 Frauen in Bukavu mit Werkzeugen und anderen Ressourcen, um ihnen einen Weg aus der Krise zu ermöglichen. Ihr Ansatz ähnelt dabei jenem der Kinderpatenschaften. Individuelle Spender unterstützen einzelne Frauen – ihre ›Schwestern‹ – sowohl durch Geld als auch durch Briefe und manchmal Besuche.[49] Diese Schwestern werden häufig eine wichtige Quelle der emotionalen Unterstützung für die Betroffenen. Eine Schwester spendet 25 Dollar jeden Monat. Davon gehen fünf Dollar an die Verwaltung, fünf Dollar an die Ausbildung der Frau (wie Arbeitstraining, Menschenrechtstraining, Rolle der Frau in der Gesellschaft oder Wirtschaft), fünf Dollar an ein Sparkonto, das der Frau nach Beendigung des Trainings ausbezahlt wird und zehn Dollar direkt an die Frau, um ihr den alltäglichen Bedarf zu ermöglichen.[50]

---

48 Vgl. http://womenforwomen.org/priqwc.html.
49 »The Ushirika and GBV programmes offer no simple ›one size fits all solution‹, but they constitute an innovative … approach, because they combine intensive hands-on management control with strong capacity building. Put differently, the accountability mechanisms, capacity building process, and daily activities of the partner organisations are closely linked, which can lead to better service delivery in a relatively short period of time«, Dijkzeul (2005), S. 30.
50 Ebd., S. 30–31.

In das Programm von Women for Women International werden jeweils die Frauen aufgenommen, die am hilfsbedürftigsten sind. Diese bekommen dann ein Jahr lang in Gruppen von 20 ein Trainingsprogramm und ein Forum zum Ideenaustausch. Nach Angaben von Women for Women International waren 40 Prozent ihrer Programmteilnehmerinnen Opfer von Vergewaltigungen, während die restlichen Teilnehmerinnen weiteren sozial ausgegrenzten Gruppen angehörten.

Die langfristigen Wirkungen dieses Programms lassen sich noch nicht feststellen, da Women for Women International im Kongo eine noch junge Organisation ist. Jedoch berichten die teilnehmenden Frauen, dass sie sich stärker fühlen und an Selbstvertrauen gewonnen haben.[51]

4.3 Christian AID

Christian Aid[52] führt seit 1999 Projekte zur Friedensbildung im Osten der DRK durch und konzentriert sich seit 2002 auf die Bildung lokaler Friedenskräfte in Süd-Kivu. Neben der Unterstützung einzelner Personen und Menschenrechtsarbeit organisierte *Christian Aid* in Zusammenarbeit mit seinen vier lokalen Partnerorganisationen Gemeinschaftsaktivitäten wie Sport oder Wasserversorgung, bei der die verschiedenen ethnischen Gruppen zusammenkamen. Die vier lokalen Partnerorganisationen waren die beiden Menschenrechtsorganisationen *Héritiers de la Justice* (HJ) und *Action pour l'Education aux Droits* (AED) sowie die Organisation für ländliche Entwicklung *Group d'Actions Socio-Agro-Pastorales* (GASAP) und eine katholische Frauenorganisation *Centre Olame*, die auch Opfer sexualisierter Gewalt unterstützte.

Die Partnerorganisationen unterzeichneten bei Beginn der Unterstützung kein MOU (die Internationale Division von *Christian Aid* arbeitete aber an der Einführung eines solchen Systems). Die Partnerorganisationen müssen alle sechs Monate einen Bericht über die Aktivitäten und alle drei Monate einen finanziellen Bericht, inklusive des Budgets für die nächsten drei Monate, einreichen.

Die Planung der neuen Phase ab 2002 und insbesondere die gemeinsame Arbeit am Logical Framework führte zur Verbesserung der Kapazitäten der vier lokalen Partnerorganisationen in Bezug auf Projektplanung und Berichterstattung. In den folgenden Monaten verbesserten die Partner auch ihre Monitoring- und Evaluationssysteme. Jedoch kann die Wirkung dieser Projekte aufgrund ihrer geringen Größe nur lokal eingestuft werden, weil es national keine Auswirkungen verzeichnen konnte, nicht zuletzt auch deshalb, weil militärische Kräfte, Rebellengruppen oder lokale Autoritäten nicht in die

---

51   Ebd.
52   Vgl. www.christianaid.org.uk.

Programme einbezogen wurden. Obwohl sexualisierte Gewalt in diesem Programm kein Hauptthema für *Christian Aid* darstellte, konnte die Arbeit von *Centre Olame* gestärkt werden. Insbesondere die neu errichtete Datenbank für Vorfälle von Vergewaltigung und anderer Gewalt ist eine wichtige Ressource für den Kampf gegen GBV geworden.[53]

4.4 Malteser International

Malteser International[54] führt seit 1994 Projekte in den Bereichen Gesundheit und Ernährung im Osten der DRK durch. Auch diese Organisation im Gesundheitsbereich hatte zunehmend mit den Folgen von sexualisierter Gewalt zu tun. Seit 2003 betrieb sie eine mobile Klinik und errichtete in 28 Gesundheitszentren medizinische Unterstützung für Frauen, die Opfer sexualisierter Gewalt geworden waren. Da so die damit einhergehenden psychischen Probleme der Frauen nicht behandelt werden konnten, baute Malteser Partnerschaften mit 16 lokalen NROs auf, so dass medizinische und psychische Probleme zeitgleich behandelt werden konnten.[55] Entsprechend war neben der Versorgung der Opfer sexualisierter Gewalt auch ihre Re-Integration in die Gemeinschaft Ziel des Programms. Der Schwerpunkt von *Malteser International* lag also mehr auf direkter medizinischer und psychologischer Betreuung als auf dem allgemeinen *capacity-building* der Partner- NGOs.

Durch die Zusammenarbeit mit den Partnern konnte Malteser deren Arbeitsvorgänge, wie die Registrierung von Patienten und monatliche Berichte, verbessern. Bei der Zwischenevaluation des Projektes 2004 wurde jedoch deutlich, dass viele Mitarbeiter der NGOs nicht ausreichend in psychosozialer Unterstützung, medizinischer Versorgung und Gemeinschaftsbildung ausgebildet worden waren und einige zudem primär ökonomische Interessen an der Zusammenarbeit hatten. In der Folge wurde die Zusammenarbeit mit sechs NGOs aufgelöst und eine neue NGO in das Programm aufgenommen. Gleichzeitig initiierte Malteser eine sechsmonatige Aufklärungskampagne gegen sexualisierte Gewalt in Zusammenarbeit mit der Bevölkerung, der Polizei und dem Militär.

Auch wenn die Wirkung dieses Projektes als Ganzes noch nicht erfasst werden kann, ist schon eine verbesserte Integration der betroffenen Personen in die Gesellschaft und eine gestiegene Sensibilität der Gemeinschaft für das Problem der sexualisierten Gewalt zu beobachten.[56]

---

53   Ebd., S. 39ff.
54   Vgl. www.malteser.de/61.Malteser_International/default.htm.
55   Vgl. Dijkzeul (2005), S. 43.
56   Vgl. Dijkzeul (2005), S. 44.

5. Die Rolle des Kapazitätsaufbaus

Das IRC war die erste internationale Organisation in Süd-Kivu, die sich mit sexualisierter Gewalt beschäftigte. Das IRC geht davon aus, dass langfristig eine gute Qualität der zur Verfügung gestellten Dienstleistung nur dann erreicht werden kann, wenn die lokalen Kapazitäten einer Gesellschaft gestärkt werden und so die Dienstleistung unabhängig von den Helfern der internationalen Gemeinschaft erbracht werden kann.[57] Grundvoraussetzung für den Aufbau von Kapazitäten ist somit die Zusammenarbeit mit lokalen Organisationen. Diese ist in den meisten Projekten ohnehin erstrebenswert, da diese den lokalen Kontext kennen und somit kulturell adäquate Programme entwerfen können.

Eine Zusammenarbeit mit lokalen Organisationen beinhaltet jedoch immer auch Risiken. So kann sie dazu führen, dass die Partnerorganisationen sich nach einiger Zeit stärker dafür verantwortlich fühlen, ihre Organisation zu erhalten als dafür, die lokale Bevölkerung zu unterstützen. Weiterhin kann, insbesondere im Zusammenhang mit sexualisierter Gewalt, eine Zusammenarbeit mit lokalen Organisationen schwierig sein, da diese stark in den kulturellen paternalistischen Normen und sexuellen Tabus verankert sind und so eventuell die Lage der Frauen noch verschlimmern.[58] Daher unterstützen internationale Geber in diesem Zusammenhang häufig vorrangig Frauenorganisationen. Neben ihrem offensichtlich besseren Zugang zu betroffenen Frauen soll so die Rolle der Frauen in der Gesellschaft gestärkt werden sowie ihre Fähigkeiten ausgebaut werden.[59]

Allerdings ist das *capacity-building* in Gebieten, in denen, wie in Süd-Kivu, vorhandene Kapazitäten stark zerstört wurden sehr schwierig.[60] Hinzu kommt, dass die Krise in diesem Gebiet weiterhin andauert und die humanitäre Arbeit des IRC immer wieder mit Gewalt konfrontiert wird. Ein kleiner Fortschritt im *capacity-building* kann so schnell wieder zunichte gemacht werden.

Verkompliziert wird das *capacity-building* durch humanitäre Organisationen weiterhin durch die darin inhärente Vermischung von humanitärer Hilfe mit Entwicklungszusammenarbeit. Um Kapazitäten aufbauen zu können, müssen humanitäre Hilfsorganisationen häufig Projekte länger als die regulären drei bis zwölf Monate durchführen können. Nicht zuletzt auch deshalb, weil sie zunächst eigene Kapazitäten für diese sehr intensive Arbeit mit den lokalen Partner aufbauen müssen. Die eigentlich kurzfristige humanitäre Hilfe übernimmt in diesen Fällen also zunehmend Aufgaben, die tradi-

---

57 Cordero (2001) legt diesen Zusammenhang am Beispiel der Frauenbewegung in Peru dar.

58 Ebd., S. 27–28.

59 Vgl. Kumar (2001), S. 205.

60 Vgl. Dijkzeul (2005), S. 58.

tionell entweder der erheblich langfristigeren Entwicklungszusammenarbeit oder dem Staat zugeordnet werden. Um diese Weiterentwicklung der humanitären Hilfsorganisationen zu unterstützen, müssten auch Geberorganisationen ihre Kapazitäten in diesem Bereich ausweiten. So könnte eine erhebliche Verbesserung, insbesondere der Nachhaltigkeit der Arbeit der humanitären Organisationen durch eine flexiblere Finanzierung (die auch länger als zwölf Monate gewährt werden kann), erreicht werden.

Zudem könnten die Geldgeber dafür sorgen, dass auf übergeordneter Ebene Maßnahmen zur Schaffung von Frieden und Emanzipation getroffen werden, die den Kapazitätenaufbau der humanitären Organisationen ergänzend unterstützen. Kapazitätenaufbau allein kann schließlich nicht als Ersatz für politische und weitere Maßnahmen benutzt werden.[61]

Der Kapazitätenbildungsansatz des IRC übersteigt die meisten anderen Ansätze dadurch, dass er einen aktiven Dialog etabliert, der die Aspirationen der Partner unterstützt und gleichzeitig während der Selektion und der Projektgestaltung große Herausforderungen an diese stellt. So wird die Qualität der Leistungen der Partner erhöht und gleichzeitig ihre Management- und Fundraisingkapazitäten gestärkt. Insbesondere die enge Zusammenarbeit, die stärker formale Trainings und regelmäßige Berichte ersetzt, kann Kapazitäten verbessern.[62] Die meisten anderen Organisationen konzentrieren sich hauptsächlich auf formale Ausbildung und verlangen nur alle drei oder sechs Monate einen Finanz- und Projektbericht.

Wie der nächste Abschnitt zeigt, bevorzugen nicht alle NGOs oder Geldgeberorganisationen Kapazitätsaufbau als Instrument zur Verbesserung der Lage im Kongo. Diese unterschiedlichen Herangehensweisen liegen häufig in anderen Vorstellungen und Einschätzungen der Lage – wie Intensität und Dauer der Unsicherheit – begründet.

6.   Analyse

Wie gezeigt, konzentriert sich das IRC auf den Aufbau von Kapazitäten allgemein und Managementkompetenzen ihrer Partnerorganisationen im Besonderen. Das IRC fördert damit die Kapazitäten der lokalen Organisationen für Dienstleistungserbringung. Dieser Herangehensweise inhärent ist das Risiko, die lokalen Gemeinschaften aus den Augen zu verlieren, weil man den Geldgeber zufrieden stellen will.

WWI unterstützt nicht Organisationen, sondern direkt die Bevölkerung, da sie hier den Bedarf sieht. WWI arbeitet folglich direkt mit den betroffenen Frauen, ohne ein eigenes System aufzubauen, kooperiert aber mit bestehenden Organisationen, um Ausbildungen und andere Maßnahmen durchführen

---

61   Ebd., S. 64.
62   Ebd., S. 48ff.

270

zu können. Damit ist das Risiko verbunden, dass lokale Organisationen nicht genug Unterstützung erhalten und somit nicht genug Kapazitäten für eine Fortführung der Aktivitäten des WWI nach deren Projekt vorhanden sind.

Christian Aid verbesserte die technischen und Friedensbildungskapazitäten von fünf Organisationen durch eine langfristige Zusammenarbeit. Ihr Einfluss war eher lokal und nur eine der unterstützten Organisationen arbeitete zum Thema sexualisierter Gewalt, so dass die Arbeit von *Christian Aid* im Bereich der sexualisierten Gewalt nur sehr begrenzte Wirkung zeigen konnte.

Malteser International unterstützt, mit Fokus auf medizinischer und psycho-sozialer Versorgung der Opfer, öffentliche Gesundheitsleistungen und Partnerorganisationen und führt Aufklärung durch. Eine Organisation wie Malteser, deren Ziel sofortige Gesundheitsmaßnahmen sind, legt keinen großen Wert auf die Bildung von Organisationskapazitäten. Gleichermaßen betrachtet sie, weil sie davon ausgeht, dass der Krieg noch lange andauert, eher unmittelbare als langfristige Ziele ihrer Projekte und betont in der Folge die direkten medizinischen und psychologischen Aspekte stärker als Kapazitätsaufbau-Aspekte.

Hinter jedem dieser Ansätze steht also eine andere Grundannahme der durchführenden NGO, auch was die oben angesprochene Abgrenzung von humanitärer Hilfe und Entwicklungszusammenarbeit betrifft, und eine andere Sichtweise auf die gesellschaftlichen Probleme vor Ort. Diese Unterschiede sind kritisch, da sie zu Koordinationsproblemen zwischen den Organisationen vor Ort führen können.

Gleichzeitig zeichnen sich die vorgestellten Organisationen aber durch unterschiedliche Schwerpunkte in ihrer Arbeit im Osten der DRK aus und jede Herangehensweise funktioniert anders und fokussiert eine bestimmte Facette des Problems. Somit könnten sich die Organisationen im Prinzip gegenseitig ergänzen. In alltäglicher Praxis findet allerdings eher ein Wettbewerb um *Donor*-Gelder statt.[63]

Die Geldgeber wiederum müssen sich darüber bewusst sein, dass jeder der verschiedenen Ansätze seine Berechtigung, aber eben auch seine Nachteile hat, und somit keiner den anderen ohne tiefere Analyse vorgezogen werden kann und sollte. Eine angemessene Erhebung der Wirkung solcher Projekte kann nur auf Ebene des Sektors erfolgen, da nur hier die kombinierten Wirkungen aller Projekte erfasst – und teilweise verglichen – werden können.

---

63 Zudem versuchen immer mehr lokale Organisationen mit GBV Projekten Geld zu verdienen, ohne ernsthaft an einer professionellen Arbeit interessiert zu sein. Mehrere dieser Organisationen schicken Listen von vergewaltigten Frauen an potenzielle Geldgeber und verletzen so wissentlich die Privatsphäre der Opfer. In anderen Fällen schicken Organisationen Listen mit irgendwelchen Personen aus der Gemeinschaft oder sogar erfundenen Personen an die Geber.

Keine NGO wird auf Sektor-Ebene arbeiten, so dass es in der Verantwortung der Geldgeber Organisationen liegen sollte, vergleichende Wirkungsanalysen, flächendeckende Ansätze (*sector-wide approaches*) und eine flexiblere und langfristigere Finanzierung einzuführen, um so die Qualität der GBV Programme zu verbessern.

Wenn man davon ausgeht, dass das *capacity-building* lokaler NGOs eine große Rolle für den Wiederaufbau spielt, dann ist die Herangehensweise des IRC hervorzuheben. Denn ihre Instrumente konnten eine deutliche Verbesserung der Kompetenzen der lokalen Organisationen erreichen. Insbesondere bezüglich der finanziellen und inhaltlichen Berichterstattung an die Geber konnte viel Wissen vermittelt werden, das später von großem Nutzen für die Organisationen war und ihre Glaubwürdigkeit und ihr Ansehen erheblich stärkte. Nichtsdestotrotz muss darauf geachtet werden, dass das *capacity-building* in chronischen Krisen auf allen Ebenen des internationalen Hilfssystems stattfinden muss. Wenn der Schlüssel für das *capacity-building* die Etablierung eines Dialoges ist, der die Ansprüche der Partnerorganisationen unterstützt und gleichzeitig Forderungen an sie stellt, die auf einer mit ihnen geschlossenen Vereinbarung beruhen, dann sollte dieses System auf allen Ebenen des Hilfssystems eingeführt werden, um so wirkliche Verbesserungen bewirken zu können. Es muss die lokalen Partner genauso betreffen, wie die Geldgeber, internationale NGOs und, wenn möglich, den – noch immer sehr schwachen – kongolesischen Staat.[64]

7. Schlussfolgerungen

Anhand des Beispiels DRK wurde deutlich, dass die meisten NGOs lange Zeit keine Herangehensweise für den Umgang mit sexualisierter Kriegsgewalt hatten. Es wurde gezeigt, dass die verschiedenen Organisationen im Bereich GBV Programme zu entwickeln versuchten, die den Bedarf der Opfer sexualisierter Gewalt angemessen behandeln.

Die Herangehensweise der Organisationen unterschied sich entsprechend der jeweiligen Grundannahmen über die Situation in der DRK. So investierte eine Organisation, die davon ausging, dass die Gewalt in diesem Konflikt noch andauern wird, keine Energien in ein Projekt zum *capacity-building*, da diese Ressourcen, entsprechend ihrer Grundannahme, wahrscheinlich zu keiner nachhaltigen Verbesserung führen könnten und somit anders eingesetzte Ressourcen lohnender erschienen.

Arbeit im Bereich der sexualisierten Gewalt ist immer schwer, insbesondere, wenn – wie in der DRK – die Position der Frau in der Gesellschaft sehr schwach ist und die Gewalt andauert. Daher sollten neben den humanitären Organisationen auch Geldgeber – und der kongolesische Staat – ihre

---

64   Vgl. Dijkzeul (2005), S. 59.

Fähigkeiten zur Unterstützung der betroffenen Frauen ausbauen. Denn nur so können sie die internationalen und lokalen NGOs besser unterstützen und auf diese Weise eine Verbesserung der Qualität ihrer Arbeit ermöglichen.

Literatur

Amnesty International (2004): Democratic Republic of Congo: Mass rape – time for remedies. Amnesty International. http://web.amnesty.org/library/index/engafr 620182004 (Zugriff 19.06.2007).

Arens, E. (2000): Demokratische Republik Kongo. Erniedrigung durch sexuelle Gewalt. In: Amnesty International Journal, November 2000.

Bosmans, M. (2007): Challenges in Aid to Rape Victims: the Case of the Democratic Republic of the Congo. In: Essex Human Rights Review 4 (1). http://projects. essex.ac.uk/ehrr/archive/pdf/Volume%20IV/pdf%20vol.IV/RapeDRCrevised text Oct20062AF%20CR%2029.1106.pdf (Zugriff 29.05.2007).

Cordero, I. C. (2001): Social Organisations: From victims to Actors in Peace building. In: Moser/Clark (2001), S. 151–163.

Department for International Development (DFID) (2003): »Democratic Republic of Congo: DFID Country Engagement Plan«. UK Department for International Development, London, 18 September 2003, in mimeo.

Dijkzeul, D. (2005): Models for Service Delivery in Conflict-affected Environments. Drawing lessons from the experience of the Ushirika/GBV Partnership Programmes in the eastern Democratic Republic of the Congo. International Rescue Committee U.K. Post-Conflict Development Initiative, DFID evaluation.

Dijkzeul, D. (2006): Local Victims and Global Organizations in the Eastern DRC. In: Richter (2006), S. 241–259.

Dijkzeul, D. (2007/in print): Die Politische Bedeutung der Informationen über die Sicherheitslage im Kongo. In: Wolf/Fischer (2007/in print).

Dijkzeul, D./Lynch, C. (2005): ›Supporting Local Health Care in a Chronic Crisis: Management and Financing Approaches in Eastern Democratic Republic of the Congo‹. National Research Council of the National Academies, Roundtable on the Demography of Forced Migration, Committee on Population, Division of Behavioral and Social Sciences and Education and Program on Forced Migration and Health at the Joseph L. Mailman School of Public Health at Columbia University. Washington, D.C., S. xii + S. 91ff.

Goldstein, J. S. (2001): War and Gender: How Gender shapes the war system and vice versa. Cambridge.

Human Rights Watch (2002): The War within the War: Sexual Violence against Women and Girls in Eastern Congo. www.hrw.org/reports/2002/drc/ (Zugriff 30.06.2007).

Human Rights Watch (2005): Seeking Justice: The Prosecution of Sexual Violence in the Congo War. March 2005, Vol. 17, No. 1 (A). http://hrw.org/reports/ 2005/drc0305/ (Zugriff 19.06.2007).

Ilunga Matthiesen, K. (2005): Die Demokratische Republik Kongo. Eine Analyse aus staatstheoretischer, verfassungsrechtlicher und völkerrechtlicher Sicht. Münster.

International Crisis Group (2007): Congo: Staying engaged after the Elections. Africa Briefing No. 44, 09.01.2007. www.crisisgroup.org/home/index.cfm?id=4604 &l=1 (Zugriff 19.06.2007).

Joachim, I. (2004): Sexualisierte Kriegsgewalt und ihre Folgen. In: Medica Mondiale e.V. (Hrsg.) (2004), S. 57–94.

Kumar, K. (2001): International Assistance to Women's Organizations. In: Kumar (2001), S. 205–214.

Kumar, K. (Hrsg.) (2001): Women and Civil War: Impact, Organizations, and Action. London.

Medica Mondiale e.V. (Hrsg.) (2004): Sexualisierte Kriegsgewalt und ihre Folgen: Handbuch zur Unterstützung traumatisierter Frauen in verschiedenen Arbeitsfeldern. Frankfurt a.M.

Mertus, J. A. (2000): War's Offensive on Women: The Humanitarian Challenge in Bosnia, Kosovo and Afghanistan. Bloomfield.

Moser, C. O. N./Clark, F. C. (Hrsg.) (2001): Victims, Perpetrators or actors? Gender, armed conflict and political violence. London.

Richter, I. (Hrsg.) (2006): Building a Transnational Civil Society: Global Issues and Local Actors. London/New York.

Turshen, M. (2001): The political economy of rape: An analysis of Systematic Rape and Sexual abuse of Women during armed Conflict in Africa. In: Moser/Clark (2001), S. 55–68.

United Nations (2001), Report of the Panel of Experts on the Illegal Exploitation of Natural Resources and Other Forms of Walth of the Democratic Republic of the Congo. S/2001/357. 12. April 2001.

United Nations (2005), Nineteenth report of the Secretary-General on the United Nations Organization in the Democratic Republic of the Congo. S/2005/603. 26. September 2005.

Wolf, H. J./Fischer, H. (Hrsg.) (2007/in print): Information und Sicherheit. Bochumer Schriften zur Friedenssicherung und zum Humanitären Völkerrecht 58. Berlin.

Kerstin Krása

Weibliche Genitalverstümmelung in Deutschland im Vergleich zu anderen westeuropäischen Ländern – ethische und rechtliche Aspekte[1]

1. Einleitung

In der Süddeutschen Zeitung vom 28.01.2008 wurde, an prominenter Stelle auf der Seite drei das Thema weibliche Genitalverstümmelung in Deutschland aufgegriffen. Es wird von einer äthiopisch-stämmigen Familie^, die seit langem integriert in Deutschland lebt, berichtet, die Repressionen von Seiten der Behörden ausgesetzt sind, aufgrund des Verdachtes, dass sie ihre zehnjährige Tochter bei einem Aufenthalt bei den Großeltern in Äthiopien beschneiden lassen wollen. Sämtlich entkräftenden Argumente der Familie, von Seiten der Großeltern, die selber gegen Beschneidung sind und keine ihrer sieben Töchter haben beschneiden lassen, ja sogar von der deutschen Botschaft in Addis Abbeba, dass in der Familie keine Hinweise auf Genitalverstümmelung vorhanden seien, helfen nicht weiter. Das Gericht entzieht den Eltern des Mädchen, deutsche Staatsbürgerin, teilweise das Aufenthaltsbestimmungsrecht und verbietet eine Ausreise aus Deutschland.[2]
Der Vorwurf der Diskriminierung liegt hier nahe.

Auf der einen Seite war ich erfreut überhaupt über die Problematik zu lesen, dass eine Gefährdung für in Deutschland und Europa lebende Mädchen besteht, beschnitten zu werden. Auf der anderen Seite wäre es sinnvoll auch mehr über die Möglichkeiten und die Diskussion, wie man diese Mädchen effektiv schützen kann, ohne sie zu diskriminieren zu informieren, und die Opfer, die keiner schützen kann.

Die Tatsache, dass es sehr viele Mädchen afrikanische Abstammung in Europa gibt, die Gefahr laufen entweder hier in ihrem neuen Heimatland oder aber in ihren Ursprungsländern auf einer Urlaubsreise beschnitten zu werden, ohne dass der Staat sie schützen kann, ist noch viel zu wenig im Fokus der Öffentlichkeit. Auch Ärztinnen und Ärzten ist dieses Problem viel zu wenig

---

1 Teile des vorliegenden Textes sind dem Artikel »Der ethische und rechtliche Umgang mit weiblicher Genitalverstümmelung in Deutschland im Vergleich zu anderen westeuropäischen Ländern« entnommen, vgl. Krása (2008).
2 Vgl. Dörries (2009).

bewusst, selbst Frauen- und Kinderärzten, die einen wertvollen Beitrag zur Prävention und Aufklärung leisten könnten, wenn sie mehr Kenntnis von der Thematik hätten.

Mein erster persönlicher Kontakt mit dem Thema der weiblichen Genitalverstümmelung fand mitten in Europa statt. Bei einem PJ-Abschnitt in einer irischen Kleinstadt, in dem ich im Kreissaal arbeitete kam eine ägyptische Frau zur Entbindung, die infibuliert war, also nach Entfernung der Klitoris an der Vagina bis auf eine kleine Öffnung zugenäht. Ich war sehr erstaunt und hilflos, da ich in meiner gesamten Ausbildung zur Ärztin nichts über dieses Thema gehört hatte. Hier war allerdings sofort ein ägyptischer Assistenzarzt, der Ehemann der Frau zur Stelle, der bevor ich überhaupt begriffen habe worum es geht, die Patientin aufgeschnitten, entbunden und wieder zugenäht hatte. Auf meine entsetzte Nachfrage, warum er die Frau wieder zunähe, bekam ich zur Antwort, anders könne man die Wunde nicht adäquat versorgen. Erst später wurde mir bewusst, dass dies kein Einzelfall war, sondern dass durch Migration und Flucht afrikanischer Menschen auch in Deutschland und anderen europäischen Ländern vermehrt Angehörige medizinischer und sozialer Berufe mit dem Problem der weiblichen Genitalverstümmelung konfrontiert werden. Was wir bisher empört als grausamen Ritus im fernen Afrika wahrgenommen haben, findet zunehmend auch in Europa statt.

Nach einer von Terre des Femmes erstellten Studie lebten in Deutschland 2006 ungefähr 19.406 Frauen über 15 Jahren, die von weiblicher Genitalverstümmelung betroffen sind, und 4.289 Mädchen unter 15 Jahren, die davon bedroht sind.[3] Das ist zwar gegenüber der von der UNICEF errechneten Summe von über 150 Millionen betroffenen Mädchen und Frauen und jährlich geschätzten 2 Millionen neuen Fällen weltweit[4] eine geringe Zahl. Es zeigt aber, dass es sich auch bei uns nicht mehr nur um Einzelfälle handelt. Mangelnde Erfahrung und Ausbildung des Gesundheitspersonals in dieser Thematik können zu inadäquater medizinischer Behandlung, wie z. B. unnötige Kaiserschnittentbindungen bei Unkenntnis der Defibulationstechnik und Empfehlung postnataler Refibulation zum Wundverschluss führen. Immer wieder berichten Patientinnen mit FGM von unsensiblem Verhalten,[5] wie offenkundigem Erschrecken oder Erstaunen während der Untersuchung oder völliger Unkenntnis der Thematik von Seiten des medizinischen Personals. Fehlende notwendige Thematisierung während der Schwangerschaft und verpasste Chancen zur Prävention sind weitere Folgen.[6] Eine differenzierte Auseinandersetzung mit diesem Brauch ist notwendig. Wenn verhindert wer-

---

3 Vgl. TERRE DES FEMMES (2007).
4 Ebd., S. 27.
5 Vgl. Rühl (o.J.).
6 Vgl. Gynécologie suisse (2006).

den soll, dass in Deutschland lebende Mädchen weiterhin beschnitten werden, sei es hier vor Ort oder aber auf Urlaubsreisen ins Ursprungsland und wenn beschnittene Frauen sinnvolle medizinische und psychosoziale Unterstützung erhalten sollen, dann müssen Ärztinnen und Ärzte die Entstehung dieses Rituals, die Beweggründe und die Einstellung der Frauen dazu verstehen. Sie müssen aber auch die medizinischen Fakten und Behandlungsmöglichkeiten und die rechtlichen Hintergründe kennen. Da diese bisher im Medizinstudium nicht vermittelt werden, wäre es wünschenswert weibliche Genitalverstümmelung, ihre medizinischen und psychischen Folgen und die medizinischen Interventionsmöglichkeiten in die Curricula der Medizinischen Fakultäten aufzunehmen.

Dieser Artikel soll aufzeigen, wie sich die rechtliche Situation in den einzelnen Ländern unterscheidet, inwieweit sich deutsche und europäische Ärzte in ihrer Ausbildung und ihren ethischen Richtlinien mit diesem Thema auseinandersetzen und welche unterschiedlichen Einstellungen der Ärzteschaft zu diesem Thema es in den verschiedenen Ländern gibt.

Ich werde mich auf die Schweiz, Österreich und Deutschland, als deutschsprachige Länder und Großbritannien und Frankreich, als ehemalige Kolonialländer als Beispiel für Länder mit einer vergleichsweise großen Zahl afrikanischer Immigranten beschränken.

2. Grundsätzliches zur weiblichen Genitalverstümmelung

Als weibliche Genitalverstümmelung wird die teilweise oder ganze Entfernung der weiblichen Geschlechtsteile ohne jede medizinische Notwendigkeit bezeichnet. Gemäß der derzeitigen international gebräuchlichen Klassifikation der WHO werden vier Formen der Genitalverstümmelung unterschieden:

- Typ I: »Sunna«: Exzision der Vorhaut mit der ganzen oder einem Teil der Klitoris

- Typ II: »Exzision«: Entfernung der Klitoris mit partieller oder totaler Entfernung der kleinen Labien

- Typ III: »Infibulation«: Entfernung der ganzen oder eines Teiles der äußeren Genitalien und Zunähen des Orificium vaginae bis auf eine minimale Öffnung

- Typ IV: diverse, nicht klassifizierbare Praktiken: beispielsweise Punktion, Piercing, Einschnitt und Einriss der Klitoris.[7]

---

7   WHO fact sheet: Female genital mutilation (2008).

Die häufigste Form ist mit 80 % aller Fälle die Entfernung der Klitoris und der kleinen Schamlippen, die extremste Form mit ca. 15 % der Fälle die Infibulation. Defibulation nennt man das Eröffnen einer Infibulation und Refibulation bezeichnet das Wiederzunähen einer eröffneten Infibulation z. B. nach einer vaginalen Geburt der Frau.

Es werden in der Literatur zwei unterschiedliche Begriffe verwendet. Zum einen wird von *weiblicher Genitalbeschneidung* (engl. *Female Circumcision*, kurz FC) gesprochen und zum anderen von *weiblicher Genitalverstümmelung* (engl. *Female Genital Mutilation*, kurz FGM). Afrikanische Aktivistinnen haben durchgesetzt, dass in der Politik letzterer Begriff verwendet wir, um deutlich zu machen, dass FGM nicht gleichgesetzt werden kann mit der Beschneidung der Vorhaut bei Jungen. Vergleichbar wäre nur eine milde Form der *Sunna*, bei der nur die Vorhaut der Klitoris entfernt wird. Im Gespräch mit betroffenen Frauen sollte allerdings immer der Begriff *weibliche Genitalbeschneidung* benutzt werden um die Frauen nicht als verstümmelt abzuwerten. Ich werde in diesem Artikel den Begriff *weibliche Genitalverstümmelung* oder die englische Abkürzung FGM verwenden.[8]

Der Brauch der Genitalverstümmelung an Mädchen und Frauen existiert seit über 2000 Jahren. Erste Hinweise auf die weibliche Genitalverstümmelung liefert eine Darstellung aus dem alten Ägypten. Häufig werden religiöse Beweggründe genannt, aber keine Religion schreibt sie vor. Der Brauch ist älter als das Christentum und der Islam. Keine Sure des Korans schreibt weibliche Genitalverstümmelung vor, lediglich in einigen *Hadith* (Aussagen des Propheten Mohammed) wird darauf Bezug genommen. In den betroffenen Ländern und Regionen praktizieren sowohl Muslime, Animisten, Atheisten, Katholiken, Protestanten und orthodoxe Kopten dieses Ritual.[9]

In vielen Ländern, in denen FGM vorkommt ist sie ein Teil eines Initiationsritus, der den Übergang des Mädchens zur Frau feiern soll, wobei das Alter zum Zeitpunkt der FGM vom Säuglings- über das Kleinkindalter bis hin zu kurz vor der Eheschließung variieren kann. Die Zeremonie ist dazu bestimmt, die Mädchen auf Ihre Rolle als Frau und Mutter vorzubereiten. Verbunden damit sind ein Fest und Geschenke und eine Unterweisung in die Rolle der Frau in die Gesellschaft. Da die Mädchen nicht genau wissen was konkret auf sie zukommt, freuen sie sich oft auf ihren »Festtag«. Die Gründe für FGM sind, wie auch die Kulturen, in denen sie vorkommt sehr vielfältig und rational oft nicht nachzuvollziehen. Genannt werden:

- Tradition

- Reinheitsgebot

---

8   Vgl. Stellungnahme von TERRE DES FEMMES zur Verwendung des Begriffes weibliche Genitalverstümmelung.
9   Vgl. Hulverscheidt (2002).

- ästhetische und hygienische Gründe
- Bewahrung der Jungfräulichkeit
- Bewahrung der ehelichen Treue
- Voraussetzung für die Heiratsfähigkeit
- Förderung der Fruchtbarkeit
- Bewahrung der Familienehre
- Stärkung der Gruppenzusammengehörigkeit
- Steigerung der sexuellen Befriedigung des Mannes
- Angst vor männlicher Impotenz verursacht durch die Klitoris
- Angst vor einem kontinuierlichem Wachstum der kleinen Schamlippen
- Angst vor übermäßigem Wachstum der Klitoris
- Angst vor dem Tod des Neugeborenen durch Berühren der Klitoris bei der Geburt
- Notwendigkeit die, für männliche Anteile des Mädchens gehaltenen Klitoris und Schamlippen zu entfernen, damit das Kind ganz Frau sein kann und viele mehr.

Eine Folge dieser Gründe ist, dass in vielen dieser Länder ein unbeschnittenes Mädchen eine Außenseiterrolle innehat und nicht die Möglichkeit bekommt zu heiraten. Unverheiratete Frauen aber haben, da in diesen Ländern oft eine traditionelle Rollenverteilung herrscht, keine definierte Rolle in der Gesellschaft. Selbst wenn die Eltern des Mädchens gegen eine Beschneidung sein sollten, sehen sie oft keine andere Möglichkeit für Ihre Tochter. Auch wird FGM oft von den Großmüttern oder anderen Verwandten durchgesetzt, manchmal auch ohne Kenntnis und Einverständnis der Eltern.

Weibliche Genitalverstümmelung wird überwiegend in 28 afrikanischen Ländern praktiziert. Der Anteil an beschnittenen Frauen in den verschiedenen Ländern ist unterschiedlich hoch. Schätzungen zufolge sind in folgenden Ländern 80–90 % der Mädchen und Frauen von FGM betroffen:

Ägypten, Äthiopien, Eritrea, Gambia, Mali, Sierra Leone, Somalia und dem Sudan, das bedeutet, dass, wenn eine Migrantin aus diesen Ländern bei uns lebt, man mit hoher Wahrscheinlichkeit davon ausgehen kann, dass sie von FGM in irgendeiner Weise betroffen ist.[10]

In Benin, Burkina Faso, der Demokratischen Republik Kongo, der Elfenbeinküste, Eritrea, Gambia, Ghana, Guinea, Guinea-Bissau, Indonesien, Jemen, Kamerun, Kenia, Liberia, Malaysia, Mali, Mauretanien, Niger, Togo, Tschad, Uganda, und der Zentralafrikanischen Republik werden insbesondere

---

10   Binder-Fritz (o.J.), S. 2–3.

die Formen I und II angewendet. In Ägypten, Äthiopien, Djibuti, Eritrea, Somalia und im Norden des Sudan wird die Infibulation durchgeführt, wobei die Formen I und II dort auch vorkommen.[11]

Die medizinischen Auswirkungen der weiblichen Genitalverstümmelung sind vielfältig. Während der Beschneidung kann es abhängig von hygienischen Bedingungen und Erfahrung der Beschneiderin, verwendeten Instrumenten und Widerstand des Opfers (wenn ein Kind sich wehrt, erhöht dies die Gefahr von Komplikationen) zu Schmerzen, Blutungen, bis hin zum Verbluten, Schock, Verletzung der umliegenden Organe und zu Infektionen mit z. B. HIV oder Tetanus durch unsaubere Beschneidungsgeräte, die oft bei mehreren Mädchen nacheinander verwendet werden, kommen. In den ersten Tagen nach der Beschneidung sind an Komplikationen zusätzlich Lokal- und Allgemeininfektionen, Schmerzen beim Wasserlassen und Urinstau zu nennen.

Chronische Langzeitfolgen können Abszesse, Klitorisneurome, chronische Infektionen der Harnwege, Blasen-, Harnleiter- und Nierensteine, Nierenschäden, Inkontinenz, Infektionen der Eileiter und des Uterus, schmerzhafte Regelblutungen durch schlecht abfließendes Menstrualblut und dadurch bedingt Unfruchtbarkeit und Infektionen der Bauchhöhle sein. Es kann an den Genitalien zu exzessiven Narbenkeloidbildungen mit Verengung des Vaginaleinganges und Hautzysten kommen.

Geschlechtsverkehr kann oft nur nach langsamer und schmerzhafter Dehnung der verbliebenen Öffnung oder in manchen Fällen extremer Infibulation sogar erst nach Aufschneiden dieser, meist durch den Mann in der Hochzeitsnacht durchgeführt, erfolgen. Der Geschlechtsverkehr kann ein Leben lang schmerzhaft bleiben, und durch den Verlust der Klitoris fehlt häufig die Orgasmusfähigkeit. Da das Verletzungsrisiko durch den Geschlechtsakt bei vielen Formen der weiblichen Genitalverstümmelung erhöht ist, erhöht dies gleichzeitig die Inzidenz für Aids und andere sexuell übertragbare Krankheiten.

Unter der Geburt kommt es regelmäßig zu Problemen, da das Narbengewebe am Scheideneingang nicht so dehnbar ist und viel schneller und weiter reißen kann als normal. Infibulierte Frauen müssen meist aufgeschnitten werden, um dem Kind die Geburt zu ermöglichen. Falls keine anatomisch ausgebildete Geburtshelferin bei der Geburt zugegen ist, kann es zu ausgedehnten Dammrissen und Wehenstillstand kommen. Das bedeutet eine erhöhte Lebensgefahr für Mutter und Kind. Nach der Geburt werden die Frauen in ihrer Heimat meist wieder refibuliert, wobei die Narbenränder beschnitten werden, da sie nicht gut durchblutet sind und deshalb schlecht heilen, und von neuem zugenäht. Das ständige Schneiden und Nähen nach jeder Geburt kann daher zu verhärteten Narben und Gewebsverlusten führen.

---

11 Gynécologie suisse (2005).

Die Beschneidung selbst wird von vielen Frauen als Trauma erlebt. An psychischen Langzeitfolgen sind Depressionen und posttraumatische Belastungsstörungen zu nennen.

3. Gesetzliche Regelungen

Schweiz

Man geht von ca. 10.000 afrikanischen Immigrantinnen aus, die aus Ländern kommen in denen FGM praktiziert wird, davon 6000–7000 bereits betroffen oder gefährdet.[12]

Zwei Rechtsgutachten[13] der UNICEF Schweiz unterscheiden in der Rechtsprechung zwischen Inzision (Typ I – Sunna) und anderen Formen (Typ IV) der Genitalverstümmelung in Gegensatz zu Exzision oder Klitoridektomie (Typ II) und Infibulation (Typ III). Bei Typ II und Typ III wird von einer schweren Körperverletzung gemäß § 122 Abs. 21. StGB ausgegangen, da in diesem Fall ein wichtiges Organ oder Glied verstümmelt oder unbrauchbar gemacht wurde.[14] Bei Typ I und Typ IV muss im Einzelfall entschieden werden, ob sich um eine schwere Körperverletzung gemäß § 122 StGB oder um eine einfache Körperverletzung handelt. Das Schweizer Strafrecht unterscheidet bei den strafbaren Eingriffen in die körperliche Integrität zwischen:

1. das sozial Übliche übersteigende Eingriffe, die keine Schädigung von Körper und Gesundheit bewirken (Art. 126 StGB: Tätlichkeiten)

2. Eingriffe in die körperliche Integrität, die eine Schädigung von Körper oder Gesundheit bewirken, aber andererseits keine schwere Körperverletzung darstellen (Art. 123 StGB: einfache Körperverletzungen)

3. lebensgefährliche oder gleichwertige Körperverletzungen (Art. 122 StGB: schwere Körperverletzung.[15]

Es muss im Einzelfall geprüft werden, ob der Einschnitt oder die Entfernung der Vorhaut die Klitoris verstümmelt oder unbrauchbar gemacht hat, oder eine bleibende geistige Schädigung der Gesundheit hervorgerufen worden ist. Nur dann handelt es sich um eine schwere Körperverletzung, da ein wichtiges Organ oder Glied verstümmelt oder unbrauchbar gemacht wurde. Das gilt

---

12 Vgl. Gynécologie suisse (2005), S. 6.
13 Vgl. Niggli/Berkemeier (2007), Trechsel/Schlauri (2004).
14 Vgl. Trechsel/Schlauri (2004), S. 10–17.
15 Niggli/Berkemeier (2007), S. 6.

umso mehr bei Verstümmelungsformen vom Typ IV, wobei auch hier einzeln entschieden werden muss, ob eine schwere Körperverletzung vorliegt. Sicher ist jedoch, dass die erwähnten Eingriffe auf jeden Fall eine einfache Körperverletzung darstellen, da es sich ausnahmslos um Eingriffe handelt, die ihrer Intensität nach über das normale Maß der Tätlichkeit nach Art. 126 StGB hinausgehen.

Weiterhin existiert der Straftatbestand der qualifizierten Körperverletzung, bei welchen zwar keine schwere Schädigung herbeigeführt wurde, die sich aber in der Ausführung von den anderen einfachen Körperverletzungen unterscheidet. Es geht dabei einerseits um Körperverletzungen mit bestimmten Tatwaffen (Art. 123 Ziff. S Abs. 2 StGB: Gift, Waffe, gefährliche Gegenstände) und andererseits um Körperverletzungen an bestimmten Opfern (Art 123 Ziff. 2 Abs. 3 StGB: Wehrlose, unter der Obhut des Täters stehende Personen wie z. B. Kinder; Art 123 Ziff. 2 Abs. 4: Ehegatten und Lebenspartner/innen).

Bei der weiblichen Genitalverstümmelung dürfte praktisch jede Verwendung eines Werkzeugs, das dazu genutzt wird an einer sehr stark durchbluteten Stelle des weiblichen Körpers, den Genitalien, zu schneiden, zu stechen, zu schaben etc., eine gefährliche Verwendung darstellen und damit die Gefahr einer schweren Körperverletzung beinhalten. Umso mehr gilt dies, da die Genitalverstümmelung meist von medizinisch unerfahrenen Menschen in unhygienischen Umgebungen ausgeführt wird. Somit scheint allein schon durch die äußeren Umstände die Gefahr einer schweren Gesundheitsschädigung im Sinne des Art. 122 StGB gegeben.[16]

Da die weibliche Genitalverstümmelung in den allermeisten Fällen an Minderjährigen ausgeführt wird, stellen diese Genitalverstümmelungspraktiken mindestens den objektiven Tatbestand einer einfachen qualifizierten Körperverletzung dar.[17]

Eltern des beschnittenen Mädchens können als Mittäter zur Rechenschaft gezogen werden. Das Schweizer Strafgesetzbuch enthält zwar keine Definition der Mittäterschaft, aber nach Auffassung des Bundesgerichts ist Mittäter, »wer bei der Entschließung, Planung oder Ausführung eines Deliktes vorsätzlich und in maßgeblicher Weise mit anderen Tätern zusammenwirkt, so dass er als hauptbeteiligter dasteht; dabei kommt es darauf an, ob der Tatbeitrag nach den Umständen des konkreten Falles und dem Tatplan für die Ausführung des Deliktes so wesentlich ist, dass sie mit ihm steht und fällt.«[18]

Das kann bei Mitwirkung und Planung der Fall sein, als Indiz dafür könnte hierbei das eigene Interesse an der Tat gewertet werden. Viel eher

---

16   Ebd., S. 9.
17   Niggli/Berkemeier (2007), S. 11.
18   Ebd., S. 13.

können Eltern allerdings belangt werden, wenn die entsprechende Person, meist die Mutter, bei Verstümmelung direkt mitwirkt. Das wäre der Fall wenn die Mutter bei der Genitalverstümmelung anwesend ist und ihre Tochter während des Eingriffs festhält. Doch bereits der Anwesenheit bei der Tatausführung auch ohne notwendige aktive Mitwirkung kann Mittäterschaft begründen, da das Opfer in einem Abhängigkeits- und Autoritätsverhältnis zu den Eltern steht, was die Duldung des Eingriffs normalerweise erheblich fördern wird.[19]

Das Bundesamt für Justiz stellt fest, dass ein Arzt, der von einer in der Schweiz vorgenommenen rituellen Beschneidung Kenntnis erhält, nach § 358ter StGB ungeachtet des ärztlichen Berufsgeheimnisses berechtigt ist, diese den vormundschaftlichen Gerichten mitzuteilen.[20]

Im Jahr 2008 sind zum ersten Mal überhaupt in der Schweiz zwei Urteile im Zusammenhang mit Genitalverstümmelung gefällt worden. Eine Frau wurde verurteilt, weil sie ihre Halbschwester nicht geschützt hatte. Das Mädchen wurde in seinem Herkunftsland Somalia beschnitten. Verurteilt wurde die 50-jährige Halbschwester des Opfers. Sie wurde für schuldig befunden, die Fürsorge- und Erziehungspflicht verletzt zu haben. Das Gericht erteilte ihr eine Gefängnisstrafe von sechs Monaten auf zweijährige Bewährung. Weil in Somalia die Genitalverstümmelung nicht strafbar ist, konnte man die Halbschwester nicht wegen schwerer Körperverletzung verurteilen. Das Opfer war im Alter von drei Jahren in die Schweiz gekommen. Bis 2001 lebte es bei seiner Halbschwester. Im Alter von 13 Jahren schickte diese es zurück zu seiner Mutter nach Somalia, einer Nomadin. Dort wurde die Genitalverstümmelung durchgeführt – laut der Untersuchungsrichterin unter mangelhaften hygienischen Bedingungen in freier Natur.[21] Bei einem weiteren Fall liegt die Genitalverstümmelung bereits über zehn Jahre zurück. Die aus Somalia stammenden Eltern ließen 1996 ihre damals 2-jährige Tochter an ihrem Wohnort im Zürcher Oberland beschneiden. Ein Arzt bemerkte während einer Untersuchung vom September 2007 beim heute 13-jährigen Mädchen die Folgen davon und meldete dies der Vormundschaftsbehörde. Diese reichte Anzeige ein. Die Eltern wurden wegen Anstiftung zu schwerer Körperverletzung zu zwei Jahren Freiheitsentzug auf Bewährung verurteilt.[22]

---

19   Ebd., S. 13.
20   Stellungnahme des schweizerischen Bundesamtes für Justiz vom 04.02.1994.
21   Sprechzimmer.ch vom 13.06.2008: Genitalverstümmelungen – Erstes Urteil in der Schweiz.
22   NZZ online vom 26.06.2008.

Deutschland[23]

Wie oben erwähnt geht man in Deutschland von ungefähr 19.406 Frauen über 15 Jahren aus, die von weiblicher Genitalverstümmelung betroffen sind, und 4.289 Mädchen unter 15 Jahren, die davon bedroht sind.[24] Den Straftatbestand der Genitalverstümmelung gibt es im Deutschen Strafgesetzbuch nicht. Vorsätzliche Verstümmelung der Genitalien gilt als Körperverletzung nach § 223 StGB und ist somit strafbar. Demnach wir bestraft, wer andere körperlich misshandelt oder deren Gesundheit schädigt. Wegen der Verletzung der Opfer an seinen Geschlechtsteilen ist ein Vorliegen dieser Tatbestandsvoraussetzung bei FGM offensichtlich, selbst wenn der Eingriff unter Betäubung und unter sterilen Bedingungen ausgeführt wird. Körperverletzung wird mit einer Freiheitsstrafe von bis zu fünf Jahren oder einer Geldstrafe belegt.

Auch die Voraussetzung für eine gefährliche Körperverletzung nach § 224 Abs.1 Nr. .2 StGB (Gefährliche Körperverletzung mittels eines gefährlichen Werkzeuges) ist durch die Verwendung eines Tatwerkzeuges meist gegeben. § 224 Abs1. Nr. 4 StGB (Begehung mit einem anderen Beteiligten gemeinschaftlich) und § 224 Abs. 1 Nr. 5 StGB (Begehung mittels einer das Leben gefährdenden Behandlung) spielen hier ein Rolle. Das Strafmaß für gefährliche Körperverletzung ist mit Freiheitsstrafe bis zu zehn Jahren, in minder schweren Fällen von drei Monaten bis fünf Jahren zu ahnden.

Weiterhin können der § 225 StGB (Misshandlung von Schutzbefohlenen) häufig sogar mit § 225 Abs. 3 Nr. 1 oder 2. StGB (die Gefahr des Todes oder einer schweren Gesundheitsschädigung oder einer erheblichen Schädigung der körperlichen und seelischen Entwicklung) und in Einzelfällen auch § 226 Abs. 1 Nr.2 (Verlust der Fortpflanzungsfähigkeit) eine Rolle spielen.

Auch die Einwilligung der Eltern des Mädchens oder sogar Frau oder des Mädchens selbst zur Beschneidung ändert diese Straftatbestände nicht, da nach § 228 StGB auch derjenige, der eine Körperverletzung mit Einwilligung des Opfers vornimmt rechtswidrig handelt, wenn die Tat gegen die guten Sitten verstößt. Nach der Deutschen Rechtsordnung ist dies bei einer Beschneidung von Frauen und Mädchen grundsätzlich anzunehmen.

Eine weitere Schwierigkeit besteht darin, dass Eltern, die aus einem Land stammen in dem Genitalverstümmelung üblich ist und in Deutschland leben, das Kind in den meisten Fällen bei einer Reise ins Heimatland oder Ausland beschneiden lassen. Der Ausführende wäre nur dann zu belangen, wenn das betroffene Mädchen die deutsche Staatsangehörigkeit besitzt, der Täter ebenfalls zur Tatzeit Deutscher war oder danach geworden ist.

Die Eltern allerdings machen sich in diesem Fall auch nach deutschem Strafrecht strafbar, nämlich der mittäterschaftlichen Begehung oder zumin-

---

23   Vgl. Kroeger (2006).
24   TERRE DES FEMMES (2007), S. 36.

dest der Anstiftung oder Beihilfe (§9 Abs. 2 Satz 2 StGB), da sie ihren Tatbeitrag in Deutschland begangen haben. Das gilt auch dann, wenn die Beschneidung in dem Land, in dem sie vorgenommen wird, nicht strafbar ist.

Rechtspolitisch wird der Vorschlag diskutiert, die Genitalverstümmelung in den Katalog des § 226 StGB (Schwere Körperverletzung) aufzunehmen. Genitalverstümmelung wäre mit Freiheitsentzug von mindestens einem Jahr bedroht und ein Verbrechen. Daran würden sich aber bestimmte rechtliche Folgen knüpfen. Eine Einstellung des Verfahrens wäre ausgeschlossen. Bei einem Ausländer, der zu einer Freiheitsstrafe von mindestens drei Jahren verurteilt worden ist muss ausgewiesen werden. Das wiederum kann negative Folgen für das oft minderjährige Opfer haben.

Doch obwohl das deutsche Strafrecht auch ohne diese Verschärfung einige Vorschriften enthält, mit denen Genitalverstümmelung geahndet werden kann, ist es aber bisher nicht zu einem einzigen Fall einer Verurteilung oder eines Strafverfahrens gekommen.

Bei einer drohenden Genitalverstümmelung hat das Familiengericht nach § 1666 Abs. 1 Satz 1 BGB die Möglichkeit zur Abwendung der Gefahr erforderliche Maßnahmen zu treffen. Das kann von Ge- und Verboten bis hin zur Entziehung einzelner Teile oder der gesamten Personensorge bzw. der Trennung des Kindes von den Eltern reichen.

Ärztinnen und Ärzte haben das Recht bei einer drohenden Genitalverstümmelung ihr Schweigepflicht zu brechen, eine Meldepflicht, wie z. B. in Frankreich gibt es nicht.

Auch wenn das betreffende Kind eine ausländische Staatsangehörigkeit hat, können Maßnahmen zu deren Schutz nach Artikel 8, 13 und 20 der Brüssel IIa-Verordnung; Artikel 2 des Haager Minderjährigenschutzabkommens von 5. Oktober 1961 getroffen werden.

Österreich

Es leben geschätzte 13.380 afrikanische Immigrantinnen in Österreich,[25] ungefähr 8.000 aus Ländern, in denen FGM praktiziert wird und die deshalb als gefährdet gelten.[26] 2002 wurde ein spezielles Gesetz eingeführt um weibliche Genitalverstümmelung zu verhindern

§ 90 Abs. 3 des österreichischen Strafgesetzbuches sagt aus: »In eine Verstümmelung oder sonstige Verletzung der Genitalien, die geeignet ist eine nachhaltige Beeinträchtigung des sexuellen Empfindens herbeizuführen kann nicht eingewilligt werden.«

In Zusammenhang mit § 83 StGB (Körperverletzung, § 84 StGB (Schwere Körperverletzung) § 85 StGB (Körperverletzung mit schweren

---

25 Siehe Afrikanische Frauenorganisation (2000).
26 Siehe Poldermans (2006).

Dauerfolgen), § 86 StGB (Körperverletzung mir Todesfolge) und § 87 StGB (absichtliche schwere Körperverletzung) können Strafen bis zu zehn Jahren Freiheitsentzug ausgesprochen werden.

Seit 1. Juli 2006 ist eine Änderung des StGB in Kraft, nach der die Verjährungsfrist bei Genitalverstümmelung erst ab der Vollendung des 18. Lebensjahrs beginnt.

Nach § 62 StGB gelten die österreichischen Strafgesetze für alle Taten, die im Inland begangen worden sind, d. h. jede in Österreich begangene Genitalverstümmelung ist nach österreichischem Recht strafbar, selbst wenn sowohl Opfer als auch Täter Ausländerinnen sind. Allerdings reicht es nach § 67 Abs. 2 StGB wenn ein Handlungsteil im Inland stattgefunden hat um eine Inlandstat zu begründen. Das Verschicken oder verbringen aus dem Inland könnte dabei als inländischer Tatbeitrag gewertet werden, die Beauftragung des Täters aus dem Inland als gleichfalls inländische Gerichtsbarkeit begründende Bestimmungstäterschaft.[27]

Großbritannien

Großbritannien war das erste Land das 1985 mit dem *Female Circumcision Act* ein spezielles Gesetz zur Verhinderung von FGM eingeführt hat. 2003 wurde er ausgeweitet und verändert zum *Female Genital Mutilation Act* Durch ihn sind alle Formen der FGM verboten.[28] Eine Änderung betraf die Erhöhung des Strafmaßes von 5 auf 14 Jahre Freiheitsentzug.

Der *Female Genital Mutilation Act 2003* stellt fest:[29] »(1)Eine Person begeht eine Straftat, wenn er die Labia majora oder Labia minora oder die Klitoris einer anderen Person exzidiert, infibuliert oder auf andere Weise ganz oder teilweise verstümmelt [...].« Hierbei sind medizinisch indizierte Operationen durch Fachpersonal ausgenommen. Weiterhin wird die Hilfestellung für ein Mädchen bei Verstümmelung der eigenen Genitale unter Strafe gestellt (2). Ebenso ist es strafbar einer Person mit britischer Staatsbürgerschaft oder einer Person, die nicht die britische Staatsbürgerschaft hat, zu helfen im Ausland ein Mädchen mit britischer Staatsbürgerschaft genital zu verstümmeln (3).

Bisher wurde noch niemand vor Gericht deswegen verurteilt, die aber Behörden haben mit dem *Wardship Jurisdiction* ein anderes gesetzliches Mittel gefährdete Mädchen zu schützen: Der Betreuungsprozess stellt einen schnellen und unkomplizierten Schutz des gefährdeten Mädchens dar, indem bestimmte Handlungen der Eltern das Mädchen betreffend einer gerichtlichen Erlaubnis bedürfen, z. B. für eine Auslandsreise (dies richtet sich nach dem

---

27 Vgl. Smutny (2001), S. 26–27.
28 Ebd., S. 51.
29 Vgl. Female Genital Mutilation Act (2003).

Children Act 1989). Das Mädchen wird dabei nicht notwendigerweise vom Elternhaus entfernt. Zudem kann der Betreuungsprozess von jeder Person, die berechtigtes Interesse am Wohlergehen des Kindes hat, initiiert werden. Im Augenblick wird noch diskutiert, ob FGM als siebte Kategorie in das so genannte *at-risk-register* aufgenommen werden soll. Das DHSS (*Departement of Health and Human Services*) hat Richtlinien herausgegeben, die es erlauben, dass ein Kind in dieses Register eingetragen wird.[30]

Frankreich

Die Zahl der in Frankreich lebenden Afrikanerinnen wurde 1991 auf 500.000 geschätzt, darunter 25.000, die dem Ritual unterworfen wurden, und 36.000 Mädchen, die gefährdet sind das gleiche Schicksal zu erleiden.[31] Frankreich war bis zum Jahr 2008 das einzige europäische Land, in dem Verurteilungen wegen weiblicher Genitalverstümmelung ausgesprochen worden sind. 1991 wurde zum ersten Mal eine Beschneiderin zu einer Gefängnisstrafe von fünf Jahren verurteilt.[32] Bei der Strafverfolgung wegen weiblicher Genitalverstümmelung findet Art. 222-9 *Code Pénal*[33] Anwendung: »Gewalthandlungen, die eine Verstümmelung oder eine dauerhafte Behinderung bewirken, werden mit 10 Jahren Freiheitsstrafe und mit 1 Million Francs Geldstrafe bestraft.« Des Weiteren kann *Code Pénal* 222-10[34] angewandt werden:

> »Die in Art. 222-9 bezeichnete Straftat wird mit 15 Jahren Zuchthaus bestraft, wenn sie begangen wird: (1) an einem Minderjährigen unter 15 Jahren; [...] (8) von mehreren Personen als Täter oder Teilnehmer; [...] Die Strafe erhöht sich auf 20 Jahre Zuchthaus, wenn die in Art. 222-9 bezeichnete Straftat an einem Minderjährigen unter 15 Jahren von einem ehelichen, nichtehelichen oder A-doptivverwandten aufsteigender Linie oder jeder anderen Person begangen wird, deren Aufsicht der Minderjährige untersteht.«

Im Falle eines unbeabsichtigten Todes infolge der Verstümmelung ist Art. 222-7[35] *Code Pénal* anwendbar: »Gewalttätigkeiten, die zum Tod des Opfers geführt haben, ohne dass Tötungsvorsatz vorlag, werden mit 15 Jahren Zuchthaus bestraft.«

Weiterhin ist es nach Art 113-7 *Code Pénal* möglich Straftaten zu verfolgen, die im Ausland an einem französischen Staatsbürger begangen werden:

---

30 Vgl. Rosenke (2000), S. 85.
31 Vgl. Ungeheuer (1991), S. 99.
32 Vgl. Nyfeler/Stöckli (1994).
33 Art. 222-9 Code Pénal.
34 Ebd., Art. 222-10 Code Pénal.
35 Ebd., Art. 222-7 Code Pénal.

»Das französische Strafgesetz gilt für jedes Verbrechen sowie für jedes mit Gefängnisstrafe bedrohte Vergehen, das von einem Franzosen oder einem Ausländer außerhalb des französischen Staatsgebiets begangen wird, wenn das Opfer zur Zeit der Tat die französische Staatsangehörigkeit besitzt.«[36]

Bemerkenswert ist, dass Frankreich das einzige europäische Land ist, in dem regelmäßig und systematisch Gerichtsverfahren im Zusammenhang mit FGM durchgeführt werden. Seit 1975 fanden 35–40 Verfahren zu Genitalverstümmelung an Minderjährigen statt.[37]

Im Jahre 1985 waren noch 25 % aller afrikanischen weibliche Babys, die in einigen französischen Krankenhäusern untersucht wurden genitalverstümmelt, im Jahre 1992 nur noch 4 %. Hier besteht ein möglicher Zusammenhang mit den Bestrafungen.[38]

4. Thematisierung in der medizinischen Ausbildung

Explizit ist weibliche Genitalverstümmelung in keinem der untersuchten Länder im Lernzielkatalog des Medizinstudiums ausdrücklich vorgesehen. Ungeachtet dessen gibt es in den Ausbildungsordnungen einzelner Länder zumindest Ansatzpunkte dafür, die Thematik anzusprechen. Nach dem neuen Schweizer Lernzielkatalog für das Medizinstudium, der Ende 2008 in Kraft treten wird, soll der Arzt bei Abschluss des Studiums in der Lage sein, eine gute medizinische Versorgung und die Sicherheit des Patienten zu gewährleisten. Das impliziere auch, Verständnis für den sozialen und kulturellen Hintergrund des Patienten zu haben und dies in seine Behandlung einfließen zu lassen. Man kann argumentieren, dass die Erfüllung dieser allgemeinen Lernziele nur möglich ist, wenn man sich der Problematik der Genitalverstümmelung bewusst ist. Letztlich liegt es aber in der Lehrfreiheit des einzelnen Mitglieds des Lehrkörpers (bzw. seiner Interpretation dieser Lernziele), ob es auf die konkrete Problematik der Genitalverstümmelung eingeht. In Österreich ist eine Behandlung der FGM ebenfalls nicht generell vorgesehen, aber die Medizinische Universität Wien bietet zum Beispiel seit 1994 im Lernblock 15 einen speziellen Teil Ethnomedizin mit dem Schwerpunkt weibliche Genitalverstümmelung[39] an.

Zur Situation in Großbritannien ergab eine Anfrage beim Center for Ethics in Medicine der Universität Bristol folgende Antwort:[40]

---

36 Ebd., Art 113-7 Code Pénal.
37 Vgl. Poldermans (2006).
38 Vgl. Rosenke (2000), S. 106–107.
39 Studienplanführer Diplomstudium Humanmedizin N202 Block 15 (Juli 2008).
40 Email-Korrespondenz vom 12. März 2008 mit Prof. Ruud ter Meulen, Chair/ Director, Centre for Ethics in Medicine, University of Bristol.

FGM is not taught formerly in the curriculum. In the obstetrics and gynaecology attachment it may be taught in an opportunistic way i.e. if there is a case example [...] however it is not part of our syllabus. Some students opt to focus on FGM for their student selected component but again this is not formal or compulsory.

5. Ethische Richtlinien und Diskussionen

Alle vorhandenen Richtlinien sprechen sich ganz klar gegen weibliche Genitalverstümmelung aus, die Diskussionen, die es früher zur Medikalisierung der FGM in z. B. den Niederlanden aufgrund der Bartels-Haaijer-Studie[41] gab, dass es doch humaner wäre, die Mädchen, wenn sie schon beschnitten werden, unter klinischen Bedingungen mit Narkose und von Ärzten beschneiden zu lassen, um die Komplikationen und extreme Beschneidungen zu verhindern, kommen allerdings immer wieder. So schlägt z. B. Marion Rosenke in ihrer Dissertation ein Informationsmodell durch eine Pflichtberatung vor, mit dem Ziel der Verhinderung einer FGM für die Familien gefährdeter Mädchen. Die Nichtteilnahme an dieser Pflichtberatung soll unter Strafe gestellt werden. Falls sich die Eltern allerdings nach erfolgter Beratung trotzdem für eine FGM ihrer Tochter entscheiden sollen sie dies mit einem »Beratungsschein« in einer deutschen Klinik von Ärzten ausführen lassen dürfen, ohne dass sie oder der Arzt sich dabei strafbar machen, mit der Einschränkung, dass Infibulation auf Stecknadelkopfgröße verboten bleibt. Den Vorteil dieser Regelung sieht sie zum einen darin, dass die Betroffen ohne Betäubung von »Pfuschern« beschnitten werden. Zum anderen könne man zum Preis dieser ihrer Meinung nach wahrscheinlich verschwindend geringen Anzahl von Fällen bei einer ungleich größeren Anzahl von Fällen die körperlich-seelische Integrität der betroffenen Frauen und Mädchen schützen.[42] Unterschiedliche Meinungen gibt es auch hinsichtlich der Refibulation nach einer Geburt und der Meldung der Verstümmelung an Gerichte in Abwägung gegen die ärztliche Schweigepflicht.

Schweiz

Patientinnen mit genitaler Beschneidung: Schweizerische Empfehlungen für Ärztinnen und Ärzte, Hebammen und Pflegefachkräfte. Bezüglich einer Refibulation heißt es hier ausführlicher:

»Die Patientin muss in den Entscheidungsprozess bezüglich der Refibulation [...] einbezogen werden. [...] Entsprechend aufgeklärt wird die Mehrheit der Frauen eine Operationstechnik wählen, welche die Vulva offen belässt. Es kann

---

41 Vgl. Rosenke (2000), S. 97–100.
42 Ebd., S. 148–158.

jedoch gelegentlich vorkommen, dass das Gesundheitspersonal mit dem Wunsch nach Refibulation konfrontiert wird. Machen wir uns noch einmal klar, dass es keinerlei medizinische Indikationen für diese Intervention gibt, dass sie von verschiedenen offiziellen Institutionen verurteilt wird (z. B. WHO) und dass das vorsätzliche Zunähen der Schamlippen auf eine Enge, die den Geschlechtsverkehr erschwert oder verunmöglicht, absolut nicht zu akzeptieren ist. Für manche Frauen ist eine »exponierte« Vulva aber inakzeptabel. Sie bestehen auf eine Refibulation mit dem Argument, dass dies einen Teil ihrer Identität ausmache und die sexuelle Befriedigung des Partners und Treue garantiere. Manchmal sind es jedoch andere Frauen der Migrationsgemeinschaft, welche die Patientin in ihrem Wunsch nach Refibulation beeinflussen. [...] Anfragen ein kleines Orificium vulvae zu rekonstruieren, soll nicht nachgekommen werden. Die möglichen Komplikationen und Probleme sind aufzuzeigen. Es soll unbedingt versucht werden, die Patientin von diesem Wunsch abzubringen. Ein partieller Verschluss des Orificium vulvae sollte nur in Ausnahmefällen durchgeführt werden und dann auch nur, wenn Menstruations- und Harnfluss sowie Geschlechtsverkehr sowie gynäkologische Untersuchungen ungehindert möglich sind. Wird eine Resuturierung gewählt, darf diese nur erfolgen, nachdem die Gesamtsituation der Frau und die Probleme genau evaluiert worden sind, welche sie bei nicht durchgeführter Refibulation belasten würden.«[43]

Bezüglich einer Meldung verweist die Empfehlung auf die Gesetzeslage, dass nach Art. 358ter StGB gemeldet werden darf, einige Kantone sogar eine Meldepflicht haben.[44]

Weiterhin wird ausdrücklich gefordert, dass FGM Bestandteil des Ausbildungsprogrammes an den medizinischen Fakultäten, Hebammen- und Pflegeschulen werden soll. Auch für Angehörige anderer sozialen Berufe wird eine Aus- und Weiterbildung zu diesem Thema empfohlen.[45]

Deutschland

Die Bundesärztekammer hat am 25.11.2005 Empfehlungen zum Umgang mit Patientinnen nach weiblicher Genitalverstümmelung beschlossen.[46] Unter Punkt 6 und 7 heißt es zur Refibulation:

»(6) [...] Die Wundversorgung nach der Entbindung basiert auf den mit der Patientin während der Schwangerschaft besprochenen Festlegungen des Öffnens der Infibulation und der Wundversorgung nach der Geburt. Es darf kein Genitalverschluss in der Form vorgenommen werden, dass medizinische Probleme, wie rezidivierende Blaseninfektionen, Stau des Menstruationsblutes oder Schwierigkeiten beim Sexualverkehr zu erwarten sind. (7) Rechtliche und ethische Beurteilung der Wundversorgung: Rechtlich ist zwischen den verschiede

---

43   Vgl. Gynécologie suisse (2006).
44   Ebd., S. 8.
45   Ebd., S. 14.
46   Bundesärztekammer (2005).

nen Formen der (primären) Genitalverstümmelung und der Wundversorgung zu unterscheiden. Während das Erste eine schwere Körperverletzung darstellt, ist das Zweite eine medizinisch notwendige Maßnahme. Die Wundversorgung nach der Entbindung hat zum Ziel, die geöffneten Narben sowie den Dammriss oder Dammschnitt zu versorgen. [...] Verlangen Frauen mit Infibulation nach erfolgter Aufklärung die Wiederherstellung des körperlichen Zustandes wie vor der Geburt, muss der Arzt die Behandlung dann ablehnen, wenn diese erkennbar zu einer gesundheitlichen Gefährdung der Frau führen würde, da diese ebenso wie eine Infibulation eine gefährliche Körperverletzung darstellt. Der Arzt ist verpflichtet, die bestehenden Wunden so zu versorgen, dass keine gesundheitliche Beeinträchtigung der Frau entsteht. Ziel der Behandlung ist die Wiederherstellung des körperlichen und seelischen Wohlbefindens.«

Zum Thema Meldung einer festgestellten Verstümmelung oder einer mutmaßlichen Gefährdung eines Mädchens bezieht die Empfehlung keine Stellung.

Es gibt noch eine weitere wesentlich ausführlichere Empfehlung, die vom Integra-Netzwerk gegen weibliche Genitalverstümmelung, einem Zusammenschluss verschiedener Organisationen und der Sektion der Deutschen Gesellschaft für Gynäkologie und Geburtshilfe getragen wird:[47] Es werden neben rechtlichen Aspekten auch Forderungen zur Prävention gestellt, z. B. Inspektion und Kontrolle des Genitalbereichs von Mädchen im Rahmen der Neugeborenenuntersuchung und U2-U10.[48] Die Empfehlung wendet sich klarer als die Empfehlung der Bundesärztekammer gegen die Refibulation.[49]

Österreich

Es gibt keine offiziellen Empfehlungen zum Umgang mit weiblicher Genitalverstümmelung.

Frankreich

Es gibt eine Stellungnahme des *Conseil Nationale de l`Ordre des Médicins* von 1982, die feststellt dass weibliche Genitalverstümmelung gegen den Art. 41 *Code de Déontologie* [50] verstößt. Dieser stellt fest: Verstümmelungen dürfen nicht ohne schwerwiegende Gründe, nur nach eingehender Information und mit Einwilligung der betroffenen Person vorgenommen werden. Weiter-

---

47 Vgl. Integra (2007).
48 Ebd., S. 27.
49 Ebd., S. 25.
50 Vgl. Conseil Nationale de l'Ordre dés Médicins, Code de Déontologie médicale, Art 41.

hin wird im Art. 44 *Code de Déontologie*[51] empfohlen in den Anwendungen, die Ärzten erlauben Misshandlungen an Minderjährigen den administrativen und medizinischen Behörden zu melden, vorsichtig umzugehen, da befürchtet wird, im Falle einer genitalen Verstümmelung könnten Meldungen von ärztlicher Seite dazu führen, dass betroffenen Mädchen aus Angst vor Strafverfolgung medizinische Hilfe vorenthalten wird.

Großbritannien

Die *British Medical Association* hat eine sehr ausführliche Empfehlung in der *Guidance for UK doctors (part of publication: Female genital mutilation)*[52] herausgegeben. Zur Frage der Refibulation wird ausgesagt:

>»Requests are more likely to be faced from women asking to be re-infibulated after childbirth, although it is not known how common such requests are. As is explained above, re-infibulation is illegal under the Female Genital Mutilation (England, Wales and Northern Ireland) Act 2003 and the Prohibition of Female Genital Mutilation (Scotland) Act 2005, with certain exceptions, including during childbirth if necessary for the physical or mental health of the patient. This must be explained to the woman. If she agrees, it may also be important to explain the reasons why re-infibulation, which is not medically necessary, cannot be carried out to her husband, particularly if there is pressure from him for the procedure, although the main impetus for mutilation often comes from female members of the community.«

Zur Frage der Meldung gefährdeter Mädchen wird folgendermaßen Stellung bezogen:

>»It is usually appropriate for doctors to contact social services where they believe a girl is at risk of female genital mutilation, for example where a mother becomes pregnant again in a family whose existing daughters have been mutilated in infancy. Parents' rights to control information about their young children may be overridden where this is necessary to protect the child from serious harm, although wherever possible, their permission for disclosure of information to social services or another appropriate agency should be sought. In judging how to broach the issue with parents, doctors must bear in mind the likely attitude of parents in such circumstances and the risk that the child may simply disappear by being concealed within the community or sent to relatives abroad. This is can be extremely difficult and doctors must take great care to ensure that their reactions are supportive of the child's overall welfare wherever possible.«

Das *Royal College of Obstetricians and Gynaecologists* hat auch ein eigenes Statement zu FGM herausgegeben, das sich aber eher mit den medizinischen Standards befasst.[53]

---

51 Ebd., Art 44.
52 BMA (2008).

6. Schluss

Eine erste europaweite Konferenz über FGM an der WHO, UNICEF, das UN *Centre for Human rights* und Vertreter aus Frankreich, Deutschland, Italien, den Niederlanden, Schweden, Großbritannien, Kanada, den USA, Gambia und zahlreiche NGOs teilnahmen, fand 1992 in London statt. Als Ergebnis wurde die *London Declaration* verabschiedet, die hier in Auszügen wiedergegeben werden soll:

1. Die Konferenz stimmt darin überein, dass jede Form der Genitalverstümmelung oder –verletzung bei einem Mädchen eine Verletzung ihrer elementaren Menschenrechte darstellt und abgeschafft werden muss.

2. Die Konferenz stimmt darin überein, dass die Praxis der Genitalverstümmelung bei Mädchen eine europäisch-westliche Dimension erreicht hat, die ein konzertiertes Vorgehen erfordert. […]

3. Die Konferenz stimmt darin überein, dass die Bekämpfung der Genitalverstümmelung bei Mädchen innerhalb jeden Staates die höchste Verantwortlichkeit der Regierungen ist.

4. […]

5. Maßnahmen gegen FGM

    a) Schutz des gefährdeten Mädchens

    b) Erziehung und Förderung von Selbsthilfegruppen innerhalb der Gemeinschaften, die die Genitalverstümmelung praktizieren.

    c) Rehabilitation von Überlebenden der Genitalverstümmelung

    d) Unterrichtung von allen Gesundheits-, Erziehungs- und Sozialfachkräften, die mit den betreffenden Gemeinschaften arbeiten.

6. Die Konferenz fordert alle nationalen […] Gruppen auf, […] dafür zu sorgen, dass diejenigen, die für Genitalverstümmelung eines Mädchens verantwortlich sind, bestraft werden.

---

53 Vgl. Royal College of Obstetricians and Gynaecologists, RCOG Statement No. 3, Female Genital Mutilation (2003).

7. Die Konferenz fordert alle Regierungen und Gesundheitsminister auf, keinem Versuch der Medikalisation der Genitalverstümmelung nachzugeben.[54]

Um dem Problem der weiblichen Genitalverstümmelung in Europa gerecht zu werden, reicht es also nicht aus Gesetze zu ändern und zu verschärfen. Der Bestrafung schon durchgeführter Verstümmelungen kommt zwar ein Abschreckungscharakter zu, zumal diese Gesetze auch vermehrt angewendet werden, wie man z. B. an den kürzlich erfolgten Verurteilungen in der Schweiz sieht.

Dem zuvorkommen muss allerdings die Prävention dieser Eingriffe. Dazu ist es unbedingt notwendig, wie die *London Declaration* schon vor 16 Jahren gefordert hat, diejenigen Personen in dieser Thematik auszubilden, die mit Immigranten, die aus Ländern kommen, in denen FGM praktiziert wird, Kontakt haben und Aufklärungsarbeit leisten können. Dazu gehören neben sozialen Berufsgruppen vor allem auch die medizinischen Berufe. Viele Frauen mit FGM werden in Europa aufgrund dieses Wissensdefizites unsensibel oder falsch behandelt. Viele Chancen zur Prävention werden verpasst, wenn man nicht ein fundiertes Gespräch mit den Frauen über die medizinischen Nachteile der Beschneidung führen kann und bei den Frauen die schon beschnitten sind, ein Bewusstsein schaffen kann, dass es für ihre Töchter einen anderen Weg, als die Beschneidung geben kann. Dazu müssen Mediziner aber nicht nur die medizinischen Fakten, sondern auch die kulturellen Hintergründe und Beweggründe der weiblichen Genitalverstümmelung kennen. Es gibt einige wenige Ansätze wie zum Beispiel an der Universität Wien, das Thema in der Ausbildung zu behandeln. Das reicht aber bei weitem nicht aus. Umfrage in Deutschland und Österreich zeigen, wie wenig Ärzte, selbst Gynäkologinnen, Kinderärzte und Hebammen zu dem Thema wissen und wie groß der Wunsch nach Information ist.[55]

Auch von einem konzertierten Vorgehen, das die *London Declaration* fordert, ist Europa noch entfernt, wie die unterschiedlichen Gesetzgebungen und Richtlinien zeigen. Die einzelnen Länder unterscheiden sich einerseits hinsichtlich ihrer Gesetze, aber noch mehr in der Bereitschaft diese anzuwenden. Wie angeführt gab es in Deutschland, Österreich und Großbritannien noch kein Verfahren wegen weiblicher Genitalverstümmelung, in der Schweiz erst dieses Jahr zwei und in Frankreich aber in den letzten Jahren viele. Ob aber die Gesetze und Verurteilungen durch Abschreckung Erfolg haben oder eine Präventionsarbeit durch Aufklärung erfolgreicher ist, ist schwierig zu evaluieren. Auf jeden Fall steht fest, dass die medizinischen

---

54   Rosenke (2000), S. 107–108.
55   Vgl. Österreichisches Institut für Kinderrechte und Elternbildung (2006) und TERRE DES FEMMES (2003).

Berufsgruppen zur Verhütung weiblicher Genitalverstümmelung viel beitragen können. Gynäkologen und Hebammen sehen die Frauen bei der Geburt. Wenn diese Frauen beschnitten sind und Töchter haben, liegt es nahe, hier anzusetzen und die Frau zu überzeugen, dies ihren Töchtern nicht anzutun, oder diese Töchter als potenziell gefährdet zu beobachten. Wenn ein Kinderarzt Vorsorgeuntersuchungen bei Kindern einer afrikanischen Immigrantenfamilie durchführt, kann er das Thema ansprechen und auch bei der Untersuchung speziell auf Anzeichen achten. Solche Beispiele kann man noch viele finden. Voraussetzung dafür sind aber fundierte Kenntnisse und ein Bewusstsein für dieses Thema, das schon im Studium vermittelt werden muss. Abgesehen von der Notwendigkeit dessen zur Verhütung von FGM, ist es das Recht einer Frau, die beschnitten ist von einem Arzt behandelt zu werden, der sich mit ihrem Zustand auskennt und sie nicht deshalb diskriminiert, sondern fachlich richtig berät und betreut.

Literatur

Abdi, N. (2003): Tränen im Sand. Bergisch-Gladbach.

Afrikanische Frauenorganisation in Wien: Die Anwendung der FEMALE GENITAL MUTILATION (FGM) bei Migrantinnen in Österreich, Wien, 2000. www.plan-s.ch/IMG/pdf/FGM_OGF_de-3.pdf (Zugriff 20.07.2008).

Amnesty International Österreich (2006): Schnitt ins Leben. Amnesty International Report 2006 über weibliche Genitalverstümmelung (Female Genital Mutilation, FGM). Wien.

Berufsverband der Frauenärzte/TERRE DES FEMMES/UNICEF (Hrsg.) (2005): Schnitt in die Seele. Eine Umfrage zur Situation beschnittener Mädchen und Frauen in Deutschland.

Binder-Fritz, C. (o.J.): Die weibliche Genitalverstümmelung aus ethnomedizinischer Sicht: Grundlagen der transkulturellen Betreuung von genital verstümmelten afrikanischen Frauen in der Gynäkologie und Geburtshilfe. www.meduniwien.ac.at/sg/files/16/306/lernunterlage_block_15_binder-fritz.pdf (Zugriff 20.07.2008).

BMA (2008): Female genital mutilation: Caring for Patients and Child Protection Guidance. www.bma.org.uk/ap.nsf/Content/FGM~Guidance?OpenDocument&Highlight=2,FGM (Zugriff 25.07.2008).

Bundesärztekammer (2005): Empfehlungen zum Umgang mit Patientinnen nach weiblicher Genitalverstümmelung (female genital mutilation). www.bundesaerztekammer.de/pge.asp?his=0.7.47.3207 (Zugriff 31.07.2008).

Büchner, A. C. (2004): Weibliche Genitalverstümmelung. Betrachtungen eines traditionellen Brauchs aus Menschenrechtsperspektive. Schlussfolgerungen für die Soziale Arbeit in Deutschland. Oldenburg.

Code Pénal, französisches Strafgesetzbuch. http://archiv.jura.uni-saarland.de/BIJUS/codepenal/livre2/index.html (Zugriff 20.07.2008).

Dirie, W. (2002): Wüstenblume. München.

Dirie, W. (2002): Nomadentochter. München.

Dörries, B. (2009): Verfolgt von einem Verdacht. In: Süddeutsche Zeitung, 28.01.2009, S. 3.

Gynécologie suisse (2005): Patientinnen mit genitaler Beschneidung, Schweizerische Empfehlungen für Ärztinnen und Ärzte, Hebammen und Pflegefachkräfte. www.sggg.ch /D/guidelines/ index.asp (Zugriff 29.06.2008)

Hermann, C. (Hrsg.) (2000): Das Recht auf Weiblichkeit. Hoffnung im Kampf gegen die Genitalverstümmelung. Bonn.

Hulverscheidt, M. (2002): Weibliche Genitalverstümmelung. Diskussion und Praxis in der Medizin während des 19. Jahrhunderts im deutschsprachigen Raum. Dissertation. Frankfurt a.M.

Integra (2007): Weibliche Genitale Beschneidung. Umgang mit Betroffenen und Prävention, Empfehlungen für Angehörige des Gesundheitswesens und weitere potentiell involvierte Berufsgruppen. www.bmz.de/de/themen/FGM/Downloads

/Empfehlungen_zu_FGM_Endfassg_Zerm_2006_11_23.pdf (Zugriff 24.07. 2008).

Krása, K. (2008): Der ethische und rechtliche Umgang mit weiblicher Genitalverstümmelung in Deutschland im Vergleich zu anderen westeuropäischen Ländern. In: MenschenRechtsMagazin 2, S. 168–183.

Kroeger, P. (2006): Überwindung weiblicher Genitalverstümmelung in Deutschland – Rechtspolitische Dimensionen. Konferenz »Weibliche Genitalverstümmelung beenden: Erfahrungen aus Afrika und Europa – Perspektiven für Deutschland«. Berlin.www.de-fgm-konferenz 2006-praesentation-kroeger.pdf (Zugriff 25.07. 2008).

Lightfoot-Klein, H. (1993): Das grausame Ritual. Sexuelle Verstümmelung afrikanischer Frauen. Frankfurt a.M.

McCoy, A. W. (2006): Foltern und foltern lassen. 50 Jahre Folterforschung und -praxis von CIA und US-Militär. Frankfurt a.M.

Niggli, M. A./Berkemeier A. für UNICEF Schweiz (2007): Zur Frage der Strafbarkeit weiblicher Genitalverstümmelung gemäß den Typen I und IV. Rechtsgutachten. Zürich.

NZZ online vom 26.6.2008. www.nzz.ch/nachrichten/zuerich/elterpaar_wegen_be schneidung_seiner_tochter_verurteilt_1.769848.html (Zugriff 31.07.2008).

Nyfeler, D./Stöckli, D. B. (1994): Genitale Verstümmelung. Afrikanische Migrantinnen in der schweizerischen Grundversorgung, Arbeitsblätter Nr. 10, Institut für Ethnologie, Universität Bern, Bern.www.anthro.unibe.ch/unibe/philhist/anthro/ content/e1765/e1766/e1940/e1942/e1943/files1944/ab10_ger.pdf (Zugriff 20. 07.2008).

Österreichisches Institut für Kinderrechte und Elternbildung (2006): »Weibliche Genitalverstümmelung – Was weiß die Medizin?« Wien. http://stopfgm.net (Zugriff 23.07.2008).

Poldermans, S. (2006): Combating Female Genital Mutilation in Europe. www.stopfgm.net/dox/SPoldermansFGMinEurope.pdf (Zugriff 20.07.2008).

Rosenke, M. (2000): Die rechtlichen Probleme im Zusammenhang mit der weiblichen Genitalverstümmelung. Dissertation. Frankfurt a.M.

Rühl, B. (o.J.): Ich brauch kein Mitleid. In: UNICEF/Berufsverband der Frauenärzte/Terre des Femmes: Schnitte in Körper und Seele – Ein Umfrage zur Situation beschnittener Mädchen und Frauen in Deutschland.

Smutny, P. (2001): Tradition als Tarnanzug für (Menschen)Rechtsverletzungen – Überlegungen zu FGM aus rechtlicher Sicht. In: ÖGF Dokumentation der Veranstaltung weibliche Genitalverstümmelung (FGM) 08.05.2001, Wien. www.plan-s.ch/IMG/pdf/FGM_OGF_de-3.pdf (Zugriff 18.07.2008).

Sprechzimmer,ch vom 13.06.2008: Genitalverstümmelungen – Erstes Urteil in der Schweiz. www.sprechzimmer.ch/sprechzimmer/Frauen/Genitalverstuemmel-ungen _ Erstes_Urteil_in_der_Schweiz/php (Zugriff 27.07.2008).

Swiss Catalogue of Learning Objektives for Undergraduate Medical Training (2002). www.smifk.ch/pdf/SLO_25_1_02.pdf (Zugriff 28.07.2008).

TERRE DES FEMMES (Hrsg.) (2003): Schnitt in die Seele. Weibliche Genitalver-stümmelung – Eine fundamentale Menschenrechtsverletzung. Frankfurt a.M.

TERRE DES FEMMES (2005): Studie zu weiblicher Genitalverstümmelung (FGM = Female Genital Mutilation). Tübingen.

TERRE DES FEMMES (2007): Unterrichtsmappe: Weibliche Genitalverstümmelung. Tübingen.

TERRE DES FEMMES: Stellungnahme von TERRE DES FEMMES zur Verwen-dung des Begriffs »weibliche Genitalverstümmelung«. www.terre-des-femmes.de (Zugriff 20.07.2008).

Trechsel, S./Schlauri, R. für UNICEF Schweiz (2004): Weibliche Genitalverstüm-melung in der Schweiz. Rechtsgutachten. Zürich. www.humanrights.ch/home /upload/pdf/061107_UNI_Rechtsgutachten_WGV_de.pdf.

Ungeheuer, B. (1991): Auf die Klinge setzen. In: DIE ZEIT, Nr. 44, 25.10.1991, S. 99.

UNICEF/Berufsverband der Frauenärzte/Terre des Femmes (o. J.): Schnitte in Körper und Seele – Ein Umfrage zur Situation beschnittener Mädchen und Frauen in Deutschland.

WHO (1998): Female Genital Mutilation. An Overview. Genf.

WHO factsheet (o.J.): Female genital mutilation. www.who.int/mediacetre/factsheets/ fs241/en/ (Zugriff 20.07.2008).

IV. ANHANG
SCHLÜSSELDOKUMENTE

Der hippokratische Eid

Ich schwöre, bei Apollon dem Arzt und bei Asklepios und bei Hygieia und Panakeia sowie allen Göttern und Göttinnen, dass ich nach bestem Vermögen und Urteil diesen Eid und diese Verpflichtung erfüllen werde: denjenigen, der mich diese Kunst lehrte, meinen Eltern gleich zu achten, mit ihm den Lebensunterhalt zu teilen und ihn, wenn er Not leidet, mit zu versorgen. Seine Nachkommen werde ich meinen Brüdern gleichstellen und, wenn sie es wünschen, sie die ärztliche Kunst lehren ohne Entgelt und Vertrag. Ratschlag und Vorlesung und alle übrigen Belehrungen werde ich meinen und meines Lehrers Söhnen mitteilen, wie auch den Schülern, die durch ärztlichen Brauch durch einen Vertrag gebunden und durch einen Eid verpflichtet sind, sonst aber niemandem.

Meine Verordnungen werde ich treffen zu Nutz und Frommen der Kranken, nach bestem Vermögen und Urteil. Ich werde sie bewahren vor Schaden und willkürlichem Unrecht. Ich werde niemand, auch nicht auf seine Bitte hin, ein tödliches Gift verabreichen oder auch nur dazu raten. Ich werde auch nie einer Frau ein abtreibendes Zäpfchen geben. Rein und heilig werde ich mein Leben und meine Kunst bewahren. Ich werde nicht schneiden, nicht einmal den Blasenstein, sondern es denen überlassen, deren Gewerbe dies ist.

In welche Häuser ich auch immer kommen werde, ich will zu Nutz und Frommen der Kranken eintreten, mich enthalten jedes willkürlichen Unrechtes und jeder Schädigung, auch aller Werke der Wollust an den Leibern von Frauen und Männern, Freien und Sklaven. Was ich bei der Behandlung sehe oder höre, oder auch außerhalb der Behandlung im Leben der Menschen, werde ich, soweit man es nicht weitersagen darf, verschweigen und als ein Geheimnis betrachten. Wenn ich nun diesen Eid erfülle und nicht verletze, möge mir im Leben und in der Kunst Erfolg zuteil werden und Ruhm bei allen Menschen bis in ewige Zeiten; wenn ich ihn übertrete und meineidig werde, das Gegenteil.

Literatur (Kurzauswahl)

Deichgräber, K. (1983): Der hippokratische Eid. 4. Auflage. Stuttgart.

Diller, H. (1994): Hippokrates. Ausgewählte Schriften. Stuttgart.

Edelstein, L. (1969): Der Hippokratische Eid. Zürich/Stuttgart.

Leven, K.-H. (Hrsg.) (2005): Antike Medizin. Ein Lexikon. München.

Lichtenthaeler, C. (1984): Der Eid des Hippokrates. Köln.

Littré, É. (Hrsg.) (1982): Oeuvres completes d'Hippocrate: Traduction nouvelle avec le texte grec en regard, collationne sur les manuscrit et toutes les editions, accompagnee d'une introduction, de commentaires medicaux, de variantes et de notes philologiques. Suivie d'une table generale des matieres. 10. Auflage (1. Auflage 1839). Amsterdam [Paris].

Siefert, H. (1973): Der hippokratische Eid – und wir? Plädoyer für eine zeitgemäße ärztliche Ethik: Ein Auftrag an den Medizinhistoriker. Frankfurt a.M.

Schubert, C. (2005): Der hippokratische Eid. Medizin und Ethik von der Antike bis heute. Darmstadt.

Wittern, R./Pellegrin, P. (Hrsg.) (1996): Hippokratische Medizin und antike Philosophie. Hildesheim.

Nürnberger Kodex (1947)[*]

Zulässige medizinische Versuche

1. Die freiwillige Zustimmung der Versuchsperson ist unbedingt erforderlich. Das heißt, daß die betreffende Person im juristischen Sinne fähig sein muß, ihre Einwilligung zu geben; daß sie in der Lage sein muß, unbeeinflußt durch Gewalt, Betrug, List, Druck, Vortäuschung oder irgendeine andere Form der Überredung oder des Zwanges, von ihrem Urteilsvermögen Gebrauch zu machen; daß sie das betreffende Gebiet in seinen Einzelheiten hinreichend kennen und verstehen muß, um eine verständige und informierte Entscheidung treffen zu können. Diese letzte Bedingung macht es notwendig, daß der Versuchsperson vor der Einholung ihrer Zustimmung das Wesen, die Länge und der Zweck des Versuches klargemacht werden; sowie die Methode und die Mittel, welche angewendet werden sollen, alle Unannehmlichkeiten und Gefahren, welche mit Fug zu erwarten sind, und die Folgen für ihre Gesundheit oder ihre Person, welche sich aus der Teilnahme ergeben mögen. Die Pflicht und Verantwortlichkeit, den Wert der Zustimmung festzustellen, obliegt jedem, der den Versuch anordnet, leitet oder ihn durchführt. Dies ist eine persönliche Pflicht und Verantwortlichkeit, welche nicht straflos an andere weitergegeben werden kann.

2. Der Versuch muß so gestaltet sein, daß fruchtbare Ergebnisse für das Wohl der Gesellschaft zu erwarten sind, welche nicht durch andere Forschungsmittel oder Methoden zu erlangen sind. Er darf seiner Natur nach nicht willkürlich oder überflüssig sein.

3. Der Versuch ist so zu planen und auf Ergebnissen von Tierversuchen und naturkundlichem Wissen über die Krankheit oder das Forschungsproblem aufzubauen, daß die zu erwartenden Ergebnisse die Durchführung des Versuchs rechtfertigen werden.

4. Der Versuch ist so auszuführen, daß alles unnötige körperliche und seelische Leiden und Schädigungen vermieden werden.

---

[*]   Mitscherlich, A./Mielke, F. (Hrsg.) (1960): Medizin ohne Menschlichkeit. Dokumente des Nürnberger Ärzteprozesses. Frankfurt a.M., S. 272–273.

5. Kein Versuch darf durchgeführt werden, wenn von vornherein mit Fug angenommen werden kann, daß es zum Tod oder einem dauernden Schaden führen wird, höchstens jene Versuche ausgenommen, bei welchen der Versuchsleiter gleichzeitig als Versuchsperson dient.

6. Die Gefährdung darf niemals über jene Grenzen hinausgehen, die durch die humanitäre Bedeutung des zu lösenden Problems vorgegeben sind.

7. Es ist für ausreichende Vorbereitung und geeignete Vorrichtungen Sorge zu tragen, um die Versuchsperson auch vor der geringsten Möglichkeit von Verletzung, bleibendem Schaden oder Tod zu schützen.

8. Der Versuch darf nur von wissenschaftlich qualifizierten Personen durchgeführt werden. Größte Geschicklichkeit und Vorsicht sind auf allen Stufen des Versuchs von denjenigen zu verlangen, die den Versuch leiten oder durchführen.

9. Während des Versuches muß der Versuchsperson freigestellt bleiben, den Versuch zu beenden, wenn sie körperlich oder psychisch einen Punkt erreicht hat, an dem ihr seine Fortsetzung unmöglich erscheint.

10. Im Verlauf des Versuchs muß der Versuchsleiter jederzeit darauf vorbereitet sein, den Versuch abzubrechen, wenn er auf Grund des von ihm verlangten guten Glaubens, seiner besonderen Erfahrung und seines sorgfältigen Urteils vermuten muß, daß eine Fortsetzung des Versuches eine Verletzung, eine bleibende Schädigung oder den Tod der Versuchsperson zur Folge haben könnte.

Literatur (Kurzauswahl)

Dörner, K./Ebbinghaus, A./Linne, K. (Hrsg.) (1999): Der Nürnberger Ärzteprozeß 1946/47. Wortprotokolle, Anklage- und Verteidigungsmaterial, Quellen zum Umfeld, Deutsche Ausgabe. München.

Frewer, A./Neumann, J. N. (Hrsg.) (2001): Medizingeschichte und Medizinethik. Kontroversen und Begründungsansätze 1900–1950. Frankfurt a.M., New York.

Frewer, A./Schmidt, U. (Hrsg.) (2007): Standards der Forschung. Historische Entwicklung und ethische Grundlagen klinischer Studien. Frankfurt a.M.

Oppitz, U.-D./Frewer, A. et al. (Hrsg.) (1999): Medizinverbrechen vor Gericht. Das Urteil im Nürnberger Ärzteprozeß gegen Karl Brandt und andere sowie aus dem Prozeß gegen Generalfeldmarschall Erhard Milch. Erlanger Studien zur Ethik in der Medizin, Band 7. Erlangen, Jena.

Schmidt, U./Frewer, A. (2007) Nuremberg Code of Medical Ethics. Geschichte und Ethik des Ärzteprozesses. In: Frewer/Schmidt (2007), S. 37–73.

Genfer Gelöbnis/Declaration of Geneva (1948)[1]

»Bei meiner Aufnahme in den ärztlichen Berufsstand gelobe ich feierlich, mein Leben in den Dienst der Menschlichkeit zu stellen.

Ich werde meinen Beruf mit Gewissenhaftigkeit und Würde ausüben. Die Erhaltung und Wiederherstellung der Gesundheit meiner Patienten soll oberstes Gebot meines Handelns sein.

Ich werde alle mir anvertrauten Geheimnisse auch über den Tod des Patienten hinaus wahren.

Ich werde mit allen meinen Kräften die Ehre und die edle Überlieferung des ärztlichen Berufes aufrechterhalten und bei der Ausübung meiner ärztlichen Pflichten keinen Unterschied machen weder nach Religion, Nationalität, Rasse noch nach Parteizugehörigkeit oder sozialer Stellung.

Ich werde jedem Menschenleben von der Empfängnis an Ehrfurcht entgegenbringen und selbst unter Bedrohung meine ärztliche Kunst nicht in Widerspruch zu den Geboten der Menschlichkeit anwenden.

Ich werde meinen Lehrern und Kollegen die schuldige Achtung erweisen.

Dies alles verspreche ich feierlich auf meine Ehre.«

---

1   Das Genfer Gelöbnis – auch als »Serment d'Hippocrate, Formule de Geneve« bezeichnet – wurde 1948 vom Weltärztebund (World Medical Association) verabschiedet. Es bildet in modifizierter Form – das Wort »freiwillig« wurde interessanterweise aus der letzten Zeile entfernt – das Vorwort für die Muster-Berufsordnung der Deutschen Ärztekammern. Hintergrund ist die Erfahrung der Zeit des Nationalsozialismus sowie die Notwendigkeit der Erneuerung hippokratischen Gedankenguts und der Ethik in der Medizin.

Literatur (Kurzauswahl)

Bergdolt, K. (2004): Das Gewissen der Medizin. Ärztliche Moral von der Antike bis heute. München.

Eckart, W. U. (1990): Ärztliche Gelöbnisse: Noch zeitgemäß? Kritische Bemerkungen zu einigen standesethischen Gelöbnistexten. In: Wiener Medizinische Wochenschrift Nr. 2, Juli 1990, S. B2.

Frewer, A./Neumann, J. N. (Hrsg.) (2001): Medizingeschichte und Medizinethik. Kontroversen und Begründungsansätze 1900–1950. Frankfurt a.M., New York.

Toellner, R./Wiesing, U. (Hrsg.) (1997): Geschichte und Ethik in der Medizin. Von den Schwierigkeiten einer Kooperation. Jahrbuch Medizin-Ethik, Band 10. Stuttgart, Jena.

Wolff, U. (1981): Abschied von Hippokrates. Ärztliche Ethik zwischen hippokratischem Eid und Genfer Gelöbnis. Berlin.

Allgemeine Erklärung der Menschenrechte* (1948)

PRÄAMBEL

Da die Anerkennung der angeborenen Würde und der gleichen und unveräußerlichen Rechte aller Mitglieder der Gemeinschaft der Menschen die Grundlage von Freiheit, Gerechtigkeit und Frieden in der Welt bildet,

da die Nichtanerkennung und Verachtung der Menschenrechte zu Akten der Barbarei geführt haben, die das Gewissen der Menschheit mit Empörung erfüllen, und da verkündet worden ist, daß einer Welt, in der die Menschen Rede- und Glaubensfreiheit und Freiheit von Furcht und Not genießen, das höchste Streben des Menschen gilt,

da es notwendig ist, die Menschenrechte durch die Herrschaft des Rechtes zu schützen, damit der Mensch nicht gezwungen wird, als letztes Mittel zum Aufstand gegen Tyrannei und Unterdrückung zu greifen,

da es notwendig ist, die Entwicklung freundschaftlicher Beziehungen zwischen den Nationen zu fördern,

da die Völker der Vereinten Nationen in der Charta ihren Glauben an die grundlegenden Menschenrechte, an die Würde und den Wert der menschlichen Person und an die Gleichberechtigung von Mann und Frau erneut bekräftigt und beschlossen haben, den sozialen Fortschritt und bessere Lebensbedingungen in größerer Freiheit zu fördern,

da die Mitgliedstaaten sich verpflichtet haben, in Zusammenarbeit mit den Vereinten Nationen auf die allgemeine Achtung und Einhaltung der Menschenrechte und Grundfreiheiten hinzuwirken,

da ein gemeinsames Verständnis dieser Rechte und Freiheiten von größter Wichtigkeit für die volle Erfüllung dieser Verpflichtung ist,

verkündet die Generalversammlung

---

*   Resolution 217 A (III) der Generalversammlung vom 10. Dezember 1948.
Quelle: Übersetzungsdienst des UN High Commissioners for Human Rights
(Stand: 13.03.2008) www.unhchr.ch/udhr/lang/g.

diese Allgemeine Erklärung der Menschenrechte als das von allen Völkern und Nationen zu erreichende gemeinsame Ideal, damit jeder einzelne und alle Organe der Gesellschaft sich diese Erklärung stets gegenwärtig halten und sich bemühen, durch Unterricht und Erziehung die Achtung vor diesen Rechten und Freiheiten zu fördern und durch fortschreitende nationale und internationale Maßnahmen ihre allgemeine und tatsächliche Anerkennung und Einhaltung durch die Bevölkerung der Mitgliedstaaten selbst wie auch durch die Bevölkerung der ihrer Hoheitsgewalt unterstehenden Gebiete zu gewährleisten.

Artikel 1

Alle Menschen sind frei und gleich an Würde und Rechten geboren. Sie sind mit Vernunft und Gewissen begabt und sollen einander im Geiste der Brüderlichkeit begegnen.

Artikel 2

Jeder hat Anspruch auf alle in dieser Erklärung verkündeten Rechte und Freiheiten, ohne irgendeinen Unterschied, etwa nach Rasse, Hautfarbe, Geschlecht, Sprache, Religion, politischer oder sonstiger Anschauung, nationaler oder sozialer Herkunft, Vermögen, Geburt oder sonstigem Stand. Des weiteren darf kein Unterschied gemacht werden auf Grund der politischen, rechtlichen oder internationalen Stellung des Landes oder Gebietes, dem eine Person angehört, gleichgültig ob dieses unabhängig ist, unter Treuhandschaft steht, keine Selbstregierung besitzt oder sonst in seiner Souveränität eingeschränkt ist.

Artikel 3

Jeder hat das Recht auf Leben, Freiheit und Sicherheit der Person.

Artikel 4

Niemand darf in Sklaverei oder Leibeigenschaft gehalten werden; Sklaverei und Sklavenhandel in allen ihren Formen sind verboten.

Artikel 5

Niemand darf der Folter oder grausamer, unmenschlicher oder erniedrigender Behandlung oder Strafe unterworfen werden.

Artikel 6

Jeder hat das Recht, überall als rechtsfähig anerkannt zu werden.

Artikel 7

Alle Menschen sind vor dem Gesetz gleich und haben ohne Unterschied Anspruch auf gleichen Schutz durch das Gesetz. Alle haben Anspruch auf gleichen Schutz gegen jede Diskriminierung, die gegen diese Erklärung verstößt, und gegen jede Aufhetzung zu einer derartigen Diskriminierung.

Artikel 8

Jeder hat Anspruch auf einen wirksamen Rechtsbehelf bei den zuständigen innerstaatlichen Gerichten gegen Handlungen, durch die seine ihm nach der Verfassung oder nach dem Gesetz zustehenden Grundrechte verletzt werden.

Artikel 9

Niemand darf willkürlich festgenommen, in Haft gehalten oder des Landes verwiesen werden.

Artikel 10

Jeder hat bei der Feststellung seiner Rechte und Pflichten sowie bei einer gegen ihn erhobenen strafrechtlichen Beschuldigung in voller Gleichheit Anspruch auf ein gerechtes und öffentliches Verfahren vor einem unabhängigen und unparteiischen Gericht.

Artikel 11

1. Jeder, der einer strafbaren Handlung beschuldigt wird, hat das Recht, als unschuldig zu gelten, solange seine Schuld nicht in einem öffentlichen Verfahren, in dem er alle für seine Verteidigung notwendigen Garantien gehabt hat, gemäß dem Gesetz nachgewiesen ist.

2. Niemand darf wegen einer Handlung oder Unterlassung verurteilt werden, die zur Zeit ihrer Begehung nach innerstaatlichem oder internationalem Recht nicht strafbar war. Ebenso darf keine schwerere Strafe als die zum Zeitpunkt der Begehung der strafbaren Handlung angedrohte Strafe verhängt werden.

Artikel 12

Niemand darf willkürlichen Eingriffen in sein Privatleben, seine Familie, seine Wohnung und seinen Schriftverkehr oder Beeinträchtigungen seiner Ehre und seines Rufes ausgesetzt werden. Jeder hat Anspruch auf rechtlichen Schutz gegen solche Eingriffe oder Beeinträchtigungen.

Artikel 13

1. Jeder hat das Recht, sich innerhalb eines Staates frei zu bewegen und seinen Aufenthaltsort frei zu wählen.

2. Jeder hat das Recht, jedes Land, einschließlich seines eigenen, zu verlassen und in sein Land zurückzukehren.

Artikel 14

1. Jeder hat das Recht, in anderen Ländern vor Verfolgung Asyl zu suchen und zu genießen.

2. Dieses Recht kann nicht in Anspruch genommen werden im Falle einer Strafverfolgung, die tatsächlich auf Grund von Verbrechen nichtpolitischer Art oder auf Grund von Handlungen erfolgt, die gegen die Ziele und Grundsätze der Vereinten Nationen verstoßen.

Artikel 15

1. Jeder hat das Recht auf eine Staatsangehörigkeit.

2. Niemandem darf seine Staatsangehörigkeit willkürlich entzogen noch das Recht versagt werden, seine Staatsangehörigkeit zu wechseln.

Artikel 16

1. Heiratsfähige Männer und Frauen haben ohne jede Beschränkung auf Grund der Rasse, der Staatsangehörigkeit oder der Religion das Recht, zu heiraten und eine Familie zu gründen. Sie haben bei der Eheschließung, während der Ehe und bei deren Auflösung gleiche Rechte.

2. Eine Ehe darf nur bei freier und uneingeschränkter Willenseinigung der künftigen Ehegatten geschlossen werden.

3. Die Familie ist die natürliche Grundeinheit der Gesellschaft und hat Anspruch auf Schutz durch Gesellschaft und Staat.

Artikel 17

1. Jeder hat das Recht, sowohl allein als auch in Gemeinschaft mit anderen Eigentum innezuhaben.

2. Niemand darf willkürlich seines Eigentums beraubt werden.

Artikel 18

Jeder hat das Recht auf Gedanken-, Gewissens- und Religionsfreiheit; dieses Recht schließt die Freiheit ein, seine Religion oder seine Weltanschauung zu wechseln, sowie die Freiheit, seine Religion oder seine Weltanschauung allein oder in Gemeinschaft mit anderen, öffentlich oder privat durch Lehre, Ausübung, Gottesdienst und Kulthandlungen zu bekennen.

Artikel 19

Jeder hat das Recht auf Meinungsfreiheit und freie Meinungsäußerung; dieses Recht schließt die Freiheit ein, Meinungen ungehindert anzuhängen sowie über Medien jeder Art und ohne Rücksicht auf Grenzen Informationen und Gedankengut zu suchen, zu empfangen und zu verbreiten.

Artikel 20

1. Alle Menschen haben das Recht, sich friedlich zu versammeln und zu Vereinigungen zusammenzuschließen.

2. Niemand darf gezwungen werden, einer Vereinigung anzugehören.

Artikel 21

1. Jeder hat das Recht, an der Gestaltung der öffentlichen Angelegenheiten seines Landes unmittelbar oder durch frei gewählte Vertreter mitzuwirken.

2. Jeder hat das Recht auf gleichen Zugang zu öffentlichen Ämtern in seinem Lande.

3. Der Wille des Volkes bildet die Grundlage für die Autorität der öffentlichen Gewalt; dieser Wille muß durch regelmäßige, unverfälschte, allgemeine und gleiche Wahlen mit geheimer Stimmabgabe oder einem gleichwertigen freien Wahlverfahren zum Ausdruck kommen.

Artikel 22

Jeder hat als Mitglied der Gesellschaft das Recht auf soziale Sicherheit und Anspruch darauf, durch innerstaatliche Maßnahmen und internationale Zusammenarbeit sowie unter Berücksichtigung der Organisation und der Mittel jedes Staates in den Genuß der wirtschaftlichen, sozialen und kulturellen Rechte zu gelangen, die für seine Würde und die freie Entwicklung seiner Persönlichkeit unentbehrlich sind.

Artikel 23

1. Jeder hat das Recht auf Arbeit, auf freie Berufswahl, auf gerechte und befriedigende Arbeitsbedingungen sowie auf Schutz vor Arbeitslosigkeit.

2. Jeder, ohne Unterschied, hat das Recht auf gleichen Lohn für gleiche Arbeit.

3. Jeder, der arbeitet, hat das Recht auf gerechte und befriedigende Entlohnung, die ihm und seiner Familie eine der menschlichen Würde entsprechende Existenz sichert, gegebenenfalls ergänzt durch andere soziale Schutzmaßnahmen.

4. Jeder hat das Recht, zum Schutze seiner Interessen Gewerkschaften zu bilden und solchen beizutreten.

Artikel 24

Jeder hat das Recht auf Erholung und Freizeit und insbesondere auf eine vernünftige Begrenzung der Arbeitszeit und regelmäßigen bezahlten Urlaub.

Artikel 25

1. Jeder hat das Recht auf einen Lebensstandard, der seine und seiner Familie Gesundheit und Wohl gewährleistet, einschließlich Nahrung, Kleidung, Wohnung, ärztliche Versorgung und notwendige soziale Leistungen, sowie das Recht auf Sicherheit im Falle von Arbeitslosigkeit, Krankheit, Invalidität oder Verwitwung, im Alter sowie bei anderweitigem Verlust seiner Unterhaltsmittel durch unverschuldete Umstände.

2. Mütter und Kinder haben Anspruch auf besondere Fürsorge und Unterstützung. Alle Kinder, eheliche wie außereheliche, genießen den gleichen sozialen Schutz.

Artikel 26

1. Jeder hat das Recht auf Bildung. Die Bildung ist unentgeltlich, zum mindesten der Grundschulunterricht und die grundlegende Bildung. Der Grundschulunterricht ist obligatorisch. Fach- und Berufsschulunterricht müssen allgemein verfügbar gemacht werden, und der Hochschulunterricht muß allen gleichermaßen entsprechend ihren Fähigkeiten offenstehen.

2. Die Bildung muß auf die volle Entfaltung der menschlichen Persönlichkeit und auf die Stärkung der Achtung vor den Menschenrechten und Grundfreiheiten gerichtet sein. Sie muß zu Verständnis, Toleranz und Freundschaft zwischen allen Nationen und allen rassischen oder religiösen Gruppen beitragen und der Tätigkeit der Vereinten Nationen für die Wahrung des Friedens förderlich sein.

3. Die Eltern haben ein vorrangiges Recht, die Art der Bildung zu wählen, die ihren Kindern zuteil werden soll.

Artikel 27

1. Jeder hat das Recht, am kulturellen Leben der Gemeinschaft frei teilzunehmen, sich an den Künsten zu erfreuen und am wissenschaftlichen Fortschritt und dessen Errungenschaften teilzuhaben.

2. Jeder hat das Recht auf Schutz der geistigen und materiellen Interessen, die ihm als Urheber von Werken der Wissenschaft, Literatur oder Kunst erwachsen.

Artikel 28

Jeder hat Anspruch auf eine soziale und internationale Ordnung, in der die in dieser Erklärung verkündeten Rechte und Freiheiten voll verwirklicht werden können.

Artikel 29

1. Jeder hat Pflichten gegenüber der Gemeinschaft, in der allein die freie und volle Entfaltung seiner Persönlichkeit möglich ist.

2. Jeder ist bei der Ausübung seiner Rechte und Freiheiten nur den Beschränkungen unterworfen, die das Gesetz ausschließlich zu dem Zweck vorsieht, die Anerkennung und Achtung der Rechte und Freiheiten anderer zu sichern und den gerechten Anforderungen der Moral, der öffentlichen Ordnung und des allgemeinen Wohles in einer demokratischen Gesellschaft zu genügen.

3. Diese Rechte und Freiheiten dürfen in keinem Fall im Widerspruch zu den Zielen und Grundsätzen der Vereinten Nationen ausgeübt werden.

Artikel 30

Keine Bestimmung dieser Erklärung darf dahin ausgelegt werden, daß sie für einen Staat, eine Gruppe oder eine Person irgendein Recht begründet, eine Tätigkeit auszuüben oder eine Handlung zu begehen, welche die Beseitigung der in dieser Erklärung verkündeten Rechte und Freiheiten zum Ziel hat.

Deklaration des Weltärztebundes von Helsinki*

Ethische Grundsätze für die
medizinische Forschung am Menschen

A. Einleitung

1. Mit der Deklaration von Helsinki hat der Weltärztebund eine Erklärung ethischer Grundsätze als Leitlinie für Ärzte und andere Personen entwickelt, die in der medizinischen Forschung am Menschen tätig sind. Medizinische Forschung am Menschen schließt die Forschung an identifizierbarem menschlichen Material oder identifizierbaren Daten ein.

2. Es ist die Pflicht des Arztes, die Gesundheit der Menschen zu fordern und zu erhalten. Der Erfüllung dieser Pflicht dient der Arzt mit seinem Wissen und Gewissen.

3. Die Genfer Deklaration des Weltärztebundes verpflichtet den Arzt mit den Worten: »Die Gesundheit meines Patienten soll mein vornehmstes Anliegen sein«, und der internationale Kodex für ärztliche Ethik legt fest: »Der Arzt soll bei der Ausübung seiner ärztlichen Tätigkeit ausschließlich im Interesse des Patienten handeln, wenn die Therapie eine Schwächung des physischen und psychischen Zustandes des Patienten zur Folge haben kann.«

---

*   Verabschiedet von der 18. Generalversammlung des Weltärztebundes Helsinki, Finnland, Juni 1964, revidiert von der 29. Generalversammlung des Weltärztebundes Tokio, Japan, Oktober 1975, von der 35. Generalversammlung des Weltärztebundes Venedig, Italien, Oktober 1983, von der 41. Generalversammlung des Weltärztebundes Hong Kong, September 1989, von der 48 Generalversammlung des Weltärztebundes Somerset West, Republik Südafrika, Oktober 1996 und von der 52. Generalversammlung des Weltärztebundes Edinburgh, Schottland, Oktober 2000 und von der 54. Generalversammlung des Weltärztebundes, Washington 2002. Klarstellender Kommentar zu Punkt 30, hinzugefügt von der 56. Generalversammlung des Weltärztebundes, Tokio 2004. Nach Redaktionsschluss: Revision Seoul 2008. Vgl. www.wma.net/e/ethicsunit/helsinki.htm.

4. Medizinischer Fortschritt beruht auf Forschung, die sich letztlich zum Teil auch auf Versuche am Menschen stützen muss.

5. In der medizinischen Forschung am Menschen haben Überlegungen, die das Wohlergehen der Versuchsperson (die von der Forschung betroffene Person) betreffen, Vorrang vor den Interessen der Wissenschaft und der Gesellschaft.

6. Oberstes Ziel der medizinischen Forschung am Menschen muss es sein, prophylaktische, diagnostische und therapeutische Verfahren sowie das Verständnis für die Aetiologie und Pathogenese der Krankheit zu verbessern. Selbst die am besten erprobten prophylaktischen, diagnostischen und therapeutischen Methoden müssen fortwährend durch Forschung auf ihre Effektivität, Effizienz, Verfügbarkeit und Qualität geprüft werden.

7. In der medizinischen Praxis und in der medizinischen Forschung sind die meisten prophylaktischen, diagnostischen und therapeutischen Verfahren mit Risiken und Belastungen verbunden.

8. Medizinische Forschung unterliegt ethischen Standards, die die Achtung vor den Menschen fördern und ihre Gesundheit und Rechte schützen. Einige Forschungspopulationen sind vulnerabel und benötigen besonderen Schutz. Die besonderen Schutzbedürfnisse der wirtschaftlich und gesundheitlich Benachteiligten müssen gewahrt werden. Besondere Aufmerksamkeit muss außerdem denjenigen entgegengebracht werden, die nicht in der Lage sind, ihre Zustimmung zu erteilen oder zu verweigern, denjenigen, die ihre Zustimmung möglicherweise unter Ausübung von Zwang abgegeben haben, denjenigen, die keinen persönlichen Vorteil von dem Forschungsvorhaben haben und denjenigen, bei denen das Forschungsvorhaben mit einer Behandlung verbunden ist.

9. Forscher sollten sich der in ihren eigenen Ländern sowie der auf internationaler Ebene für die Forschung am Menschen geltenden ethischen, gesetzlichen und verwaltungstechnischen Vorschriften bewusst sein. Landesspezifische, ethische, gesetzliche oder verwaltungstechnische Vorschriften dürfen jedoch die in der vorliegenden Deklaration genannten Bestimmungen zum Schutz der Menschen in keiner Weise abschwächen oder aufheben.

B. Allgemeine Grundsätze für jede Art von medizinischer Forschung

10. Bei der medizinischen Forschung am Menschen ist es die Pflicht des Arztes, das Leben, die Gesundheit, die Privatsphäre und die Würde der Versuchsperson zu schützen.

11. Medizinische Forschung am Menschen muss den allgemein anerkannten wissenschaftlichen Grundsätzen entsprechen, auf einer umfassenden Kenntnis der wissenschaftlichen Literatur, auf anderen relevanten Informationsquellen sowie auf ausreichenden Laborversuchen und gegebenenfalls Tierversuchen basieren.

12. Besondere Sorgfalt muss bei der Durchführung von Versuchen walten, die die Umwelt in Mitleidenschaft ziehen können. Auf das Wohl der Versuchstiere muss Rücksicht genommen werden.

13. Die Planung und Durchführung eines jeden Versuches am Menschen ist eindeutig in einem Versuchsprotokoll niederzulegen. Dieses Protokoll ist einer besonders berufenen Ethikkommission zur Beratung, Stellungnahme, Orientierung und gegebenenfalls zur Genehmigung vorzulegen, die unabhängig vom Forschungsteam, vom Sponsor oder von anderen unangemessenen Einflussfaktoren sein muss. Diese unabhängige Kommission muss mit den Gesetzen und Bestimmungen des Landes, in dem das Forschungsvorhaben durchgeführt wird, im Einklang sein. Die Kommission hat das Recht, laufende Versuche zu überwachen. Der Forscher hat die Pflicht, die Kommission über den Versuchsablauf zu informieren, insbesondere über alle während des Versuchs auftretenden ernsten Zwischenfälle. Der Forscher hat der Kommission außerdem zur Prüfung Informationen über Finanzierung, Sponsoren, institutionelle Verbindungen, potentielle Interessenkonflikte und Anreize für die Versuchspersonen vorzulegen.

14. Das Forschungsprotokoll muss stets die ethischen Überlegungen im Zusammenhang mit der Durchführung des Versuchs darlegen und aufzeigen, dass die Einhaltung der in dieser Deklaration genannten Grundsätze gewährleistet ist.

15. Medizinische Forschung am Menschen darf nur von wissenschaftlich qualifizierten Personen und unter Aufsicht einer klinisch kompetenten, medizinisch ausgebildeten Person durchgeführt werden. Die Verantwortung für die Versuchsperson trägt stets eine medizinisch qualifizierte Person und nie die Versuchsperson selbst, auch dann nicht, wenn sie ihr Einverständnis gegeben hat.

16. Jedem medizinischen Forschungsvorhaben am Menschen hat eine sorg-
     fältige Abschätzung der voraussehbaren Risiken und Belastungen im
     Vergleich zu dem voraussichtlichen Nutzen für die Versuchsperson oder
     andere vorauszugehen. Dies schließt nicht die Mitwirkung von gesun-
     den Freiwilligen in der medizinischen Forschung aus. Die Pläne aller
     Studien sind der Öffentlichkeit zugänglich zu machen.

17. Ärzte dürfen nicht bei Versuchen am Menschen tätig werden, wenn sie
     nicht überzeugt sind, dass die mit dem Versuch verbundenen Risiken
     entsprechend eingeschätzt worden sind und in zufriedenstellender Wei-
     se beherrscht werden können. Ärzte müssen den Versuch abbrechen,
     sobald sich herausstellt, dass das Risiko den möglichen Nutzen über-
     steigt oder wenn es einen schlüssigen Beweis für positive und günstige
     Ergebnisse gibt.

18. Medizinische Forschung am Menschen darf nur durchgeführt werden,
     wenn die Bedeutung des Versuchsziels die Risiken und Belastungen für
     die Versuchsperson überwiegt. Dies ist besonders wichtig, wenn es sich
     bei den Versuchspersonen um gesunde Freiwillige handelt.

19. Medizinische Forschung ist nur gerechtfertigt, wenn es eine große
     Wahrscheinlichkeit gibt, dass die Populationen, an denen die Forschung
     durchgeführt wird, von den Ergebnissen der Forschung profitieren.

20. Die Versuchspersonen müssen Freiwillige sem und über das For-
     schungsvorhaben aufgeklärt sein.

21. Das Recht der Versuchspersonen auf Wahmng ihrer Unversehrtheit
     muss stets geachtet werden. Es müssen alle Vorsichtsmaßnahmen ge-
     troffen werden, um die Privatsphäre der Versuchsperson und die Ver-
     traulichkeit der Informationen über den Patienten zu wahren und die
     Auswirkungen des Versuchs auf die körperliche und geistige Unver-
     sehrtheit sowie die Persönlichkeit der Versuchsperson so gering wie
     möglich zu halten.

22. Bei jeder Forschung am Menschen muss jede Versuchsperson ausrei-
     chend über die Ziele, Methoden, Geldquellen, eventuelle Interessenkon-
     flikte, institutionelle Verbindungen des Forschers, erwarteten Nutzen
     und Risiken des Versuchs sowie über möglicherweise damit verbundene
     Stömngen des WohlbefIndens unterrichtet werden. Die Versuchsperson
     ist darauf hinzuweisen, dass sie das Recht hat, die Teilnahme am Ver-
     such zu verweigern oder eine einmal gegebene Einwilligung jederzeit
     zu widerufen, ohne dass ihr irgendwelche Nachteile entstehen. Nach-

dem er sich vergewissert hat, dass die Versuchsperson diese Informationen verstanden hat, hat der Arzt die freiwillige Einwilligung nach Aufklärung (*informed consent*) der Versuchsperson einzuholen; die Erklämng sollte vorzugsweise schriftlich abgegeben werden. Falls die Einwilligung nicht in schriftlicher Form eingeholt werden kann, muss die nichtschriftliche Einwilligung formell dokumentiert und bezeugt werden.

23. Beim Einholen der Einwilligung nach Aufklärung für das Forschungsvorhaben muss der Arzt besonders zurückhaltend sein, wenn die Person in einem Abhängigkeitsverhältnis zu dem Arzt steht oder die Einwilligung möglicherweise unter Druck erfolgt. In einem solchen Fall muss die Einwilligung nach Aufklärung durch einen gutunterrichteten Arzt eingeholt werden, der mit diesem Forschungsvorhaben nicht befasst ist und der keine Beziehung zu den Personen hat, die in diesem Abhängigkeitsverhältnis zueinander stehen.

24. Im Falle einer Versuchsperson, die nicht voll geschäftsfähig ist, infolge körperlicher oder geistiger Behinderung ihre Einwilligung nicht erteilen kann oder minderjährig ist, muss die Einwilligung nach Aufklärung vom gesetzlich ermächtigten Vertreter entsprechend dem geltenden Recht eingeholt werden. Diese Personengruppen sollten nicht in die Forschung einbezogen werden, es sei denn, die Forschung ist für die Förderung der Gesundheit der Population, der sie angehören, erforderlich und kann nicht mit voll geschäftsfähigen Personen durchgeführt werden.

25. Wenn die nicht voll geschäftsfähige Person, wie beispielsweise ein minderjähriges Kind, fähig ist, seine Zustimmung zur Mitwirkung an einem Forschungsvorhaben zu erteilen, so muss neben der Einwilligung des gesetzlich ermächtigten Vertreters auch die Zustimmung des Minderjährigen eingeholt werden.

26. Forschung an Menschen, bei denen die Einwilligung, einschließlich der Einwilligung des ermächtigten Vertreters oder der vorherigen Einwilligung, nicht eingeholt werden kann, darf nur dann erfolgen, wenn der physische/geistige Zustand, der die Einholung der Einwilligung nach Aufklärung verhindert, ein notwendiger charakteristischer Faktor für die Forschungspopulation ist. Die konkreten Gründe für die Einbeziehung von Versuchspersonen, deren Zustand die Einholung der Einwilligung nach Aufklärung nicht erlaubt, ist in dem Forschungsprotokoll festzuhalten und der Ethikkommission zur Prüfung und Genehmigung vorzulegen. In dem Protokoll ist festzuhalten, dass die Einwilligung zur wei-

teren Teilnahme an dem Forschungsvorhaben so bald wie möglich von der Versuchsperson oder dem gesetzlich ermächtigten Vertreter eingeholt werden muss.

27. Sowohl die Verfasser als auch die Herausgeber von Veröffentlichungen haben ethische Verpflichtungen. Der Forscher ist bei der Veröffentlichung der Forschungsergebnisse verpflichtet, die Ergebnisse genau wiederzugeben. Positive, aber auch negative Ergebnisse müssen veröffentlicht oder der Öffentlichkeit anderweitig zugänglich gemacht werden. In der Veröffentlichung müssen die Finanzierungsquellen, institutionelle Verbindungen und eventuelle Interessenkonflikte dargelegt werden. Berichte über Versuche, die nicht in Übereinstimmung mit den in dieser Deklaration niedergelegten Grundsätzen durchgeführt wurden, sollten nicht zur Veröffentlichung angenommen werden.

C. Weitere Grundsätze für die medizinische Forschung in Verbindung mit ärztlicher Versorgung

28. Der Arzt darf medizinische Forschung mit der ärztlichen Betreuung nur soweit verbinden, als dies durch den möglichen prophylaktischen, diagnostischen oder therapeutischen Wert der Forschung gerechtfertigt ist. Wenn medizinische Forschung mit ärztlicher Versorgung verbunden ist, dann sind für den Schutz der Patienten, die gleichzeitig Versuchspersonen sind, zusätzliche Standards anzuwenden.

29. Vorteile, Risiken Belastungen und die Effektivität eines neuen Verfahrens sind gegenüber denjenigen der gegenwärtig besten prophylaktischen, diagnostischen und therapeutischen Methoden abzuwägen. Dies schließt nicht die Verwendung von Placebos, oder die Nichtbehandlung, bei Versuchen aus, für die es kein erprobtes prophylaktisches, diagnostisches oder therapeutisches Verfahren gibt.[1]

---

1 Klarstellender Kommentar zu Punkt 29 der Deklaration des Weltärztebundes von Helsinki: Der Weltärztebund bekräftigt hiermit seine Position, dass bei der Verwendung von placebo-kontrollierten Versuchen mit extremer Sorgfalt vorgegangen werden muss und dass diese Methode generell nur angewendet werden sollte, wenn es keine erprobte Therapie gibt. Selbst wenn es eine erprobte Therapie gibt, kann ein placebo-kontrollierter Versuch unter den folgenden Bedingungen ethisch vertretbar sein:
   - wenn seine Verwendung aus zwingenden und wissenschaftlich begründeten methodischen Gründen erforderlich ist, um die Wirksamkeit und Sicherheit einer prophylaktischen, diagnostischen oder therapeutischen Methode festzustellen; oder

30. Am Ende des Versuchs sollten alle Patienten, die an dem Versuch teilgenommen haben, die sich in der Erprobung als am wirksamsten erwiesenen prophylaktischen, diagnostischen und therapeutischen Verfahren erhalten.[2]

31. Der Arzt hat den Patienten ausführlich über die forschungs bezogenen Aspekte der Behandlung zu informieren. Die Weigerung eines Patienten, an einem Versuch teilzunehmen, darf niemals die Beziehung zwischen Patient und Arzt beeinträchtigen.

32. Bei der Behandlung eines Patienten, für die es keine erwiesene prophylaktische, diagnostische und therapeutische Methoden gibt oder diese keine Wirkung zeigten, muss der Arzt mit der Einwilligung des Patienten nach Aufklärung die Freiheit haben, nicht erprobte neue prophylaktische, diagnostische und therapeutische Maßnahmen anzuwenden, wenn sie nach dem Urteil des Arztes die Hoffnung bieten, das Leben des Patienten zu retten, seine Gesundheit wiederherzustellen oder seine Leiden zu lindern. Gegebenenfalls sollten diese Maßnahmen zur Evaluierung ihrer Sicherheit und Wirksamkeit zum Gegenstand von Forschungsvorhaben gemacht werden. In allen Fällen sollten neue Informationen aufgezeichnet und gegebenenfalls veröffentlicht werden. Die anderen relevanten Leitlinien dieser Deklaration sollten befolgt werden.

- wenn eine prophylaktische, diagnostische oder therapeutische Methode bei einer nicht schwerwiegenden Krankheit erprobt wird und die Patienten, die die Placebos erhalten, nicht der zusätzlichen Gefahr eines ernsten oder irreversiblen Schadens ausgesetzt werden.
Alle anderen Bestimmungen der Deklaration von Helsinki müssen befolgt werden, insbesondere die Notwendigkeit einer entsprechenden ethischen und wissenschaftlichen Überprüfung.

2   Klarstellender Kommentar zu Punkt 30 der Deklaration des Weltärztebundes von Helsinki: Der Weltärztebund bekräftigt hiermit seine Position, dass es bei dem Versuchsplanungsprozess von Bedeutung ist, dafür Sorge zu tragen, dass die Versuchsteilnehmer nach dem Versuch die prophylaktischen, diagnostischen und therapeutischen Verfahren, die sich in der Studie als vorteilhaft erwiesen haben, oder eine andere geeignete Behandlung erhalten. Vereinbarungen darüber, dass die Versuchsteilnehmer nach dem Versuch die im Versuch erprobten Verfahren bzw. eine andere geeignete Behandlung erhalten, sollten im Versuchsprotokoll festgehalten werden, damit der Ethikausschuss diese Vereinbarungen bei seiner Prüfung berücksichtigen kann.

Literatur (Kurzauswahl)

Frewer, A./Schmidt, U. (Hrsg.) (2007): Standards der Forschung. Historische Entwicklung und ethische Grundlagen klinischer Studien. Frankfurt a.M.

Lederer, S. E. (2007): Research without Borders: The Origins of the Declaration of Helsinki. In: Schmidt/Frewer (2007), S. 145–164.

Roelcke, V./Maio, G. (Hrsg.) (2004): Twentieth Century Ethics of Human Subject Research. Historical Perspectives on Values, Practices, and Regulations. Stuttgart.

Schmidt, U./Frewer, A. (Hrsg.) (2007): History and Theory of Human Experimentation. The Declaration of Helsinki and Modern Medical Ethics. History and Philosophy of Medicine/Geschichte und Philosophie der Medizin 2. Stuttgart.

Williams, J. R. (2008): The Declaration of Helsinki and public health. In: Bulletin of the World Health Organization 86, S. 650–651.

Autorinnen, Autoren und Herausgeber

Rebekka Bernholt, M.A.
Institut für Friedenssicherungsrecht und Humanitäres Völkerrecht (IFHV)
Ruhr-Universität Bochum
Universitätsstraße 150
44801 Bochum

Prof. Dr. phil. Heiner Bielefeldt
Direktor des Deutschen Instituts für Menschenrechte
Zimmerstraße 26/27
10969 Berlin

Prof. Dr. phil. Dennis Dijkzeul
Juniorprofessor in the Management of Humanitarian Crises
Institut für Friedenssicherungsrecht und Humanitäres Völkerrecht (IFHV)
Ruhr-Universität Bochum
Universitätsstraße 150
44801 Bochum

Prof. Dr. med. Wolfgang U. Eckart
Institut für Geschichte der Medizin
Ruprecht-Karls-Universität Heidelberg
Im Neuenheimer Feld 327
69120 Heidelberg

Prof. Dr. med. Andreas Frewer, M.A.
Leitung Institut für Geschichte und Ethik der Medizin
Friedrich-Alexander-Universität Nürnberg-Erlangen
Glückstraße 10
91054 Erlangen

Dr. med. Monika Hauser
medica mondiale e.V.
Hülchrather Straße 4
50670 Köln

Prof. Dr. phil. Dr. h.c. Otfried Höffe
Philosophisches Seminar
Universität Tübingen
Bursagasse 1
72070 Tübingen

Dr. phil. Dieter Janssen
Rheinisch-Westfaelische Technische Hochschule Aachen
Gebäude Super C
Templergraben 57
52062 Aachen

Stephan Kolb, Arzt
Leiter des Centrums für Kommunikation, Information und Bildung
Klinikum Nürnberg Nord
Prof.-Ernst-Nathan-Str. 1
90419 Nürnberg

Dr. med. Kerstin Krása
Institut für Geschichte und Ethik der Medizin
Friedrich-Alexander-Universität Nürnberg-Erlangen
Glückstraße 10
91054 Erlangen

Torsten Lucas, Arzt
Universitätsklinikum Schleswig-Holstein
Klinik für Allgemeine Pädiatrie
Arnold-Heller-Straße 3 (Haus 9)
24105 Kiel

Dr. med. Klaus Melf
Centre for International Health
University of Tromsoe and University Hospital North Norway
Former SIH, Odontology building/Tannbygget
University of Tromsø
N-9037 Tromsø
Norwegen

Autorinnen, Autoren und Herausgeber

Dr. med. Richard Munz, M.A.
  Lehrbeauftragter im Master-Studiengang »Internationale Humanitäre Hilfe«
  Institut für Friedenssicherungsrecht und Humanitäres Völkerrecht (IFHV)
  Ruhr-Universität Bochum
  Universitätsstraße 150
  44801 Bochum

Dr. phil. Markus Rothhaar
  Institut für Geschichte und Ethik der Medizin
  Friedrich-Alexander-Universität Nürnberg-Erlangen
  Glückstraße 10
  91054 Erlangen

Dr. med. Waltraut Wirtgen
  Fachärztin für Psychotherapeutische Medizin, Psychoanalyse
  REFUGIO München
  Mariahilfplatz 10
  81541 München

Medizin und Menschenrechte

Geschichte – Theorie – Ethik

Medicine and Human Rights

History – Theory – Ethics

Herausgegeben von / edited by
Andreas Frewer, Stephan Kolb,
Markus Rothhaar und Renate Wittern-Sterzel

Band 2
Andreas Frewer / Holger Furtmayr /
Kerstin Krása / Thomas Wenzel (Hg.)
Istanbul-Protokoll
Untersuchung und Dokumentation von
Folter und Menschenrechtsverletzungen
ISBN 978-3-89971-697-9
Bereits erschienen

Band 3
Holger Furtmayr / Kerstin Krása / Andreas Frewer (Hg.)
Folter und ärztliche Verantwortung
Das Istanbul-Protokoll und Problemfelder in der Praxis
ISBN 978-3-89971-699-3
Erscheint voraussichtlich im Oktober 2009